GOLDMANN
ARKANA

Buch

Hunderte begeisterte Berichte über Heilungserfolge zeugen von Chunyi Lins großer Meisterschaft. Wenn der Qigong-Meister gefragt wird, ob er zum Heiler geboren sei, antwortet er meist: »Ja, und auch du bist zum Heiler geboren.« In lockerer Sprache räumt der gebürtige Chinese mit dem Vorurteil auf, Qigong sei eine schwierige Kunst, deren Beherrschung Jahrzehnte verbissener Willensanstrengung erfordere. Das Wesentliche ist einfach, lautet sein Credo. Du kannst es spielerisch erlernen und dir selbst und anderen sofort damit helfen. Es gibt keine »falschen« Anwendungen von Qigong, nur gute, sehr gute und hervorragende.

Mit Hilfe von anschaulichen Grafiken erklärt Chunyi Lin das menschliche Energiesystem und die Gesetzmäßigkeiten eines befreiten, harmonischen Energieflusses. Schritt-für-Schritt-Anleitungen und Fotos, auf denen der Meister selbst die korrekten Körperhaltungen vorführt, ermöglichen einen mühelosen Einstieg. Schnell kommt man auf den »Geschmack« der energetisierenden Wirkung dieser Übungen. Chunyi Lin legt die Verantwortung für Heilung in die Hand jedes Einzelnen. Und damit bedeutet jeder begeisterte Leser einen weiteren Schritt zur Verwirklichung seiner Lebensvision: »Ein Heiler in jeder Familie und eine Welt ohne Schmerz.«

Autoren

Chunyi Lin ist zertifizierter Qigong-Meister und Schöpfer des Spring Forest Qigong (Frühlingswald-Qigong). Er studierte bei einigen der angesehensten chinesischen Qigong-Lehrer, bevor er – vor nunmehr 20 Jahren – begann, anderen zu helfen. Er ist ebenso ausgebildet in Tai Chi, chinesischer Kräutermedizin und Akupunktur. Seit 1995 lebt er mit seiner Frau und zwei Kindern in den USA, wo er an mehreren Colleges Qigong-Gesundheitsprogramme leitet.

Gary Rebstock ist ein Urgestein des amerikanischen Fernsehjournalismus. Er war als Nachrichtensprecher, Reporter und Produzent tätig und erhielt mehrere Fernsehpreise. Seit 1997 Qigong-Praktizierender und Freund von Chunyi Lin.

Chunyi Lin, Gary Rebstock

Du kannst heilen

Energie und Wohlbefinden
durch die machtvollen Techniken
des Frühlingswald Qigong

Aus dem Englischen
von Franchita Cattani

GOLDMANN
ARKANA

Die amerikanische Originalausgabe erschien 2003 unter dem Titel »Born a Healer« bei Spring Forest Publishing.

FSC
Mix
Produktgruppe aus vorbildlich bewirtschafteten Wäldern und anderen kontrollierten Herkünften

Zert.-Nr. SGS-COC-1940
www.fsc.org
© 1996 Forest Stewardship Council

Verlagsgruppe Random House FSC-DEU-0100
Das für dieses Buch verwendete FSC-zertifizierte Papier
München Super liefert Mochenwangen.

1. Auflage

Deutsche Erstausgabe November 2006

Umschlaggestaltung: Design Team München
Umschlagfoto: Chunyi Lin
Redaktion: Gerhard Juckoff
WL · Herstellung: CZ
Satz: Uhl + Massopust, Aalen
Druck: GGP Media GmbH, Pößneck
Printed in Germany
ISBN-10: 3-442-21783-0
ISBN-13: 978-3-442-21783-0

www.goldmann-verlag.de

Inhalt

Ein Heiler in jeder Familie
und eine Welt ohne Schmerzen

Vorwort

Ich bekomme viele Briefe und Anrufe, in denen mir, ebenso wie im Unterricht, Fragen zu konkreten Problemen gestellt werden. Jemand leidet zum Beispiel an Asthma und fragt: »Hilft Frühlingswald-Qigong bei meinem Asthma?« Hilft es bei Arthritis, Krebs, Rückenschmerzen, Depression oder sonst einem Problem? Darauf antworte ich immer dasselbe: »Ja, es hilft.« Viele Fragesteller haben unzählige Medikamente und Therapien ausprobiert, ohne den erhofften Nutzen zu finden. Wenn sie es mit Frühlingswald-Qigong versuchen und es bei ihnen wirkt, halten sie es meistens für ein Wunder.

Viele fragen sich, wie das möglich ist. Wie kann Qigong bei diesen vielen verschiedenen Problemen helfen? Man kann gut verstehen, weshalb vor allem der westliche Mensch solche Fragen stellt. Die westliche Medizin ist eine wunderbare Medizin, nur konzentriert sie sich gewöhnlich auf ein konkretes Problem. Die Schulmedizin behandelt Symptome oder Syndrome. Der Heilansatz des Qigong ist ein ganz anderer.

Nehmen Sie beispielsweise bei Kopfschmerzen eine Tablette, so vergeht das Symptom vielleicht für eine Weile. Die Ursache des Problems wird jedoch nicht behandelt. Was verursacht die Kopfschmerzen? Vielleicht Allergien, vielleicht

Stress, vielleicht ein eingeklemmter Nerv. Es könnte vieles oder eine Verbindung verschiedener Dinge sein.

Qigong befasst sich mit allen Problemen zugleich, statt ein Problem unabhängig von den anderen zu behandeln. Qigong befasst sich mit der Ursache oder den Ursachen des Problems, nicht mit den Symptomen. Beim Qigong braucht man keine konkrete Ursache zu bestimmen, denn was auch immer die Ursache sein mag, es geht immer um eine Form von Energie. Beim Qigong werden alle Körperenergien ins Gleichgewicht gebracht, nicht nur einige ausgewählte.

Ich will Ihnen die Geschichte einer meiner Schülerinnen erzählen. Vor mehreren Jahren kam eine junge Frau namens Stacy wegen Brusttumoren zu mir. Die gutartigen Tumoren waren operativ entfernt worden, entstanden aber immer wieder neu. Die Ärzte konnten nur weitere Operationen vorschlagen. Sie war Qigong gegenüber skeptisch eingestellt, beschloss aber, es damit zu versuchen.

Nach wenigen Wochen war Stacys letzter Tumor verschwunden. Inzwischen hat sie schon fünf Jahre lang Frühlingswald-Qigong geübt, und seitdem ist kein neuer Tumor mehr aufgetaucht. Stacy litt auch unter Migräne und schweren Allergien. Das hatte sie mir nie erzählt, aber zu ihrem Erstaunen hat sie auch keine Migräne mehr und leidet nicht mehr unter Allergien. Durch Auflösen der Energieblockaden in ihrem Körper, durch Ausbalancieren und In-Fluss-Bringen ihrer Energie wurden Stacys verschiedene Probleme gleichzeitig behandelt. So funktioniert Qigong. Auf Seite 241 können Sie mehr über Stacys Erfahrungen in ihren eigenen Worten nachlesen.

Während die westliche Medizin Stacys Probleme alle einzeln betrachtete, behandeln wir beim Qigong den ganzen

Menschen als ein Wesen, dessen Körper, Geist, Gefühle und Seele untereinander verbunden und wechselseitig voneinander abhängig sind. Beim Üben von Qigong lösen Sie alle Energieblockaden im Körper auf und bringen gleichzeitig die gesamte Körperenergie ins Gleichgewicht. So behandeln Sie nicht nur ein einzelnes konkretes Problem oder Symptom, sondern den gesamten Menschen: Körper, Geist, Gefühle und Seele.

Es kommt häufig vor, dass jemand wegen eines Hauptproblems Frühlingswald-Qigong lernt und dann feststellt, dass andere Beschwerden ebenfalls verschwinden. Ich hoffe, dass Ihnen dieses Buch zu einem besseren Verständnis verhilft, weshalb und wie Qigong wirkt, damit Sie diese wunderbare Erfahrung selbst machen und an andere weitergeben können.

Teil I

Als Heiler geboren

福

Als Heiler geboren

Seit Juni 1992, als ich zum ersten Mal nach Amerika kam, habe ich Tausenden von Menschen in den USA Frühlingswald-Qigong beigebracht und Qigong angewendet, um Tausenden von Menschen die unterschiedlichsten Probleme heilen zu helfen. Sie kommen von überall im ganzen Land und aus der ganzen Welt, um meine Kurse zu besuchen oder sich von mir heilen zu lassen.

Ich habe große Freude an meiner Arbeit. Die Freude und das Glück, die ich im Herzen spüre, wenn ich sehe, wie Menschen lächeln und ohne Schmerzen aus dem Unterricht oder aus meiner Praxis gehen, lassen sich nicht in Worte fassen.

In meinen Kursen oder Heilsitzungen sagen die Leute einander immer wieder: »Chunyi vollbringt Wunder. Er ist ein begabter Heiler. Er ist als Heiler geboren.« Manchmal hat mich auch jemand im Unterricht oder in meiner Praxis direkt gefragt: »Glauben Sie, dass Sie als Heiler geboren sind?« Dann lächle ich, nicke und sage: »Ja. Ich wurde als Heiler geboren. Sie auch. Jeder wird als Heiler geboren.« Viele haben das für unmöglich gehalten. Aber wer in meine Kurse oder Workshops kommt oder meine Übungsunterlagen zum Selbststudium verwendet, stellt fest, dass es stimmt. Es trifft absolut zu!

Jesus sagt in der Bibel, jeder könne heilen wie er. Die Menschen haben ihren eigenen Glauben oder ihre eigene Religion. Manche glauben an Gott, andere nicht. Manche glauben an Jesus, andere glauben an Buddha, wieder andere glauben an Allah. Manche glauben an das Universum. Aber glauben Sie an sich selbst? Wo ist Gott? Wo ist Buddha? Wo ist das Universum? Die Antwort lautet: in unserem Herzen. In uns. Sich selbst heilen beginnt im Inneren. Anderen zur Genesung zu verhelfen beginnt ebenfalls im Inneren.

Wenn Sie zum ersten Mal hören: »Sie können sich selbst heilen. Sie können anderen helfen, sich selbst zu heilen«, klingt es zu gut, um wahr zu sein. Aber es trifft zu. Sie haben die Fähigkeit, sich selbst zu heilen. Sie haben die Fähigkeit, anderen zur Heilung zu verhelfen. Mit Qigong können Sie nicht nur Ihren physischen Körper, sondern auch den seelischen Körper heilen. Sie können sich körperlich, emotional, geistig und seelisch heilen, und zwar gleichzeitig. Das ist vollkommene, vollständige Heilung.

Die Fähigkeit zu heilen ist eine Gabe. Mit dieser Gabe wird jeder geboren. Sie haben diese Gabe immer besessen und werden sie immer besitzen. Die Fähigkeit zu heilen können Sie nicht kaufen und brauchen Sie auch nicht zu kaufen. Sie besitzen sie bereits. Sie brauchen nur zu erkennen, dass diese Gabe in Ihnen ist, und sie einsetzen zu lernen. Tausende meiner Schüler haben durch ihre Übung von Frühlingswald-Qigong bereits bewiesen, dass es so ist. Es hat ihr Leben verändert. Es kann auch Ihr Leben verändern.

Es spielt keine Rolle, wenn Sie das nicht glauben. Zweifeln ist in Ordnung. Die meisten haben Zweifel. Als ich zum ersten Mal davon hörte, dachte auch ich, es sei zu gut, um wahr zu sein. Aber im Laufe meiner Übung habe ich erfahren, wie wahr es ist, und jetzt gebe ich mich dieser Wahrheit ganz hin. Ich will Sie auf einen kurzen Spaziergang durch mein Leben mitnehmen, damit Sie sehen, wie ich mich geheilt habe, wie ich meine vollkommene, vollständige Heilung erlangt habe und Heiler und Lehrer geworden bin.

爱

Mein Weg zum Qigong

Ich will mit meiner Basketballgeschichte beginnen. Ich war schon als Junge in China Basketballfan und bin es noch immer. Von der Schule bis zum College habe ich entweder in der Schulmannschaft oder im Collegeteam gespielt. Mit meinen 1,70 m bin ich nicht groß. Aber meine Spezialität waren 3-Punkte-Würfe. Nach dem College bekam ich Arbeit an einem Gemeinde-College zugewiesen und spielte auch da noch sehr viel Basketball. Das brachte mir eine ganze Reihe Verletzungen an Knien, Knöcheln, Rücken und Handgelenken ein. Eines Tages brach ich mir sogar das Nasenbein. Aber ich liebte das Spiel noch immer.

Eines Nachmittags spielte ich zum Spaß Basketball mit Leuten verschiedener Altersstufen. Als ich den Ball in die Hand bekam und niemand mir im Weg war, raste ich so schnell wie möglich los, um ein Tor zu werfen. Ich dribbelte den Ball zum gegnerischen Korb und bereitete mich auf einen Korbleger vor.

Wenn Sie je Basketball gespielt haben, wissen Sie, dass die Regeln Ihnen für einen Korbleger zweieinhalb Schritte ohne Dribbeln zugestehen. Bei diesen beiden letzten Schritten holen Sie wie beim Weitsprung weit nach vorn und nach oben aus. Sie wollen möglichst weit kommen und sich zum Korb heben.

Ich war gerade dabei, nach dem ersten Absprungschritt zu landen, als plötzlich ein etwa sechzigjähriger Mann der gegnerischen Mannschaft mir direkt in den Weg lief. Ein Zusammenstoß war unvermeidlich. Ich konnte unmöglich im Sprung anhalten, also hob ich den Unterarm, um mich vor dem Aufprall zu schützen. Der andere wusste nicht, wie ihm geschah. Als ihn mein Ellbogen traf, fiel er wie ein Baumstamm zu Boden.

Wäre ich weitergelaufen, wäre mein Fuß direkt auf seiner Brust gelandet, und das wäre für ihn verheerend gewesen. Also versuchte ich meinen Körper wegzudrehen und landete ungeschickt auf dem rechten Fuß. Mein Knie war dabei durchgedrückt, und ich hörte es krachen.

Doch ich hatte so viel Schwung, dass ich weiter nach vorn und nach oben getragen wurde. Beim Versuch, mein Gleichgewicht zu halten, landete ich ungeschickt auf dem linken Bein, wieder mit durchgedrücktem Knie, das ich ebenfalls krachen hörte. Mein Schwung trug mich noch ein Stück weiter nach oben und vorn, dann krachte ich zu Boden. Sie können sich vorstellen, wie schmerzhaft das war.

Ich hatte stechende Schmerzen in beiden Knien und konnte weder aufstehen noch gehen. Zwei Freunde mussten mich vom Spielfeld tragen. Am nächsten Tag brachte man mich ins Krankenhaus. Der Arzt meinte, er könne außer operieren nichts tun, weil der Knorpel in beiden Knien schwer beschädigt sei. Es würde eine lange Operation werden, und er könne kein Ergebnis garantieren.

Ich wollte keine solche Operation. Also versuchte ich es mit anderen Mitteln. Ich probierte alles, was ich kannte: Heilung mit Wärme, Schröpfen, Massage, Kräutermedizin, Akupunktur, Injektionen und Schmerzmittel. Aber nichts nützte. Ich musste einfach mit den Schmerzen leben, dabei konnte ich mich kaum fortbewegen.

Später entstand Arthritis daraus. Meine Knie waren oft geschwollen und taten sehr weh. An Laufen und Springen war nicht mehr zu denken, und infolge der Schmerzen konnte ich oft nicht gut schlafen. Beim Gehen oder Stehen ließen mich die Beine manchmal plötzlich im Stich, und ich sackte zusammen. Bei schlechtem Wetter wurden die Schmerzen noch schlimmer. Manchmal waren sie so groß, dass ich mir am liebsten die Beine abgeschnitten hätte.

Eines Tages erzählte mir jemand, ein sehr guter, in ganz China bekannter Qigong-Meister komme in die Stadt, um einen Workshop über Qigong zu geben. Man erzählte sich, bei vielen seien allein schon durch Teilnahme am Workshop schwere gesundheitliche Probleme verschwunden, darunter sogar Tumoren.

Ich war in der chinesischen Kultur geboren und aufgewachsen, studierte Tai Chi und Qigong, Kräutermedizin und Akupunktur und wandte sie an. Die Qigong-Technik, die ich übte, half mir sehr über stürmische, schwierige Zeiten in meinem Leben hinweg. Und ich hatte meine Kenntnisse in Akupunktur, Kräutermedizin und einfachem Qigong auch schon eingesetzt, um anderen zu helfen.

Aber es gab noch sehr vieles beim Qigong, was ich nicht kannte. Meine ersten Qigong-Meister hatten mir die wirkliche Kraft des Qigong nicht offenbart. Vielleicht wussten sie selbst nicht darum. Noch heute bringen die meisten Qigong-Meister die wirkungsvollsten Techniken höchstens einigen wenigen Schülern bei.

Daher hatte ich auch noch nie gehört, dass allein schon die Teilnahme an einem Workshop eine solche Wirkung haben konnte und dass schwere körperliche Probleme dadurch geheilt wurden. Ich glaubte nicht, dass das zutraf. Aber da ich bereits alles andere ohne Erfolg versucht hatte, konnte es nicht schaden, noch etwas zu probieren. Ich brauchte einfach ein Wunder.

Also kaufte ich mir eine Eintrittskarte und ging hin. Der Workshop wurde auf einem Fußballplatz abgehalten und begann mittags. 15 000 Menschen saßen auf dem Boden. Der Meister redete sieben Stunden lang ohne Unterbrechung und ohne Pause, in der die Zuhörer hätten aufs Klo gehen können. Da sehen Sie, wie geduldig Chinesen sind.

Er sprach hauptsächlich darüber, wie das Qi, die Energie im Körper, wirkt und wie man es beeinflusst, und dann berichtete er von einer Menge Heilungen und wie wir uns selbst dank Mitgefühl, Güte und gutem Willen selbst heilen können. Während er sprach, hob er die Hand, bewegte sie langsam von der einen zur anderen Seite und übertrug Qi auf die Zuschauer.

Wie die meisten Anwesenden hörte ich mit geschlossenen Augen zu. Er bat uns, seine Worte aufzunehmen, ohne sie zu hören, ohne aufzupassen. Das hieß, wir sollten seine Worte und den Klang seiner Stimme als Musik aufnehmen und tief in Meditation versinken. Den Körper hingeben, das Qi im Körper fließen lassen, ohne zu versuchen, die Energie zu kontrollieren. Einfach nur zulassen, dass die Natur den Körper hege, pflege und heile. Uns ganz hingeben, egal welche Qi-Reaktionen im Körper stattfanden. Sie nicht analysieren, sondern einfach nur zulassen. Das, sagte der Meister, sollten wir tun.

Ich saß da auf dem Boden, hörte zu und befolgte seinen Rat. Etwa 20 Minuten nach Beginn begann mein Körper sich von der einen zur anderen Seite und vor- und rückwärts zu wiegen. Nach einer Weile begann er sich hin und her zu drehen, zuerst langsam, dann schneller und immer schneller. Ich bekam Angst und versuchte, es aufzuhalten. Aber je mehr ich das versuchte, desto schneller drehte sich der Körper hin und her. Dann drangen wieder seine Worte zu mir durch: »Egal, was geschieht, nehmt es einfach ruhig an. Habt keine Angst. Alle Bewegungen sind Qi-Bewegungen. Sie helfen, Blockaden im Körper zu lösen. Es sind gute Bewegungen. Lächelt einfach und lasst sie zu.«

Ich gab auf und ließ alles zu. Ich rollte etwa 20 Minuten lang auf dem Boden hin und her. Dann wurde mein Körper ganz still, und ich spürte einen starken Energiestrom von meinem unteren Dantian (das sich tief innen hinter dem Bauchnabel befindet) bis oben in den Kopf steigen, zurück in die Zunge fließen und dort anhalten. Allmählich wurde meine Zunge gefühllos. Dann entstanden seltsame Geräusche in meinem Hals, und plötzlich brach ich in Gelächter aus. Ich lachte und lachte und konnte nicht mehr aufhören, ganz laut zu lachen. Ich hatte keine Kontrolle mehr über mich.

Es war, als gehörte mir mein Körper nicht mehr. Meine Bauchmuskeln fingen an zu schmerzen, aber ich konnte es nicht verhindern. Das war die Qi-Reaktion. So lachte ich etwa eine halbe Stunde, dann hörte es allmählich auf. Es war mir nicht unbehaglich dabei. Ich wurde nur angenehm müde.

Ganz ruhig lag ich etwa zehn Minuten so da, dann begannen meine Zehen sich seltsam anzufühlen. Es war ein eiskaltes Gefühl. Dieses Gefühl begann auf beiden Seiten bei den Zehenspitzen und kletterte Zentimeter um Zentimeter in Knöchel, Knie, Oberschenkel, in den Rumpf und Hals bis in den Kopf.

Mein ganzer Körper wurde so hart und steif wie ein Fels, und nichts außer dem Herzen schien sich noch zu bewegen. Das machte mir Angst. Ich wollte die Finger bewegen. Es ging nicht. Ich wollte ein Bein bewegen. Keine Chance. Ich wollte den Kopf bewegen. Unmöglich. Mein Körper war nicht mehr mein Körper. Da erinnerte ich mich an die Worte des Meisters: »Lasst es einfach zu. Habt keine Angst.«

Mein Körper blieb etwa eine Stunde so liegen. Dann verspürte ich ein kribbelndes Gefühl in den Zehen, dann in den Füßen, dann den ganzen Körper entlang nach oben. Es fühlte sich genauso an, wie wenn es Frühling wird und das winterliche Eis in der Sonne schmilzt. So friedlich, so schön, so hegend und pflegend war es. Das Gefühl war nicht nur in der Haut, sondern auch in den Muskeln und Knochen! Es ist unmöglich, mit Worten die innere Schönheit des Qi zu beschreiben, das sich in meinem Körper regte.

Jetzt konnte ich mich wieder bewegen. Der Körper gehörte mir wieder. Ich freute mich sehr über meine Empfindungen. Dann setzte ein Jucken ein, erst im Gesicht, dann im Hals, dann im Rücken und schließlich im ganzen Körper, und dazu kam eine große Hitze. Es war ein Gefühl, als läge man im Feuer, mit dem Unterschied, dass man im Feuer die Hitze und das brennende Gefühl auf der Haut verspürt, diese Hitze aber vom Knochenmark aus brannte. Ich wollte kratzen, wusste aber nicht wo anfangen. Es war im ganzen Körper und außerordentlich unangenehm. Es war, als krabbelten zehntausend Spinnen in meinem Körper von innen nach außen. Das versetzte mich noch mehr in Angst.

Scheinbar wusste der Meister, was in meinem Körper passierte. Er sagte: »Wenn ihr große Hitze und Jucken im Körper verspürt, dann ist das der ideale Moment, um alle Kanäle zu öffnen. Haltet durch. Sehr wahrscheinlich entfalten und öffnen sich jetzt mehr Bahnen im Körper. Euer drittes Auge könnte sich ebenfalls öffnen. Wenn ihr kratzt, unterbrecht ihr das Qi. Dann könnte es weitere zehn Jahre dauern, bis ihr so weit kommt, wie ihr jetzt seid.«

Ich hörte auf ihn. Ich vertraute ihm. Er war ein hervorragender Qigong-Meister. Er war sehr gut ausgebildet und hatte viele Untersuchungen über Qigong durchgeführt. Er wusste, was er tat. Sein Meister war das damalige Oberhaupt des Shaolin-Tempels. Also gab ich mich noch einmal ganz hin. Ich schwitzte und hielt all diese nicht auszuhaltenden Empfindungen in meinem Körper aus.

Das dauerte etwa eine weitere Stunde. Dann entspannte sich der Körper, und ich wurde vollkommen ruhig. Ich konnte den Himmel und die Sterne mit geschlossenen Augen sehen und Klänge aus der Ferne hören, nur wusste ich nicht, was für Klänge das waren. Eine Zeit lang sah ich meine Freunde und Familie und viele andere Gesichter.

Ich spürte, wie ein frischer Wind durch meine Knochen wehte. Was für eine herrliche, wunderbare Empfindung! Ich war unsagbar glücklich. Es war nicht die Art Glück, wie wenn man ein Geburtstagsgeschenk bekommt oder die erste Fahrprüfung besteht. Dieses Glück kam aus meinem tiefsten Inneren. Es war so tief, so hell. Es war einfach Lebensfreude. Diese Freude half mir verstehen, wie schön das Leben ist.

Im Auf und Ab meines Lebensweges erklang damals ein Stück einer wunderschönen, mächtigen Sinfonie. Das war ganz wunderbar. Es gab keine Schuld mehr, weder bei mir noch bei anderen. Die lange vergessene Liebe, Güte, Vergebung und das Mitgefühl stiegen alle wieder in der Erinnerung auf. Im Innern herrschte ein Gefühl von Reichtum und Sinnerfülltheit.

Der Workshop endete um halb acht Uhr abends. Ich führte die Abschlussübung nach Anweisung des Meisters aus. Dann stand ich auf. Ein Wunder war geschehen: Meine Knieschmerzen waren nahezu verschwunden! Ich konnte wieder laufen und springen! Sie können sich vorstellen, wie froh ich war, als ich das merkte! Ich lief und sprang wie ein Kind auf dem Fußballplatz herum. Ich übte noch zwei weitere Monate nach der Anleitung des Qigong-Meisters an jenem Tag, dann waren alle Schmerzen in den Knien verschwunden und sind seither nie wiedergekehrt! Und ich fing wieder an, Basketball zu spielen.

Für mich war es wie ein Wunder. Jetzt wollte ich mehr und so viel ich nur konnte über diese höchst wirksame, wunderbare Art von Qigong lernen. Damals war es mir noch nicht klar, dass diese Erfahrung mein Leben von Grund auf verändern sollte.

Ich war so begeistert darüber, dass meine Knieschmerzen vergangen waren, dass es Monate dauerte, bis ich merkte, dass ich nicht nur körperlich, sondern auch auf allen anderen Ebenen geheilt war. Die Depression, der Ärger und der emotionale Schmerz, an denen ich so viele Jahre lang gelitten hatte, waren ebenfalls vergangen.

Dank diesem neuen Qigong, das ich nun übte, war ich im Inneren ganz glücklich. Ich nahm die Dinge jetzt so leicht. Ich konnte allen vergeben, die mich und meine Familie je verletzt hatten. Ich empfand sehr viel Sympathie und Verständnis für sie. Das war für mich der größte zusätzliche Nutzen. Wahre Freiheit ist nicht körperliche, sondern seelische Freiheit. Meine Seele war frei geworden!

Wenn ich Schülern in meinem Unterricht sage, ich hätte

früher unter Depressionen gelitten, glauben sie mir nicht. Sie sagen: »Sie sind ein so glücklicher, angenehmer Mensch und immer so positiv. Wie kann so jemand je eine Depression gehabt haben?«

Dazu möchte ich Ihnen gern noch ein bisschen mehr aus meinem Leben erzählen.

諒

Eine schreckliche Kindheit

Ich wurde in den Bergen in China geboren und wuchs am Meer auf. Meine Eltern waren Minenarbeiter. Als ich fünf Jahre alt war, wurden sie versetzt, um im Hafen des Fischerdorfes Sha Pa zu arbeiten. Meine beiden Eltern arbeiteten wie viele andere für den Staat. Vater wurde zum Manager einer Salzgewinnungsfabrik befördert. Salz war in China wichtig, und die Firma, für die mein Vater arbeitete, war einer der größten Salzhersteller in der Provinz Quangdong.

Mein Vater hatte für die damalige Zeit eine angenehme und sehr gut bezahlte Stelle. Wir lebten aber in ganz einfachen staatlichen Unterkünften, die ähnlich waren wie anderswo kleine Reihenhäuser. Die Häuser waren alle aneinander gebaut, und die Straße, welche die Häuserreihen voneinander trennte, war nicht viel breiter als ein Bürgersteig.

Unser Haus war einfach und einstöckig. Im Erdgeschoss bestand der Boden aus nackter Erde. Es diente zur Hauptsache als Küche, die wir mit einer zweiten, ebenfalls im Haus wohnenden Familie teilten. Im oberen Stock teilten wir einen Wohnraum mit der anderen Familie. Wir hatten allerdings abgetrennte Schlafzimmer, ganz kleine Kämmerchen, etwa so groß wie ein begehbarer Kleiderschrank.

Als ich in der zweiten Klasse war, begann die Kulturrevolution. Das war eine schreckliche, verheerende Zeit in China. Mao Tse-tung, der kommunistische Parteivorsitzende des Landes, wollte alle Leute loswerden, die politisch anderer Meinung waren. Also setzte er die so genannte Kulturrevolution in Gang.

Gute Menschen kamen ins Gefängnis. Lehrer und Professoren wurden gezwungen, in der Landwirtschaft zu arbeiten (die Bauernhöfe wurden als Gefängnisse benutzt, um die Akademiker zu überwachen und zu kontrollieren). Hunderte, ja Tausende ehrlicher, gut ausgebildeter Menschen wurden umgebracht. Reiche, zum Beispiel Gutsbesitzer, wurden als die schlechtesten Menschen auf der Welt eingestuft. Das ganze Land sollte sich erheben, sie »zu Boden werfen, dann den Fuß auf sie stellen und sie nie wieder aufstehen lassen«. Das sagten uns die Regierenden.

Die Kulturrevolution schuf viel Feindseligkeit und Trennung in China, denn die Menschen teilten sich in verschiedene Gruppen auf. Jede Gruppe oder Fraktion behauptete, die einzige zu sein, die Mao wirklich treu war. Dabei hatten sie unterschiedliche Überzeugungen und kämpften gegeneinander. Ob in großen Städten oder in kleinen Dörfern, es war überall dasselbe: Die Menschen vertrauten einander nicht mehr. Sogar in einer Familie wurden Söhne, Töchter und Eltern über Nacht Feinde. Das ganze Land war in einem schrecklichen Durcheinander.

All das geschah auch in der kleinen Hafenstadt, in der wir lebten. Die Schulen wurden geschlossen. Alle Lehrer wurden aus den Schulen geholt und zur »kulturellen Umerziehung« – eigentlich eine Gehirnwäsche – zusammengeschart. Diese guten Lehrer wurden jetzt als böse Menschen betrachtet. Verschiedene Organisationen lösten sich ab, sie zur Zielscheibe ihrer Kritik zu machen und zu beleidigen.

Ich konnte nicht darüber hinwegkommen, dass einer meiner Lieblingslehrer, der außerdem Schulleiter war, während des Unterrichts von einer Gruppe junger Leute weggezerrt und am selben Tag grün und blau geschlagen wurde. Er hieß auch Lin wie ich. Herr Lin war ein sehr sanfter und fürsorglicher Mensch. Ich war entsetzt darüber, was sie ihm antaten. Sie sagten, sie würden am nächsten Tag wiederkommen und ihn noch schwerer bestrafen. Der Grund für ihren Angriff war, dass er in einer reichen Familie aufgewachsen und Schulleiter war. Das war alles.

Am nächsten Tag, als wir noch auf das Kommen des Lehrers warteten, kam jemand mit der Nachricht, Herr Lin habe Selbstmord begangen und sich in seinem Zimmer aufgehängt. Ich weiß nicht, ob er sich wirklich selbst umgebracht hat oder ob andere ihn getötet haben. Er hinterließ zwei kleine Kinder und seine Frau, die auch Lehrerin bei uns war.

Damals war mein Vater schon Leiter der Salzfabrik. Er wohnte etwa 8 Kilometer von uns entfernt am Arbeitsplatz und kam jeweils nur am Wochenende kurz nach Hause. Die kommunistische Partei forderte alle auf, ihre ganze Zeit und ihr Leben der Arbeit zu widmen. Für die Partei zu arbeiten war das Wichtigste überhaupt. Jeder sollte sogar seine Familie aufgeben, wenn die Partei ihn brauchte.

Also kam mein Vater nur einmal die Woche am Samstagabend nach Hause, um mit der Familie zu Abend zu essen. Sonntag früh ging er zu Fuß zur Arbeit zurück. Meine beiden Brüder, meine Schwester und ich lebten mit unserem sechzigjährigen Kindermädchen und unserer Mutter zusammen. Das Kindermädchen war eine allein stehende Witwe, der meine

Eltern helfen wollten. Wir nahmen sie wie eine Großmutter bei uns auf, und sie kümmerte sich um uns, wenn die Eltern nicht zu Hause waren.

Vaters Verhaftung

Eines Samstagabends im Spätherbst saßen wir gerade beim Abendessen, als einige Männer aus Vaters Firma mit Stöcken und Gewehren bewaffnet zu uns ins Haus drangen und Vater festnahmen. Sie sagten, Vater sei der Sohn eines Gutsbesitzers und ein schlechter Mensch und solle ins Gefängnis gesteckt werden. Sie banden Vaters Hände hinter seinem Rücken zusammen und stießen ihn aus dem Haus. Wir hatten schreckliche Angst, Vater aber war ganz ruhig. Anscheinend hatte er schon lange geahnt, dass so etwas geschehen könnte.

Mutter weinte und wollte mit Vater sprechen, aber sie ließen es nicht zu. Wir konnten nicht weiteressen. Einige Monate später stellte sich heraus, dass Vater kein Sohn eines Gutsbesitzers war, sondern dass es nur einmal einen Gutsbesitzer gegeben hatte, der ihn als Sohn adoptieren wollte. Vater aber hatte das ausgeschlagen. Sie entließen ihn aus dem Gefängnis, und er wurde an seine Arbeit zurückgeschickt. Nur durfte er das Firmengelände nicht mehr verlassen und nach Hause kommen, um uns zu sehen.

Vater wurde die ganze Zeit überwacht, und ich diente als Bote zwischen Mutter und Vater. Mutter schrieb jeweils eine Nachricht auf ein Zettelchen, das sie zusammengefaltet zuunterst in meine ausgetretenen Schuhe steckte. Sie prägte mir ein, ich solle im Fall einer Gefahr sofort rasch einen Ort finden, an dem ich den Zettel herausnehmen könne, diesen unbemerkt verschlucken und niemandem trauen. Wenn ich Vater nicht sah, ging ich einfach wieder nach Hause. Ich gab die Mitteilungen nie jemand anderem, nicht einmal Freunden.

Damals war ich erst neun Jahre alt. Ich konnte überhaupt nicht verstehen, was geschah, sah aber unglaublich viel, das ein Kind in dem Alter nicht sehen sollte.

Ich hatte Mutter versprochen, zu tun, was sie sagte. Also ging ich jeden Samstag um drei Uhr, nach der Schule, acht Kilometer den langen Damm an der Bucht entlang, um Vater zu sehen. Ich redete mit niemandem. Ein paarmal hatte ich das Gefühl, jemand stelle mir nach. Dann ging ich rasch in ein Klo, nahm den Zettel aus dem Schuh und verschluckte ihn.

Nicht immer konnte ich Vater sehen. Dann kehrte ich einfach um und ging wieder nach Hause. Wenn ich ihm einen Zettel brachte, verbrannte er ihn jeweils nach dem Lesen. Dann schrieb er zurück und steckte die Nachricht wieder in meine ausgetretenen Schuhe. Auch er warnte mich mit ähnlichen Worten wie Mutter. Jedes Mal spürte ich an der Reaktion meiner Eltern, was los war. Das machte mir große Angst.

Als ich nach der Kulturrevolution studierte, erzählte mir Vater, er habe mehrmals an Selbstmord gedacht. Er war einige Male von Bewaffneten abgeholt und mit einer Schusswaffe bedroht worden. Sie befahlen ihm jeweils zu sagen, dieser oder jener Bekannte oder Arbeitskollege habe etwas gegen die Kommunisten gesagt. Vater wusste, wie es ihnen ergehen würde, und weigerte sich, etwas zu erfinden, was sie ins Gefängnis bringen würde.

Das machte die Bewaffneten wütend, und sie drohten, Vater zu töten. Sie schossen jeweils in seine Richtung und forderten, er solle ihnen gehorchen. Sie trafen Vater nie, aber es war entsetzlich für ihn. Er erzählte, er habe einmal die ganze Nacht still in seinem Bett unter der Decke geweint. Hätte ihn jemand weinen hören, wäre es ihm nur noch dreckiger gegangen.

Viele Male war Vater an einem Punkt angelangt, an dem er es nicht mehr auszuhalten glaubte. Dann wollte er seinem Leben ein Ende setzen. Aber jedes Mal, sagte er, habe er meine Stimme ihn rufen hören. So habe er es einen weiteren Tag ausgehalten.

Verlassen und gejagt

Mutter arbeitete damals in der örtlichen Verwaltung und war für die Frauenprogramme verantwortlich. Sie arbeitete sehr viel und kam fast jeden Tag sehr spät nach Hause. Ein halbes Jahr verging, und Vater durfte uns noch immer nicht zu Hause besuchen.

Dann kam eines regnerischen Winterabends Mutter nicht von der Arbeit zurück. Es war sieben Uhr geworden, und wir hatten Mutter noch nicht gesehen. Dann wurde es neun Uhr, und noch immer kein Wort, wann sie nach Hause käme. Ich ging zum Büro, in dem sie arbeitete, aber es war geschlossen, und es war niemand mehr da.

Wir gingen ins Bett, aber unser Kindermädchen schlief nicht. Sie saß die ganze Nacht vor unserem Bett. Damals hatten wir nicht sehr viel Platz zum Wohnen. Wir vier Kinder schliefen in einem Bett. Es wurde Morgen, und noch immer kam keine Nachricht von Mutter. Der Tag verging, ohne dass wir etwas von ihr hörten. Das Kindermädchen fragte alle Bekannten. Niemand sagte uns etwas. Drei Tage vergingen, und immer noch hatten wir keine Nachricht. Wir wussten nicht, was geschehen war.

Das Kindermädchen erfand eine Geschichte nach der anderen, um uns zu trösten, bis eines Nachmittags, als wir zu Hause spielten, plötzlich ein paar Leute die Tür aufstießen. Die Anführerin war eine gute Freundin meiner Eltern. Mutter hatte ihr einmal, als sie sehr krank gewesen war, ihr ganzes Geld gegeben, damit sie zum Arzt gehen konnte, und hatte ihr so das Leben gerettet.

Jetzt stand diese Frau mit ihren Brüdern und Schwestern wie ein Ungeheuer mit einer eisernen Spitzhacke in der Hand vor uns und schrie: »Eure verdammte Mutter ist geflohen. Wir können sie nicht finden. Wenn wir sie finden, bringen wir sie um. Wenn ihr wisst, wo sie ist, müsst ihr es uns sagen, sonst bringen wir euch auch um. Kapiert?!« Dann gingen sie wieder.

Das taten sie, weil sie hofften, auf diese Weise ihre Treue zu Mao und zur Partei zu beweisen. Sie dachten, wenn sie andere als Staatsfeinde anprangerten und verfolgten, würde ihre Fraktion sie als Helden ehren. Was für eine Verrücktheit.

Fünf Minuten später kamen sie wieder. Sie sagten, wir seien Kinder böser Leute und sollten nicht in einem Haus wohnen. Wir sollten auf der Straße leben. Sie befahlen uns, das Haus zu verlassen. Unser Kindermädchen hatte keine Ausbildung, aber sie war klug. Bevor sie uns hinausjagten, packte sie schnell noch eine Decke und einen Regenschirm unter den Arm.

Wir sahen zu, wie sie unser kleines Haus versiegelten. Der Wind blies, und ein kalter Abendregen fiel. Vier kleine Kinder und eine sechzigjährige alte Frau gingen eng aneinander geklammert im Regen unsere kleine Straße entlang und suchten einen Unterschlupf. Den fanden wir bei einem Freund. Er war gut und mutig genug, uns an dem Abend dazubehalten. Aber um sechs Uhr früh am nächsten Morgen fanden uns dieselben Leute. Sie holten uns aus dem Haus und bedrohten unseren Freund; wer es wage, uns aufzunehmen, werde so obdachlos wie wir.

Wieder waren wir auf der Straße, und das drei Tage lang, ohne Nahrung. Niemand wagte es, uns aufzunehmen oder uns etwas zu essen zu geben. Wenn wir Durst hatten, holten wir uns etwas Wasser aus einem Brunnen oder fingen Regenwasser von einem Dach auf. Immer wieder fragten wir das Kindermädchen, wo Mutter und Vater seien, wann sie uns holen und uns Brot bringen würden. Es gelang ihr immer wieder, vielversprechende Geschichten zu erfinden, um unsere knurrenden Mägen zu beruhigen. Manchmal schlug sie vor, wir sollten uns vorstellen, an einem großen Stück Hühnerflügel zu kauen. Manchmal erzählte sie etwas Lustiges und brachte uns zum Lachen. Wenn ich heute an jene Zeit zurückdenke, weiß ich wirklich nicht, was ohne das Kindermädchen aus uns geworden wäre. Sie war unser Engel.

Ich war gerade neun, meine Schwester acht Jahre alt, meine beiden Brüder sechs und vier. Mein vierjähriger Bruder hatte einmal solchen Hunger, dass er rasch nach einem erspähten Stück Zuckerrohrabfall auf dem Boden griff und es in den Mund steckte. Laut ermahnte ich ihn: »Es ist schmutzig! Wirf es weg.« Er sah mich mit seinen kleinen schmutzigen Fingern im Mund an und bettelte: »Ich habe solchen Hunger. Bitte …« Da wandte ich mich ab, und er aß es.

Die dritte Nacht brach an. An jenem Abend, als wir an der Straße zusammengekauert dasaßen, brach ein Kampf zwischen zwei Fraktionen aus. Wir hörten die Kugeln über unseren Köpfen pfeifen. Überall um uns flogen Geschosse herum. Bomben gingen los. Überall gab es Explosionen. Wir hatten riesige Angst.

Wir liefen von einer Tür zur anderen und versuchten verzweifelt, ein sicheres Versteck zu finden. Wir kamen zum Haus unserer besten Freunde. Sie öffneten die Tür einen Spalt, aber als sie uns sahen, sagten sie: »Wir kennen euch nicht. Geht weg, geht weg!«, und verriegelten die Tür.

Meine Geschwister fragten das Kindermädchen immer wieder, weshalb sie logen und uns nicht einlassen wollten. Sie sagte kein Wort, ermahnte uns nur, still zu sein, und führte uns weg, so schnell wir gehen konnten.

Während der Kämpfe in jener Nacht explodierte eine Mine im Haus, in dem wir vor wenigen Tagen noch gewohnt hatten. Sie ging direkt in unserem Schlafzimmer hoch. Somit hatten wir in einem gewissen Sinn noch Glück. Hätten sie uns nicht aus dem Haus geworfen, wären wir alle tot. Ich denke, Gott hat uns geholfen.

Später in jener Nacht kauerten wir alle in einem Hauseingang und bebten vor Angst. Da ging die Tür auf, und eine alte Frau kam heraus. Wir erkannten sie gleich. Sie war Gutsbesitzerin, und wir fürchteten uns noch mehr.

Wie gesagt, damals wurden Gutsbesitzer in China als böse erachtet. Ein Gutsbesitzer galt tatsächlich als der schlechteste aller Menschen. Während der Kulturrevolution wurde im Lande verkündet, alles gehöre dem Staat, der Regierung. Uns wurde beigebracht, alles Gute komme von der Regierung, und jeder habe die Pflicht, die Regierung zu unterstützen. Schließlich wurde aller Besitz vom Staat beschlagnahmt. Niemandem war es gestattet, irgendetwas zu besitzen. Niemandem war es gestattet, selbständig zu sein oder zu denken.

Ein Gutsbesitzer wurde als Staatsfeind gebrandmarkt und war zu hassen. Wenn ein Gutsbesitzer eine Straße entlangging, bewarfen ihn die Leute mit Steinen und Abfall. Für jemanden, der das nicht erlebt hat, ist es unverständlich. Aber damals war ein Gutsbesitzer so etwas wie der Teufel persönlich. Als wir in dieser Frau eine Gutsbesitzerin erkannten, fürchteten wir, sie würde uns Schreckliches antun. Ich sprang hinter unser Kindermädchen, um mich zu verstecken.

Natürlich war diese alte Frau kein Teufel. Vielmehr stellte sich heraus, dass sie unsere Retterin sein sollte. Sie sah uns an und sagte: »Ach, ihr armen kleinen Kinder. Ich weiß, die anderen sagen, ich sei böse, aber ich werde euch nicht wehtun. Bei diesen vielen Kämpfen ist es für euch draußen zu gefährlich. Kommt doch bitte herein. Da seid ihr sicher.«

Also gingen wir zu ihr ins Haus. Wir sagten ihr, wir hätten weder Wasser noch Nahrung und hätten tagelang nichts gegessen. Sie wiederholte nur: »Ihr armen Kinder.« Dann ging sie und kochte Wasser und Reis für uns. Sie machte fünf Pfund Reis mit einem Tropfen Erdnussöl. Das war unglaublich großzügig. Damals waren fünf Pfund Reis sehr teuer. Sie deckten den Reisbedarf einer Person für einen ganzen Monat.

Wir verschlangen den Reis. War das gut. Heute noch, wenn ich meine Geschwister treffe, erinnern wir uns daran. Für uns war es das beste Essen, das wir je bekommen hatten. Nach dem Essen waren wir so erschöpft, dass wir nur noch schlafen wollten. Die Gutsbesitzerin lud uns ein, bei ihr zu bleiben. Wir waren gerade dabei, einzuschlafen, als jemand an ihre Tür polterte, und schon hatten wir wieder Angst.

Unser Kindermädchen und meine zwei kleinen Brüder versteckten sich in einem Heuhaufen. Heu wurde verwendet, um Feuer fürs Essen zu machen. Meine Schwester und ich liefen in einen Lagerraum hinten im Haus. Dort lag ein großer Haufen Holzbalken auf dem Boden. Es waren lange Balken, wie man sie als Tragbalken für Dächer verwendet. Sie waren für Ausbesserungen bestimmt und waren nicht aufgestapelt, sondern lagen auf einem Haufen. In der Mitte war etwas Raum, in den wir hineinkrochen, uns versteckten und warteten.

Hinter den Balken stand etwas, was sich als ein Sarg herausstellte. Damals war es in China nicht unüblich, dass ältere Leute den Sarg, in dem sie begraben werden wollten, im Haus aufbewahrten. Wir versteckten uns also hinter dem Sarg der Gutsbesitzerin.

Die alte Frau ging zur Tür, wo sie eine kleine Gruppe mit Gewehren und Knüppeln Bewaffneter erwartete. Ein Mann hatte eine Axt. Sie drangen gewaltsam ins Haus und schrien: »Wo sind die kleinen Kinder?« Sie nannten Vaters Namen und wollten wissen, wo seine Kinder seien. Sie sagten, man habe gesehen, wie die Kinder in ihrem Eingang kauerten und dann plötzlich verschwunden seien.

Sie sagte: »Wisst ihr, ich bin Gutsbesitzerin. Alle wissen, dass ich böse bin. Wer würde es wagen, in mein Haus zu kommen? Ihr könnt sie suchen, wenn ihr wollt. Ich bin alt. Mein Sarg steht schon bereit, und bald sterbe ich.«

Sie sahen sich also um, und als sie uns nicht fanden, gingen sie wieder. Sie drohten der Gutsbesitzerin aber, dass sie wiederkommen und sie holen würden, sollte sich herausstellen, dass sie gelogen habe.

Diese schreckliche, böse Frau, diese Staatsfeindin, diese Gutsbesitzerin hat unser Leben gerettet und dafür ihr eigenes

Leben aufs Spiel gesetzt. Ich war erst neun Jahre alt. Diese Ereignisse stellten meine Weltsicht völlig auf den Kopf.

Alle unsere guten Freunde, Menschen, von denen ich dachte, sie liebten uns und es läge ihnen etwas an uns, hatten uns verraten. Sie hatten uns den Rücken gekehrt und uns praktisch den Wölfen vorgeworfen. Dieses schrecklich böse Ungeheuer aber, diese Gutsbesitzerin, riskierte alles, um uns zu beschützen. Das warf meine Auffassung von Gut und Böse, Richtig und Falsch komplett über den Haufen.

Die Gutsbesitzerin nahm viele in Schutz. Noch hatte man ihr ihren Besitz nicht genommen, und ihr Haus war groß. Während wir bei ihr waren, versteckte sie über dreißig Menschen im Haus. Viele waren hinter dem Haus in so etwas wie einem Schuppen oder einer Scheune verborgen, in der man Tiere unterbringt.

慈

Die Flucht

Endlich bekam mein Vater etwas mehr Freiheit und durfte das Firmengelände verlassen. Einmal draußen, zog er auf die andere Seite der großen Bucht, in einen Ort, der unserem ehemaligen gegenüberlag und in dem eine andere Fraktion als die in unserem Dorf das Sagen hatte. Die Salzfabrik, die Vater früher geleitet hatte, arbeitete inzwischen auf jener Seite des Hafens. Mutter war ebenfalls in denselben Ort geflohen.

Unterdessen hatte die Regierung Anweisungen an die verschiedenen Fraktionen erlassen, die Kämpfe einzustellen. Mehrmals wurde ein Waffenstillstand ausgerufen, der jedoch meist nur kurze Zeit anhielt, bevor die Kämpfe wieder aufgenommen wurden. In unserem Dorf gab es nur für einen Tag einen Waffenstillstand, damit die Bewohner Nahrungsmittel einkaufen gehen konnten.

Vater war ein sehr guter Mensch und hatte anderen immer geholfen. Er hatte das meiste Geld, das er verdiente, weggegeben, um andere zu unterstützen. Unsere Familie hatte hauptsächlich von Mutters Verdienst gelebt.

Nachdem Vater etwas Bewegungsfreiheit bekommen hatte, versprachen ihm einige arme Menschen ohne Hab und Gut, denen er geholfen hatte, sie wollten alles tun, um seine Kinder zu finden. Zwar beruhigte sich die Situation in China allmählich, aber es war für die Betreffenden noch immer sehr gefährlich, in unser Dorf zu kommen. Trotzdem kamen sie zurück und setzten ihr Leben auf der Suche nach uns aufs Spiel.

Schließlich erfuhren sie, dass wir im Haus der Gutsbesitzerin wohnten. Eines Abends kam uns ein unbekannter Mann besuchen. Zuerst trauten wir ihm nicht. Doch dann zeigte er uns einen Brief, den Vater an uns geschrieben hatte. Er war Kettenraucher und hatte einen Lieblingstabak. Das Warenzeichen auf der Packung sah aus wie ein Zug, und Vater hatte seinen Brief auf einem Stück Papier mit diesem Warenzeichen geschrieben. Das zeigte uns, dass wir dem Mann vertrauen konnten. (Vater hörte schließlich mit 65 Jahren auf zu rauchen und zu trinken, nachdem er begonnen hatte, Qigong zu üben, wie ich es ihm beigebracht hatte. Da war ich sehr stolz auf ihn.)

Wir schmiedeten einen Plan, um uns auf der anderen Seite der Bucht in Sicherheit zu bringen. Er verlief wie folgt: Früh am nächsten Morgen verließen meine Schwester und ich miteinander das Haus der Gutsherrin. Sollten sie bis Mittag nichts von einer Festnahme hören, würde das Kindermädchen mit meinen zwei Brüdern folgen, aber auf einem anderen Weg.

Meine Schwester und ich zogen an jenem Morgen Lumpen an, um auf unserem Weg durch die Straßen wie Bettler auszusehen. Wir warteten hinter der Eingangstür auf das Eintreffen von Vaters Freund. Dann kam das besondere Klopfen, das Zeichen zum Aufbrechen. Wir öffneten die Tür einen Spalt und sahen den Mann draußen stehen. Er drehte sich um und ging. Wir folgten ihm wie geplant in einiger Entfernung.

Er führte uns auf Umwegen durch Seitenstraßen von Sha Pa, und wir versuchten, möglichst unbemerkt zu bleiben und dennoch unseren Führer nicht aus den Augen zu verlieren. Wir mussten zu einem Haus auf der anderen Seite der Ortschaft, wo ein Verwandter eines von Vaters Freunden lebte. Seine Familie erwartete uns zu einer bestimmten Zeit und wollte dann die Eingangstür einen Spalt weit offen lassen. Wir sollten rasch ins Haus laufen und die Tür sofort schließen. Dann würden sie uns durch einen Hinterausgang hinunter zu einem Boot führen.

Um zu dem Haus zu kommen, mussten wir die Hauptstraße des Ortes überqueren. Dann mussten wir an einer Wache mitten in der Häuserzeile vorbei. Als wir dorthin kamen, sahen uns zwei bewaffnete Männer. Einer erkannte mich und rief: »Du bist der Junge von Shu Jin. Ich bringe dich um.« Shu Jin heißt meine Mutter.

Der Mann griff nach seinem Maschinengewehr und zielte direkt auf mich. Meine Schwester hielt mich am Arm fest und erstarrte vor Schreck. Ich weiß nicht weshalb, aber in dem Augenblick hatte ich überhaupt keine Angst. Ich stand einfach nur da und sah den Mann an.

Bevor er abdrücken konnte, hielt der andere ihn auf. Er legte die Hand auf das Maschinengewehr, drückte es zur Seite und sagte: »Es sind bloß Kinder. Wir suchen ihre Eltern, nicht sie. Lass sie laufen.«

Die beiden fingen an zu streiten, und der gute Mann gab uns durch ein Zeichen zu verstehen, wir sollten weglaufen. Das taten wir. Wir liefen, so rasch wir konnten, über die Straße und um die Ecke. Und da war auch schon das Haus, in das wir sollten. Wir sahen die Tür mit einem kleinen roten Zeichen darauf, nach dem wir Ausschau halten sollten. Die Tür war einen Spalt weit offen, wir schlüpften hinein und machten die Tür zu. Ein Mann wartete auf uns. Zusammen liefen wir durch das Haus zur Hintertür hinaus in ein Zuckerrohrfeld.

Wir versteckten uns im Zuckerrohr und bahnten uns einen Weg durch das Feld bis zum Ufer, wo ein anderer Freund unseres Vaters mit einem Boot auf uns wartete. Nach dem Austausch eines Losungswortes fuhr er uns im Boot über die große Bucht, größer als die Bucht von San Francisco. Das Boot aber war klein, und das Meer war tückisch. Ein starker Wind blies, die Wellen schlugen hoch, und die Strömungen waren gefährlich. Es war ein langer Tag. Wir hatten das Haus der Gutsbesitzerin um sechs Uhr morgens verlassen und kamen endlich spätnachmittags auf der anderen Seite der Bucht an.

Als wir uns dem Ufer näherten, sahen wir schon von weitem Vater auf uns warten. Sein Gesicht war von großem Schmerz gezeichnet. Wir riefen »Papa, Papa, Papa«, liefen ihm in die Arme und schluchzten herzzerreißend. Alle Anwesenden weinten ebenfalls. Nach so vielen Tagen und Nächten, die wir uns voller Angst und hungrig auf der Straße versteckt hatten, waren wir endlich wieder frei und sahen Vater wieder. Nur Tränen konnten unsere Gefühle ausdrücken.

Wir standen da mitten auf dem Weg und konnten nicht mehr aufhören zu schluchzen. Ein starker winterlicher Wind blies vom Meer herein. Es war bitter kalt, aber wir spürten es nicht. Vater hielt uns in den Armen, und wir klammerten uns an ihn. Wir weinten alle miteinander. Ich weiß nicht, wie lange wir weinend dort standen.

Mit tränennassem Gesicht kam eine Freundin mit Dampfbrötchen herbei und verteilte sie an uns. Wir nahmen sie und fingen noch immer weinend an zu essen. In den Tagen und Nächten auf der Straße hatte uns das Kindermädchen immer wieder getröstet und gesagt: »Wenn wir erst dorthin kommen, wo euer Vater ist, werden wir keinen Hunger mehr haben.« Es stimmte. Jetzt hielten wir Brot in unseren schmutzigen kleinen Händen, von dem wir viele Tage und Nächte lang geträumt hatten. Es war ganz wunderbar.

Mutter war nicht da, um uns zu erwarten, weil das Kindermädchen und meine Brüder mehr Glück auf der Flucht gehabt hatten. Sie waren zwei Stunden früher angekommen, und Mutter kümmerte sich in Vaters Unterkunft um sie.

Nach dem Abendessen wuschen wir uns, bis wir wieder sauber waren, und fielen direkt ins Bett. Wir vier Kinder und das Kindermädchen schliefen in Vaters kleinem Doppelbett. Wir stellten eine Bank für die Beine davor. Mutter und Vater kamen spät zurück und redeten noch lange miteinander. Ich erinnere mich nicht genau an das, was sie sagten. Aber ich verstand, worum es ging. Es war nicht sicher für uns, bei ihnen zu bleiben. Sie beschlossen, uns aufs Land zu schicken, wo meine Großmutter wohnte.

Sie blieben die ganze Nacht auf. Am nächsten Morgen ermahnten sie uns, nichts über unser Vorhaben zu sagen. Am Abend fing es wieder an zu regnen. Als alle eingeschlafen waren, nahmen uns die Eltern zu einem Boot mit, wo uns ein Freund erwartete. Wir stiegen mit dem Kindermädchen in das Boot und verließen unsere Eltern, um zu Großmutter zu reisen. Sie wohnte etwa 600 Kilometer weit weg.

Die Nacht war stockfinster. Ein heftiger winterlicher Wind wehte. Das Boot war in schlechtem Zustand. Es war klein, nicht viel größer als ein Kanu. Es hatte Ruder und ein kleines Segel. Es war alt, ramponiert und hatte ein Leck im Boden. Und es regnete stark. Der hohe Wellengang brachte das Boot ein paarmal beinahe zum Kentern. Aber unser Steuermann war sehr geschickt. Das Kindermädchen saß mitten im Boot und hielt meine vor Kälte zitternden Geschwister in den Armen. Ich half, das Wasser aus dem Boot zu schöpfen. Die ganze Fahrt hindurch hörte ich nicht auf, mit meinem kleinen Eimer Wasser zu schöpfen. Das kleine Boot kämpfte sich die ganze Nacht auf dem wilden Meer voran.

Mehrmals sah ich am Gesichtsausdruck des Steuermanns, dass es nicht gut um uns stand. Ich konnte nichts anderes tun, als noch schneller Wasser aus dem Boot zu schöpfen, das unser Leben und all unsere Hoffnungen barg. Die Wellen waren riesig, das Boot winzig. Wenn ich heute an jene Überfahrt denke, kann ich kaum verstehen, wie wir die Nacht überlebten. Und woher nahm ich als winziger Neunjähriger die Kraft, neun Stunden lang Wasser aus dem Boot zu schöpfen? Die einzige Antwort kann wieder nur lauten, dass Gott bei uns war.

Früh am nächsten Morgen kamen wir endlich an das gegenüberliegende Ufer. Der Steuermann bat das Kindermädchen, keiner Menschenseele zu verraten, dass er uns hergebracht habe, und uns sofort aus der Stadt zu bringen. Bis heute weiß ich nicht, wer er war. Ich wollte ihm immer danken.

Wir kletterten aus dem Boot und gingen mit dem Kindermädchen acht Kilometer bis zur Bushaltestelle. Dort nahmen wir für den Rest des Weges zu Großmutters Wohnort den Bus. Endlich hatten wir es geschafft, aufs Land und in Sicherheit zu kommen.

Wir lebten über ein Jahr bei Großmutter auf dem Land, bis unsere Eltern fanden, es sei mittlerweile für uns sicher, zu ihnen zu kommen und bei ihnen zu bleiben. Inzwischen waren die schlimmsten Zeiten der Kulturrevolution vorbei. Der Frieden war einigermaßen wiederhergestellt, aber noch immer schwelten überall viel Wut und Hass, und manchmal kam es zu Ausschreitungen und Kämpfen.

Nach der Kulturrevolution vertraute ich keinem Menschen mehr. So genannte gute Freunde hatten sich als Leute entpuppt, die uns das Leben nehmen wollten. So genannte böse Menschen waren unsere Schutzengel geworden. Die Welt stand auf dem Kopf! Ich vertraute nicht einmal mehr meinen Eltern. Nach meinem Dafürhalten hatte Mutter ihre vier kleinen Wichte einfach im Stich gelassen.

Jahre später erst erfuhr ich den ganzen Sachverhalt von einer von Mutters Freundinnen. Mutter und ihre Mitarbeiter hatten an jenem Tag erfahren, eine Gruppe einer kommunistischen Fraktion käme sie alle festnehmen. Schnappte man sie, würde man sie wahrscheinlich umbringen. Also liefen alle davon, gerade noch rechtzeitig. Mutter hatte keine Zeit mehr, uns eine Nachricht zukommen zu lassen. Zudem wusste sie, dass sie uns in noch größere Gefahr bringen würde, wenn sie nach Hause käme.

Mutter und ihre beiden Büromitarbeiter flohen unverzüglich in ein Kaufhaus. Dort versteckten sie sich drei Tage lang, bis sie aus dem Dorf zu Vaters Aufenthaltsort flohen. Nur zehn Minuten nach ihrer Flucht wurde ein Mitarbeiter, der noch im Büro war, festgenommen und grün und blau geschlagen, bis er Blut erbrach. Dann strichen seine Peiniger ihm Löschkalk in die Wunden und machten ihn für den Rest seines Lebens zum Invaliden. Wäre Mutter gefangen worden, hätte sie wohl ein ähnliches Schicksal ereilt. Als ich das erfuhr, tat es mir sehr leid, dass ich Mutter wegen ihrer Handlungsweise gehasst hatte.

Genesung auf dem Lande

Bei Großmutter auf dem Land lernte ich sehr viel über Kräuter und heilende Hände von ihr und anderen Dorfbewohnern. Immer wieder kam jemand mit einer Geschwulst im Hals, in der Brust oder sonstwo im Körper zu Großmutter. Sie behandelte die betroffene Stelle mit Öl und massierte sie mit den Händen. Häufig war die Geschwulst schon am nächsten Tag vollständig verschwunden.

Eines Tages hatte ich mir den Knöchel schlimm verstaucht. Er schmerzte sehr und war stark angeschwollen. Großmutters Nachbarin kam zu uns und bat alle Frauen im Haus, etwas von ihrem Haar abzuschneiden. Sie schmolz das Haar in siedendem Erdnussöl. Als das Öl abgekühlt war, massierte sie es in meinen Knöchel. Am nächsten Tag konnte ich wieder mit meinen Freunden über die Felder laufen.

Auf dem Land lernte ich einen Heiler kennen, der bei jemandem die Augenlider mit einer gewöhnlichen Nadel durchstach und so ein angeblich unheilbares Brustleiden heilte. Ich lernte eine Frau auf dem Bauernmarkt kennen, die mit einem einzigen Blick auf die Fingernägel sagen konnte, an welchen inneren Leiden jemand litt. Und ich traf einen Heiler, der hartnäckige Hautleiden völlig gefahrlos mit einer lebensbedrohlichen, giftigen Pflanze, die er mit Schweinefett gekocht hatte, heilte.

Ich habe Heiler immer bewundert, die solche Wunder vollbringen konnten, und wünschte mir, eines Tages auch so ein Heiler zu werden. Die eineinhalb Jahre auf dem Land waren die einzige Zeitspanne, in der ich mich sicher und geborgen fühlte, bis ich sehr viel älter war. Ich lebte mit wunderbaren Menschen zusammen und lernte fischen und Hühner und

Gänse aufziehen. Ich lernte auf einem Wasserbüffel reiten. Ich war wieder Kind geworden.

Alles war gut und wunderbar bis zu dem Tag, als einer meiner Onkel gefangen genommen wurde. Beamte aus dem Dorf hatten ihn gefasst, als er auf dem Feld arbeitete. Er hatte keine Ahnung, weshalb sie ihn festnahmen. Sie klagten ihn an, konterrevolutionär zu sein, aber er hatte nichts Falsches getan. Sie nahmen ihn auf den Bauernmarkt mit, wo er öffentlich lebendig begraben werden sollte.

Großmutter erlaubte uns nicht, hinzugehen und das mit anzusehen. Sie litt entsetzlich. Am Abend kamen alle Verwandten zu ihr ins Haus. Sie saßen in einem Kreis beisammen. Die Männer rauchten, die Frauen weinten. Aber niemand sagte ein Wort. Ich saß mit meiner Schwester still in einem Winkel und sah zu. Am nächsten Tag erzählte mir die Tochter meines Onkels, was geschehen war.

Als sie zum Bauernmarkt kam, war ihr Vater bereits bis zur Brust begraben. Sie erfuhr, sein »Verbrechen« bestehe darin, etwa zwanzig Jahre zuvor und lange vor der Machtergreifung der Kommunisten einen Wasserbüffel besessen zu haben, den er zum Felderpflügen benutzte, während andere Dorfbewohner keinen Wasserbüffel besaßen. Für die Beamten machte ihn das zu einem »Gutsbesitzer«, und alle Gutsbesitzer mussten verurteilt und zur Hölle verdammt werden.

Meine Cousine versuchte, ihrem Vater etwas zu essen zu geben, aber er konnte den Mund nicht öffnen. Er konnte nicht reden und nicht einmal einen Schluck Wasser trinken. Sie fragte ihn, ob er seiner Mutter irgendetwas sagen wolle. Er schüttelte einfach nur den Kopf und schloss die Augen. Dann kam ein Beamter, stieß sie weg und schoss ihn mit einem Maschinengewehr in den Kopf.

Mein Onkel war ein gewöhnlicher, hart arbeitender, ehrlicher Bauer ohne Ausbildung gewesen. Er hatte sich nie der Regierung widersetzt, sondern war immer ganz gehorsam gewesen. Wie konnte so jemand konterrevolutionär sein? Er hatte nichts Falsches getan. Es wurde ihm kein Prozess gemacht. Er wurde einfach gefoltert und umgebracht.

Nach diesem Vorfall hatte ich keine Freude mehr am Leben. Ich musste ständig auf der Hut sein. Jedes Mal, wenn mich jemand etwas über die Familie fragte, musste ich aufpassen, was ich sagte. Wir lebten in ständiger Angst. Wir lebten in der Hölle.

福

»Unerwünscht«

Endlich kehrten wir wieder in unseren alten Heimatort Sha Pa zurück und wohnten bei den Eltern. Die kommunistischen Fraktionen hielten sie noch immer für »verdächtig«, und sie durften ihre ehemalige Arbeit nicht wieder aufnehmen. Jedes Mal, wenn eine kommunistische Organisation das anordnete, mussten sie irgendwo hingehen und sich der öffentlichen Kritik stellen.

Die ganze Stadt verachtete unsere Familie. Kein anderes Kind wollte mit uns spielen. Wohin wir immer gingen, durften andere Kinder uns schlagen und beleidigen, soviel sie nur wollten. Wir aber durften uns nie wehren. Die Eltern warnten uns, zurückzuschlagen würde alles nur noch schlimmer machen. Also nahmen wir es einfach hin. Wir durften wieder zur Schule, aber häufig kam ich mit zerrissener Schultasche, zerrissenen Kleidern oder blauen Flecken an Armen oder im Gesicht nach Hause.

Es waren keine modernen Schulen, sie waren überhaupt nicht wie westliche Schulen. Wir saßen auf langen Bänken an Tischen, die eigentlich nur Bretter auf Böcken waren. Die Bretter waren auch nicht festgemacht, was sich für mich als sehr schmerzlich erweisen sollte.

Es geschah eines Tages, als die anderen Kinder während einer Pause draußen spielten. Wie gewöhnlich blieb ich im Schulzimmer und lernte. Ich hatte sonst nichts zu tun. Ich saß also am Tisch bei der Arbeit, als ein paar Jungs mich von vorne und hinten zwischen zwei Tischbrettern einklemmten und dabei schwer verletzten.

Das war der Tropfen, der das Fass zum Überlaufen brachte. Ich konnte die Misshandlungen nicht mehr aushalten, schlug diesmal zurück und traf einen der Jungen am Auge. Am Abend brachte die Mutter ihr Kind zu uns nach Hause und schrie Mutter und mich an. Meine Mutter sei eine »Teufelsmutter«, die ihre »Teufelsbrut« dazu erziehe, die Kinder guter Leute umzubringen.

Sie verlangte, dass Mutter für Medikamente zur Behandlung der Verletzungen ihres Jungen bezahlen sollte. Er hatte nur ein paar Beulen und Prellungen, nichts im Vergleich zu dem, was sie mir angetan hatten. Aber die Frau stand schreiend da und verlangte, Mutter solle fünf chinesische Yuan bezahlen. Das war eine unerhörte Summe. Acht Yuan reichten aus, um eine Person einen ganzen Monat lang zu ernähren. Das brachte Mutter natürlich völlig aus der Fassung.

Ich hatte Mutter nichts von diesem Vorfall erzählt, deshalb wusste sie nicht, was geschehen war. Sie wurde so wütend, dass sie mich packte und mir einen knallenden Schlag versetzte. Ich gab keinen Ton von mir, ballte nur die Hände zu Fäusten und nahm es hin.

Als das Kindermädchen mir später beim Waschen und Umziehen fürs Bett half, sah sie die riesigen Prellungen auf Rücken und Brust. Sie fragte, was vorgefallen sei, und ich sagte ihr die Wahrheit. Am nächsten Tag brachte Mutter mich zu einem Arzt. Er stellte schwere innere Verletzungen bei mir fest. Da tat es Mutter unendlich leid. Sie hielt mich eng an sich gedrückt und konnte nicht mehr aufhören zu weinen. Ich habe jahrelang unter diesen Verletzungen gelitten.

Trotz dieses Vorfalls durfte ich weiterhin zur Schule und später auch auf die Oberschule, aber die Beschimpfungen und Misshandlungen hörten nicht auf. Viele betrachteten mich noch immer als »Teufelsbrut«. Innerlich kochte ich, aber ich konzentrierte mich auf die Arbeit. Das brachte mir in der Schule immer die besten Noten ein, und ich wurde sogar Klassenbester.

Als ich noch klein war, hatte ich viele Erzählungen von Qigong-Meistern und Wunderheilern gehört. Ich liebte solche Geschichten und wünschte mir, eines Tages ein solcher Heiler zu werden. Während der Kulturrevolution gab niemand öffentlich Qigong-Unterricht. Die Regierung billigte es nicht, und jeder, der dabei ertappt wurde, Qigong zu lehren oder auch nur zu üben, wäre verhaftet worden. Aber ich wollte es unbedingt lernen und fand schließlich meinen ersten Lehrer.

Schon früh in der Oberschule begegnete ich einem Mann, der Qigong-Meister war und sich einverstanden erklärte, mich insgeheim zu unterrichten. Die Kulturrevolution war zwar vorbei, aber es war noch immer gefährlich, irgendetwas zu lehren oder auszuüben, was der Vorsitzende Mao und die kommunistische Regierung nicht guthießen. Mein Meister brachte mir einige ganz grundlegende Qigong-Bewegungen und -Meditationen und außerdem Kung Fu und Tai Chi bei.

Das machte mir wirklich Spaß, vor allem Qigong. Ich stellte fest, dass ich ganz friedlich wurde, wenn Qigong an der Reihe war. Es tat mir so gut, dass ich immer Qigong übte, wenn mir elend zumute war. Jedes Mal fühlte ich mich danach besser. Ich wusste nicht, weshalb das so war, und sollte auch die eigentliche Kraft des Qigong jahrelang nicht kennen lernen.

Nach der Oberschule wurden viele Schüler wie ich aufs Land geschickt, um dort als Bauern zu arbeiten. Der Vorsitzende Mao erklärte, wir seien dazu »aufgerufen«, unserem Land zu dienen. Wir wurden nicht »aufgerufen«, sondern gezwungen. Soldaten holten uns ab.

Man erzählte uns, die Landbevölkerung würde uns »herzlich« aufnehmen. Doch dem war nicht so. Sie wollten uns nicht. Wir kamen in eine arme, einsame Berggegend. Die Menschen hatten nicht genug Land, um Nahrung für sich selbst anzupflanzen. Jetzt wurden sie gezwungen, zusätzlich 175 junge Leute aufzunehmen. Das hieß, dass sie von ihrem eigenen Land abgeben mussten, damit wir überleben konnten. Also gab es Streit, und uns wurde von allem nur das Schlechteste zugeteilt.

Bald versetzte uns die Gemeindeverwaltung an einen noch elenderen Ort. Das Land war nicht einmal gerodet. Nirgendwo war Platz, um irgendetwas anzupflanzen. Wir arbeiteten 16 Stunden täglich wie Sklaven, um das Land urbar zu machen, und bauten auch selber die Hütten, in denen wir wohnen sollten.

Wir bereiteten Reisfelder vor, aber es war kein Wasser in der Nähe. Also trugen wir es in großen hölzernen Behältern zu den Feldern. Die nächste Wasserstelle lag eineinhalb Kilometer weit entfernt. Gab es dort kein Wasser mehr, mussten wir drei Kilometer weiter bis zur nächsten Wasserstelle. Wir schleppten Tausende und Abertausende Liter Wasser herbei. Dennoch war das Land so unfruchtbar, dass wir trotz der härtesten Arbeit nicht genug für unsere Ernährung ernteten. Manche Mädchen wurden Prostituierte, um zu überleben. Wenn man sie dabei ertappte, wurden sie schwer bestraft.

Eine ganze Reihe junger Menschen waren dem Verhungern nahe.

Um zu überleben, riskierte ich mein Leben und fing giftige Schlangen, die ich zum Verkauf auf den Bauernmarkt brachte. Giftige Schlangen waren zur Arzneimittelherstellung nötig und brachten einen schönen Batzen ein. Wenn ich drei oder vier Schlangen im Monat fangen konnte, hatte ich genug Geld fürs Essen.

Wenn es heiß war, pflegte ich mich frühabends mit einem Bambusstecken bewehrt ins Tal in Flussnähe davonzuschleichen, um Schlangen zu fangen. Dann zog ich die Hosen aus, knüpfte Knoten in die Hosenbeine und benutzte diese als Säcke für die Schlangen. Am nächsten Tag brachte ich sie in aller Herrgottsfrühe zum Verkauf zum Bauermarkt.

Auch nachts schlich ich mich häufig weg, um allein zu sein und Qigong zu üben. Irgendwie fühlte ich mich danach immer besser. Es half mir, weiterzumachen.

Die Arbeit war schrecklich hart, und auf dem Land erlitt ich viele Verletzungen und bekam viele Krankheiten. Eines Tages holten wir gerade Holzstämme aus dem Wald. Wir mussten die unglaublich schweren Lasten kilometerweit tragen. Zu zweit schleppten wir einen riesigen Stamm den Bergpfad durch einen dichten Wald hinunter. Der Stamm war etwa sechs Meter lang und wog mindestens 200 Kilo. Wir trugen ihn zu zweit auf den Schultern, einer vorne, der andere hinten. Ich war vorne.

Der Junge am hinteren Ende, wie ich bloß ein Teenager, stolperte, fiel hin und ließ sein Ende des Baumstammes fallen. Ohne Vorwarnung landete das gesamte Gewicht auf meinem Hals, meinen Schultern und meinem Rücken und begrub mich unter sich. Es ist ein Wunder, dass es mich nicht umbrachte.

Ich trug so schlimme Rückenverletzungen davon, dass ich zwei Monate lang im Bett liegen musste. Danach hatte ich ständig Rückenschmerzen. Auch die Füße schmerzten mich ständig, und ich hatte eine Augenentzündung. Es war ein elendes Leben.

Aber in jenen Jahren lernte ich auch sehr viel über traditionelle chinesische Medizin. Ich erfuhr mehr über den Einsatz von Kräutermedizin und Akupunktur. Das waren die einzigen Möglichkeiten zur medizinischen Versorgung, die den Bauern zur Verfügung standen, und sie halfen ihnen gut. Das, mein Qigong und die Giftschlangen, die ich für Essen verkaufte, hielten mich am Leben.

爱

Rückkehr zur Normalität

Nach dem Tod des Vorsitzenden Mao und dem Sturz der Viererbande wurde Deng Xiaoping der mächtigste Mann in China. Alle Chinesen sind ihm sehr dankbar für die von ihm eingeführten Veränderungen zum Guten. Die schrecklichen schwarzen Tage der Kulturrevolution waren endlich vorbei. Allmählich fing China an, ein modernes Land zu werden.

Die Fachhochschulen und Universitäten wurden wieder geöffnet. Ich durfte sogar das erstmals eingeführte Eintrittsexamen zur Hochschule ablegen, was an sich schon ein Wunder war. Ich legte eine gute Prüfung ab, konnte aber damals nicht zur Hochschule gehen, weil ich weder Verwandte noch Bekannte hatte, die mir hätten helfen können. Zudem litt ich noch immer unter dem Erbe, das Kind »böser Leute« zu sein, das mich noch weiter verfolgen sollte.

Ein junger Mann, der früher, wie ich dachte, mein bester Freund gewesen war, wurde plötzlich sehr neidisch und wandte sich gegen mich. Er war verärgert, dass ich zur Eintrittsprüfung zugelassen worden war, er aber nicht. Also ging er mit falschen Anschuldigungen gegen mich zur örtlichen Regierung und klagte mich an, ein schlechter Mensch zu sein. Deswegen wurde mir untersagt, mein Studium zu beginnen.

Einmal mehr hatten mir die Lügen eines Menschen geschadet, den ich für meinen engsten Freund gehalten hatte. Wir kannten einander seit Jahren und hatten auf dem Land nebeneinander gearbeitet. Immer wieder hatte ich ihm geholfen und das Wenige, das ich hatte, mit ihm geteilt, wann immer er es brauchte. Es war für mich unglaublich, dass er mir so etwas antun konnte. Das trug wiederum dazu bei, meine Wut und mein Misstrauen gegen die Menschen noch zu steigern.

Es war nicht meine Schuld, dass mein Freund nicht zur Hochschule konnte. Es war Gesetz. Er war bereits verheiratet, und die Regierung hatte erlassen, verheiratete Männer dürften nicht zur Hochschule. Mein Freund konnte seinen Zorn und seine Frustration nicht an der Regierung auslassen, also ließ er sie an mir aus.

Ein Jahr später ordnete die Regierung an, alle Jugendlichen dürften in ihre Heimatstädte zurückkehren. Das tat auch ich. Ich konnte das Eintrittsexamen für die Hochschule noch einmal ablegen und durfte schließlich studieren. Allmählich wurde mein Leben, zumindest oberflächlich gesehen, etwas besser.

Nach allem, was ich durchgemacht hatte, war ich ein sehr deprimierter und zorniger junger Mann. Ich hatte keine Lust, mit anderen zu sprechen. An der Uni hatte ich keine wirklichen Freunde und niemanden, dem ich mein Herz ausschütten konnte. Die meiste Zeit saß ich alleine da und las. Zwar sah es äußerlich nicht so aus, aber im Grunde hasste ich die Menschen. Ich hasste alles in der Welt, auch wenn ich es nicht sagte. Alles war nur negativ für mich.

Rief jemand aus: »Sieh mal, wie schön diese Blumen sind«, dachte ich sofort: »Na, ihr Blumen, seid bloß nicht so stolz.

Morgen seid ihr so tot wie gepökelter Fisch!« Die Welt stand für mich auf dem Kopf. Ich hasste die Welt, wie sie war. Manchmal wollte ich einfach abhauen. Dabei suchte ich wirklich nach einer Antwort auf das Leben. Und es dauerte nicht lange, bis Antworten eintrudelten.

Während des Studiums wurde mein Interesse an Qigong wieder wach und nahm zu. Ich lernte eine Nonne kennen, die große Kenntnisse über Qigong besaß. Ich bat sie, alles, was sie über Qigong wusste, von ihr lernen zu dürfen. Bevor sie sich einverstanden erklärte, mir Unterricht zu geben, wollte sie wissen, weshalb ich Qigong lernen wollte. Weshalb wollte ich es lernen?

Damals waren meine beiden Eltern sehr krank. Ich wolle ihnen helfen, wieder gesund zu werden, erklärte ich. Vor allem das wollte ich. Zweitens, fuhr ich fort, wolle ich auch anderen helfen. Sie sagte, das habe bisher noch niemand gesagt. Die meisten, meinte sie, wollten die Kraft des eigenen Qi mehren, sich selber helfen, es als Kampfkunst erlernen oder so etwas. Ich aber wollte Qigong nicht als Kampfkunst lernen, sondern vor allem meinen Eltern helfen, wieder gesund zu werden.

Das erstaunte sie dermaßen, dass sie sich einverstanden erklärte, mich zu unterrichten. Nur, schränkte sie ein, erlaube es ihr Meister nicht, seine Technik weiterzugeben, um damit andere zu heilen. Sie war einverstanden, mir beizubringen, was sie wusste. Von ihr lernte ich eine Technik zur Mehrung meines eigenen Qi, die ich eifrig übte. Aber ich wollte noch immer am liebsten lernen, anderen zu helfen. Am Ende sollte ich dies mit Hilfe von Meistern auch tun, von denen ich damals noch nichts wusste.

Während des Studiums verliebte ich mich und heiratete eine schöne junge Mitstudentin namens Fang. Nach meinem Abschlussexamen wurde ich Hochschuldozent und ein paar Jahre später Leiter meines Fachbereichs. Ich engagierte mich sehr für das Bildungswesen und dafür, das Leben meiner Landsleute durch Ausbildung verbessern zu helfen. Mein Leben hatte eine positive Wendung genommen. Viel Gutes geschah, aber ich war im Innersten noch immer sehr zornig und desillusioniert.

Noch immer war ich auf der Suche nach dem Sinn des Lebens, nach einer Erleuchtung. Seltsamerweise waren noch eine weitere schwere Verletzung und noch mehr körperliche Schmerzen nötig, bis ich die gesuchten Antworten fand.

Hauptsache Qigong

Nach meiner Erfahrung auf dem Fußballplatz, wo meine Basketballverletzungen und alle alten Verletzungen bis zurück in die Kindheit wie durch ein Wunder geheilt wurden, nutzte ich meine ganze Freizeit, um Qigong zu üben. Ich übte mindestens zwei Stunden täglich, manchmal vier bis sechs Stunden oder noch länger, wenn ich einen freien Tag hatte. Ich liebte es einfach und fand es unglaublich wirksam.

Manche Menschen sind Zweifler. Solche gab es auch in meiner Umgebung. Sie meinten, Qigong wirke nur psychologisch, es finde alles nur im eigenen Kopf statt und sei nichts Besonderes. Aber nach meiner eigenen Erfahrung wusste ich, dass es mehr war. Ich übte stetig weiter und stellte Nachforschungen über Qigong an.

Inzwischen war ich innerlich froh und glücklich geworden. Mein ganzer Hass war verschwunden, und ich war nicht mehr deprimiert. Jetzt konnte ich die Dinge positiv sehen. An jenem Tag auf dem Fußballplatz hatte der Qigong-Meister über die Macht der Vergebung gesprochen. Es ging nicht nur um die Worte, sondern um echte Vergebung in der eigenen Seele. Er hatte erklärt, wie mächtig Vergebung ist und wie sie den Qi-Fluss im Körper fördert. Er hatte darüber gesprochen, dass

Körper, Geist und Seele eins sind. Er sagte, ohne wahre Vergebung gebe es keine vollständige Heilung.

Mir war klar: Was er sagte, stimmte. Ich hatte sehr viel gelitten und war voller Ärger. Ich hatte nie jemandem vergeben oder vergessen, was er getan hatte. Ich war sogar wütend auf meine Eltern. Ich war sehr klein gewesen, als der Alptraum der Kulturrevolution einsetzte, und hatte nie verstanden, wie sie weglaufen und vier kleine Kinder zurücklassen konnten, die alleine so vielen Gefahren trotzen mussten. Ich liebte meine Eltern und achtete sie, aber ich hatte ihnen nicht vergeben. Und mir hatte ich auch nicht vergeben, so zornig zu sein.

Aber ich nahm mir zu Herzen, was der Meister gesagt hatte. Also erinnerte ich mich in meinen Meditationen namentlich an jeden Menschen, der mich meines Wissens verletzt hatte, und vergab ihm, indem ich ihn beim Namen nannte. Ich warf ihm nichts mehr vor. Mir wurde klar, dass die ehemaligen Freunde, die uns den Rücken gekehrt hatten, eigentlich keine Wahl gehabt hatten. Hätten sie uns geholfen, hätte sie dasselbe Schicksal ereilt wie uns. Ich vergab ihnen, und später erneuerten wir unsere Freundschaft.

Ich vergab meinen Eltern, und ich vergab mir selbst. Dabei machte es »klick«, und ich war frei. Am nächsten Tag fühlte ich mich ganz anders. Mein Brustkorb war weit offen. Wenn ich mich umsah, war alles wunderschön. Ich begriff, dass ich voller Qi, voller Energie war. Meine Seele war ganz frei. Es war wirklich wunderbar.

Danach verlief die Heilung sehr schnell. Alle körperlichen Schmerzen, alle Beschwerden im Rücken, in den Füßen, in Knien und Augen verschwanden. Es fühlte sich an, als seien Schmerzen und Probleme einfach aus dem Körper ans Ende der Welt verbannt worden. Sie waren einfach weg, ganz verschwunden.

Im Lauf der ersten beiden Monate, in denen ich übte, was uns der Meister beigebracht hatte, veränderte sich mein Leben von Grund auf. Zum ersten Mal hatte ich die Heilkraft des Qigong erfahren. Ich wünschte mir, es in mein Leben integrieren zu können, um anderen zu helfen. Nur wusste ich nicht, wie.

Der Meister brachte uns nicht bei, wie man anderen hilft, gesund zu werden. Doch in einer meiner Meditationen sah ich ihn ganz deutlich und hörte seine Stimme sagen: »Du kannst meine Energie mit deiner Energie zusammen einsetzen und dir vorstellen, dass du diese Energie ausstrahlst, um andere zu heilen.« Das musste stimmen. Also versuchte ich es.

Mein Schwiegervater hatte ein schreckliches Magenleiden. Er konnte kaum etwas essen. Also stellte ich mir in meiner Meditation vor, dass ich mich in seinen Magen begab. Dort fand ich eine Menge Gerümpel vor, das ich entfernte. Ich stellte mir ein Fenster in seinem Magen vor und warf einfach ein Stück Abfall nach dem anderen aus dem Fenster. Dann sah ich in seinem Magen kleine Löcher, dunkle, schwarze Flecken. Ich stellte mir vor, wie Energie dort hineinströmte, goldene Energie, weiße Energie, was immer mir während der Meditation einfiel, um seinen Magen zu beruhigen und die Flecken zu beseitigen.

Als ich ihn später sah, fragte ich ihn, wie es ihm gehe. Er sagte, von etwa halb vier bis fünf Uhr habe sein Magen wie verrückt angefangen zu singen. Er war gerade dabei, Kleider auf der Straße zu verkaufen. Er wusste nicht, was geschehen war, aber als er an jenem Abend nach Hause kam, hatte er großen Hunger und fing einfach an zu essen. Er glaubte es kaum.

Sein Magen war in Ordnung. Ich war völlig überrascht. Seither ist sein Magen in Ordnung. Er war geheilt.

Diese Technik setzte ich auch ein, um einigen Studenten mit Asthma und Stirnhöhlenleiden zu helfen. Es waren gerade Ferien, aber als sie wieder zur Uni kamen, erzählten sie, sie hätten ihre Medikamente weggeworfen. Sie alle hatten plötzlich das Gefühl gehabt, sie brauchten keine Medikamente mehr, und hatten sie entsorgt.

Ich verbrachte möglichst viel Zeit damit, die Bewegungen und Meditationen zu üben, die uns der Meister gelehrt hatte. So übte ich etwa eineinhalb Jahre lang, doch dann stieß meiner Frau etwas zu.

慈

Die Heilung meiner Frau

Meine Frau Fang reiste 1987 nach Amerika, um im Rahmen des internationalen Austauschprogramms *American Field Service* (AFS) ein Jahr lang dort zu unterrichten. Es war keine glückliche Zeit für sie, und sie kehrte sehr niedergeschlagen zurück. Sie spürte einen Knoten in der rechten Brust. Wir gingen ins Krankenhaus, wo sie operiert und der Knoten entfernt wurde. Es hieß, es sei kein Krebs gewesen, was uns sehr erleichterte. Gott sei Dank war es nicht Krebs. Es hieß, die Operation sei gelungen.

Doch wenige Wochen später stellte sie weitere Knoten fest. Zwei Monate danach fanden die Ärzte fünf Knoten in der rechten und zwei in der linken Brust. Die Ärzte wussten keinen Rat. Sie schlugen vor, wir sollten einige Monate warten und zusehen, wie es sich entwickelte. Sie konnten es sich wohl leisten zu warten, wir aber nicht. Wir waren zu allem bereit.

Obschon es mir gelang, anderen zu helfen, fehlte mir das Vertrauen, es bei meiner Frau zu versuchen. Der Gedanke an Krebs war einfach zu erschreckend. Da erfuhr ich, ein Qigong-Meister komme in die Stadt: Meister Yau vom Shaolin-Tempel. Später hörte ich, er habe mit meinem früheren Meister zusammengearbeitet.

Wir meldeten uns zu seinem Kurs an, den er in einem Park abhielt. Danach gingen wir zu ihm hin. Ich wollte gerade erklären, meine Frau habe ein ernsthaftes Problem, aber bevor ich ansetzen konnte, sagte er: »Ich weiß. Sie hat vier Knoten in der rechten Brust«. Er überlegte kurz und berichtigte: »Nein, nein, fünf. Fünf sind es. Da ist noch ein kleiner hinter dem größten. Der größte ist so groß wie ein Ei. Der kleinste, der hinter dem größten versteckt ist, ist so groß wie eine Daumenspitze.« Erstaunt antwortete ich: »Genau«, worauf Meister Yau ergänzte: »Oh, und auf der linken Seite hat sie auch zwei.«

Weil es ein so wohl gehütetes Geheimnis war und er sofort genau Bescheid wusste, konnten wir ihm ganz offensichtlich vertrauen. Er erklärte, er könne wie mit Röntgenstrahlen in den Körper hineinsehen. Er war in den Sechzigern, sah aber zwanzig Jahre jünger aus. Anscheinend hatten wir wieder einen echten Qigong-Meister kennen gelernt. Er war bereit, meiner Frau zu helfen, und ich brachte sie zwanzig Tage lang jeden Morgen um fünf Uhr früh zu ihm.

Alle Knoten in der linken Brust verschwanden vollständig. Auf der rechten Seite blieb nur noch ein ganz kleiner übrig. Da wollten wir Meister Yau zum Dank eine besondere Freude machen. Also kaufte ich eines Nachmittags Bananen, die wir ihm brachten. An dem Tag waren 13 Leute bei ihm zu Besuch. Er sagte: »Heute habe ich keine Zeit für Einzelheilungen. Deshalb gibt es eine Gruppenheilung.« Ich hatte noch nie etwas von Gruppenheilungen gehört.

Meister Yau nahm die Bananen, die ich mitgebracht hatte, und sagte: »Ich möchte, dass jeder Anwesende eine Banane nimmt und hochhält. Ich werde Energie in die Bananen fließen lassen. Mit meinem Qi werde ich die Bananen in zwei oder drei Stücke schneiden, ohne die Schale zu verletzen. Innen werden sie die Farbe wechseln, und eine purpurfarbene Säule wird sich von oben bis unten hindurchziehen.« Da dachte ich bei mir: »Das muss ich sehen.«

Meister Yau forderte mich auf, jedem Anwesenden eine Banane zu geben. Wir hoben die Früchte hoch. Er hob die Hand und machte eine leicht wedelnde Bewegung. Ich war verblüfft. Ich sah das Licht direkt aus seiner Hand strömen. Nach wenigen Sekunden teilte er uns mit, er sei fertig. Die Bananen würden bei Leber- und Magenleiden oder sonstigen Problemen jedes Einzelnen helfen. »Jetzt enthalten sie meine Energie«, sagte er.

Also schälten wir die Bananen. Außen waren sie unverändert, an der Schale war nichts zu bemerken. Innen aber war jede Banane wie mit einem scharfen Messer in zwei oder drei Stücke zerschnitten. Und als wir die Stücke auseinander nahmen, verlief eine purpurfarbene Säule durch die Mitte, genau wie er es gesagt hatte.

Hätte ich das nicht mit eigenen Augen gesehen, hätte ich es wie die meisten nicht geglaubt. Aber ich hatte die Bananen mitgebracht, und er hatte nicht einmal gewusst, dass wir an dem Tag kommen würden. Es war verblüffend.

Er meinte, er wolle noch etwas demonstrieren. Er nahm ein Stück Zeitungspapier vom Tisch in die Hand und starrte darauf. Nach einer oder zwei Minuten stieg Rauch auf, und dann loderte eine Flamme hoch. Ich konnte mich kaum halten vor Staunen.

Dank der Meditationen meines ersten Meisters waren meine Rückenschmerzen völlig vergangen. Aber es ragten noch zwei Knochensplitter aus der Wirbelsäule heraus. Also fragte ich Meister Yau, ob er etwas für meinen Rücken tun könne. Er antwortete: »Ja klar.« Er berührte meinen Rücken mit zwei Fingern. Nach ein oder zwei Minuten fühlten sich seine Finger wie zwei brennende Eisenstangen an. Es war unendlich heiß. Man kann sich die Empfindung unmöglich vorstellen. Es war, als brenne ein Feuer an der Stelle. Als ich nach Hause kam, waren die Fingerabdrücke an den Stellen, wo er mich berührt hatte, noch auf dem Rücken zu sehen.

Ehrlich gesagt hatte ich Meister Yau auch testen und sehen wollen, ob das brennende Papier echt war oder nicht. Viele nannten sich Qigong-Meister, waren aber Schwindler. Sie führten solche Dinge vor, legten aber eine chemische Substanz aufs Papier, hielten es an die Sonne, und wie bei einem Zaubertrick fing es an zu brennen. Ich vertraute ihm immer noch nicht ganz. Nachdem er mich jedoch mit zwei Fingern berührt hatte und die Knochensplitter völlig verschwunden waren, glaubte ich endlich ganz an ihn und bat ihn, mein Lehrer zu werden.

Er war einverstanden; allerdings dürfe ich dann nur noch üben, was er mir beibringe, und kein anderes Qigong. Dabei sah er mich direkt an, und sein gewohntes Lächeln verschwand einen Augenblick. Es war ihm ganz ernst. Ich stimmte zu, fand es aber ziemlich egoistisch. Bei mir dachte ich: Du bist nicht der Einzige auf der Welt, der Qigong unterrichtet. Ich hatte bereits sehr viel gelernt, aber als ich sah, was Meister Yau tun konnte, war mir klar, dass er mir noch vieles beibringen konnte. Er hatte seine Gründe, und am Ende verstand ich auch, weshalb er mich so unterrichtete.

Sein Unterricht war sehr streng. Die Meditationen und Bewegungen hatte ich genau nach seiner Anweisung und jeden Tag zu einer bestimmten Zeit auszuführen. Machte ich eine Übung nicht richtig, musste ich von vorne beginnen. Ich lernte auf eine Weise zu atmen, die sehr tief und dennoch so sanft war, dass ich die Luft beim Ein- und Ausatmen nicht einmal durch die Nase strömen spürte. Ich lernte, mit dem ganzen Körper zu atmen und Energie aufzunehmen.

So lernte ich etwa ein Jahr lang bei Meister Yau. Ich kam seinen Anweisungen genau und zu den Zeiten nach, die er bestimmt hatte. Als er mich aufforderte, auf den Berg Ding Hu üben zu gehen, ging ich dorthin. Es war ein außerordentlich heiliger Ort mit einem berühmten Tempel. Ich tat immer genau, was er mir sagte. Dann eröffnete er mir eines Tages, er gehe fort. Ich war wie vor den Kopf gestoßen und fragte: »Was soll ich tun, wenn Sie weg sind? Wer wird mich unterrichten? Wie kann ich Kontakt zu Ihnen aufnehmen? Wo kann ich Sie finden?«

»Du brauchst mich nicht zu finden«, sagte Meister Yau. Ich solle das von ihm Gelernte weiterüben, und wenn ich bereit sei, würde jemand kommen, um mich zu unterrichten, oder ich würde in der Meditation eine Nachricht von ihm erhalten.

Ich übte noch mehrere Jahre weiter, was er mir beigebracht hatte, und achtete stets darauf, genau so vorzugehen, wie er es gesagt hatte. Viele andere Qigong-Meister kamen in die Stadt, aber ich ging zu keinem. Dann erschien mir eines Tages Meister Yau in der Meditation so deutlich, als stehe er direkt vor mir. Er sagte: »Jetzt bist du bereit, auszuprobieren, was immer du für richtig hältst.«

Von da an hörte ich mir Workshops vieler verschiedener Qigong-Meister an. Nach zehn Minuten wusste ich jeweils, auf welcher Ebene der jeweilige Meister sich befand und welche Techniken er verwendete. Ich wusste dann auch, ob er mir irgendetwas zu bieten hatte. Da war ich Meister Yau wirklich dankbar für seinen Rat und begriff, wie wichtig es ist, bei einem Meister zu bleiben, bis man bereit ist, weiterzugehen. Nur muss man einen Meister finden, der sich in der Meditation wirklich auskennt, die Wirkung des Qigong kennt und sie erklären kann. Wenn man einfach nur eine Technik nach der anderen ausprobiert, verschwendet man nur seine Zeit. Noch heute erscheint mir Meister Yau gelegentlich in der Meditation.

福

Erste Amerikareise

1992 hatte ich im Rahmen des AFS-Austauschprogramms, mit dem schon meine Frau in Amerika gewesen war, Gelegenheit, in die Vereinigten Staaten zu reisen. Man bat mich, ein Jahr lang in einer Highschool in Minnesota chinesische Sprache und Kultur zu unterrichten. Für meine Frau war das Amerikajahr mit der Trennung von mir und unserem Zuhause keine gute Erfahrung gewesen. Deshalb hatte ich nie erwogen, selbst dorthin zu gehen.

Zudem wurden auch nur selten zwei Mitglieder derselben Familie, Frau und Mann, zur Teilnahme an einem AFS-Programm aufgefordert. Ungewöhnliche Umstände hatten dazu geführt, dass ich infrage kam. Andere Kandidaten mit ähnlichen Qualifikationen wie ich hatten das Angebot ausgeschlagen. Die Hochschule wollte aber jemanden hinschicken. Da ich von den Übriggebliebenen am besten qualifiziert war, wurde ich gefragt.

Ich hatte nie zuvor daran gedacht, nach Übersee zu gehen. Doch kurz bevor ich von dieser Möglichkeit hörte, bekam ich in einer Meditation mitgeteilt, ich würde in die Vereinigten Staaten reisen. Es sah also aus, als sollte ich gehen, und wir entschieden uns, dass ich das tun würde.

Etwa ein Jahr vor dem Amerika-Angebot ließ Meister Yau mich wissen, ich werde bald einen Meister mit einer guten Technik finden, und es sei für mich an der Zeit, mir diese Technik anzueignen. Es gibt Tausende verschiedener Arten von Qigong-Übungen. Die Buchhandlungen in China sind voll davon. Aber es ereignete sich einiges, das mich immer wieder zu diesem Mann führte: zu Meister Zhang. Eines Tages öffnete ich eine Zeitschrift mit einem Bericht über drei Qigong-Meister. Einer davon war Meister Zhang, dessen Bild mir sofort auffiel. Seine Augen leuchteten auf dem Bild wie die eines echten Menschen. Sie strahlten mich an.

Ich kaufte mir sofort sein Buch und Video. Sein Unterricht war ganz anders als alles, was ich zuvor gelernt hatte. Seine Bewegungen waren im Vergleich zu anderen Qigong-Systemen ganz einfach. Es gefiel mir sehr, und ich begann zu üben, was er lehrte. Es war sehr wirksam.

In meinen vielen Jahren des Lernens und Übens von Qigong hatte ich erfahren, wie viel Kraft darin liegt, andere zu heilen. Doch die meisten Lehren waren sehr kompliziert und erforderten sehr viel Zeit und Hingabe. Es hieß, es nehme Jahre in Anspruch, bevor man Qigong zum Heilen anderer erlernen könne. Manche nannten zehn, andere fünfzehn, manche fünfzig Jahre dafür. Auch dann behielten die meisten Qigong-Meister viele Kenntnisse für sich und offenbarten dieses geheime Wissen nur einigen Auserwählten. Einiges von dem, was ich von meinen Meistern gelernt habe, darf auch ich tatsächlich niemandem weitergeben.

Das erschien mir nie richtig. Seit ich angefangen hatte, Qigong zu praktizieren, sagte eine Stimme in mir immer wieder: »Qigong ist ganz einfach. Jeder kann es. Alle können es.« Meister Zhang sagte in seinem Unterricht etwas Ähnliches. Jetzt ging mir langsam endlich auf, wie einfach Qigong eigentlich ist und wie man es unterrichten sollte.

Als ich in Minnesota ankam, nahmen mich ein paar Leute mit, um mir einige der Seen zu zeigen. Ich war noch nie in Amerika gewesen und wusste nichts über den Staat Minnesota. Seltsamerweise waren mir aber das Land und die Seen seltsam vertraut. Da erinnerte ich mich an eine Meditation, in der ich ein Land im Norden mit vielen Seen und viel Wasser gesehen hatte. In der Meditation war ich von China in dieses Land gereist, und jetzt war ich da. Das war das Land, das ich gesehen hatte.

Tagsüber unterrichtete ich an der Highschool in Inver Grove Heights chinesische Sprache und Kultur, abends gab ich Tai-Chi-Unterricht. Das Interesse an Tai Chi war groß, und meine Tai-Chi-Stunden waren sehr gut besucht.

Ein Geschichtslehrer, Dennis Schuler, und ich wurden gute Freunde. Dennis war auch Hockeycoach. Aber er war auch Coach für Football und Basketball gewesen. Er war sehr begabt, ein guter Mensch und half mir sehr.

Eines Tages unterhielten wir uns, und ich sagte, Tai Chi mache mir zwar Freude, aber mein eigentliches Interesse gelte Qigong. Das sei mein eigentliches Spezialgebiet. Er hatte nie davon gehört, und ich erklärte, Qigong sei eine Art chinesischer Atemübung. Durch Geistes- und Körperkontrolle könne man die Energie im Körper kontrollieren und ins Gleichgewicht bringen, und das helfe dem Körper, gesund zu werden. Er sah mich an, sagte »Ach ja?« und fing an, über etwas anderes zu reden.

Dennis fand Qigong nicht besonders interessant, bis ich eines Tages nach der Schule mit zu ihm nach Hause ging. Während er sich umzog, wartete ich in seinem Wohnzimmer auf ihn. Dort sah ich einen Hund in der Ecke liegen. Ich rief den Hund, winkte und klatschte in die Hände, aber der Hund sah mich überhaupt nicht an. Ich rief Dennis zu: »Was ist mit deinem Hund los?« Er antwortete: »Es ist eine Hündin. Sie ist taub, einfach nur alt und taub.«

Ich fragte ihn, ob ich an der Hündin arbeiten könne. »Klar«, antwortete er. Er wusste nicht, was ich damit meinte. Er war nur höflich. Aber ich wollte wirklich helfen. Also gab ich der Hündin ein Zeichen und machte sie auf mich aufmerksam. Langsam stand sie auf, kam zu mir und legte mir den Kopf auf den Schoß.

Ich arbeitete etwa fünf Minuten an ihr, löste ihre Blockaden in Ohren und Kopf und brachte ihre Energie ins Gleichgewicht. Als Dennis hereinkam, sagte ich: »Dennis, deine Hündin hört wieder.« Er blickte mich etwas seltsam an und fragte: »Machst du Witze?« »Nein«, sagte ich: »Versuch's.«

Also klatschte er in die Hände und rief: »Tory, Tory«. Sie reagierte sofort, kam schwanzwedelnd auf ihn zu und rannte wie ein junger Hund um seine Beine. »Toll«, sagte Dennis und starrte mich lange an.

Dann zog er plötzlich einen Stuhl heran, setzte sich und sagte: »Lin« (dort nannten mich alle so), »probier's bei mir, an meinen Knien.« Dennis hatte Hockey und Football gespielt und schon viele Verletzungen in seinem Leben erlitten. Er hatte ständig große Schmerzen. Seine Knie waren in so schlechtem Zustand, dass er deswegen abgewiesen wurde, als er sich zum Militärdienst melden wollte.

Ich arbeitete etwa fünf Minuten an Dennis' Knien. Dann sagte ich: »In Ordnung, Dennis, steh auf und geh ein paar Schritte.« Er stand auf und bewegte sich etwas, dann sprang er ein wenig hoch, dann höher. Er hüpfte auf und ab und lachte:

»Mensch! 95 Prozent der Schmerzen sind weg.« Er konnte es nicht glauben. »Das musst du unterrichten«, sagte er.

Am nächsten Tag nahm mich Dennis nach der Schule ins Gemeindezentrum mit, und wir organisierten einen Qigong-Kurs für mich. Auf der Ankündigung stand: »Lernen Sie Qigong – chinesische Atemübungen«.

Die erste Unterrichtsstunde nahte heran und wurde in der Schul-Cafeteria abgehalten. Es waren nur fünf Leute gekommen. Wir sechs saßen um einen Tisch in der großen, leeren Cafeteria. Ich fragte, weshalb sie gekommen seien, und konnte nur den Kopf schütteln, als ich ihre Gründe hörte. Ich dachte bei mir: Das wird bestimmt ein sehr interessanter Unterricht. (Schließlich waren es sieben Schüler. Zwei kamen später am Abend noch dazu.)

Zwei waren aus Versehen da. Sie dachten, sie hätten sich für etwas anderes angemeldet. Eine Frau war mit einer Sauerstoffmaske gekommen und zog einen großen Sauerstofftank auf Rädern hinter sich her. Sie war schon älter, hieß Esther Trejo und sagte sofort klipp und klar, sie hätte gar nicht kommen wollen.

Auf meine Frage, weswegen sie denn dann gekommen sei, antwortete sie, es sei nicht ihre Idee gewesen, sondern die ihres Sohnes. Ihr Sohn lerne Kampfkünste. Er hatte von diesem Kurs gehört und gemeint, das könnte seiner Mutter mit ihren großen Lungenproblemen gut tun. Esther fand es eine schreckliche Idee. Sie hatte ihrem Sohn geantwortet: »Ich brauche keinen Chinesen, der herkommt und mir zeigt, wie ich atmen soll, wo ich schon sechzig Jahre lang allein geatmet habe.«

Aber der Sohn ließ sich nicht abwimmeln. Er fuhr am betreffenden Abend zur Mutter, setzte sie in seinen Lieferwagen, brachte sie in die Schule und fuhr mit dem Versprechen weg, sie am Ende des Unterrichts wieder abzuholen. Es war Winter, und in Minnesota sind die Winter kalt. Esther hatte also keine andere Wahl, als hineinzugehen. Wie sie sagte, saß sie in der Klemme.

Ich begann den Unterricht mit den Worten: »Ich möchte zuerst etwas vorführen«, und fragte, ob jemand Schmerzen in Handgelenken, Hals, Rücken, Schultern oder sonst wo habe. Esther meldete sich: »Ja, in den Handgelenken. Ich muss diesen Tank 24 Stunden am Tag herumschleppen, und deswegen schmerzt mein Handgelenk.« Ich forderte sie auf, das Handgelenk auf den Tisch zu legen, die Augen zu schließen und sich zu entspannen. Dann arbeitete ich an ihrem Handgelenk, löste die Blockaden und nahm ihr die Schmerzen. Nach ein paar Minuten sagte ich, sie könne die Augen öffnen und solle versuchen, das Handgelenk zu bewegen. Zu ihrer größten Verwunderung waren die Schmerzen verschwunden.

Esther kam weiter zum Unterricht. In der fünften Woche schleppte sie zwar ihren Sauerstofftank noch immer hinter sich her, trug jedoch keine Sauerstoffmaske mehr. Es ging ihr so viel besser, dass sie die Maske nur noch brauchte, wenn sie sich heftig bewegte. In der achten Woche brauchte Esther keinen Sauerstoff mehr und hat seither nie wieder welchen gebraucht. Sie können Esthers Geschichte in ihren eigenen Worten ab Seite 276 nachlesen.

Als sich Esthers Erfahrung herumsprach, kam ein Journalist vorbei und schrieb einen Artikel über meinen Unterricht für seine Zeitung. Bald meldeten sich immer mehr Schüler zum Qigong an. Während meines Amerikajahres konnte ich meine Qigong-Techniken einsetzen, um Hunderten von Menschen zu helfen, gesund zu werden.

Das bestätigte mir nur noch mehr, dass Qigong mein Lebenswerk werden sollte. Qigong bereitete mir die größte Freude. Anderen zu helfen, dazu beitragen zu können, ihnen ihre Schmerzen zu nehmen und ihre Leiden aufzuheben ist das Wunderbarste, das zu tun ich mir je erhofft hatte.

Meine Frau und mein kleines Kind konnten mich damals nicht nach Amerika begleiten. Infolgedessen hatte ich viel Freizeit und verbrachte täglich Stunden mit Meditieren und Qigong-Üben. Ich begann um halb elf oder elf Uhr abends und meditierte oft bis in die frühen Morgenstunden. In jenem Jahr wurde mir meine Berufung offenbar. Ich sollte selbst Qigong-Meister werden. Dann würde ich meine Kenntnisse nutzen, um einen neuen Qigong-Stil zu entwickeln und zu unterrichten, einen so einfachen Stil, dass alle ihn lernen konnten.

Als sich mein Amerikajahr dem Ende näherte, wollten mich viele nicht gehen lassen. Sie boten mir Arbeit an und alles, was ich sonst noch brauchte. Aber ich lehnte immer ab. Ich wollte nach China zurück. Ich wusste, dass ich heimkehren musste. Außerdem fehlten mir meine Frau und mein kleiner Sohn sehr. Aber innerlich hatte ich das starke Gefühl, dass ich eines Tages wieder in die Vereinigten Staaten zurückkehren würde. Ich hatte keine Ahnung, wie dies geschehen sollte, und auch nicht den bewussten Wunsch, nach Amerika zurückzukommen. Ich wollte nach China, nach Hause. Aber die innere Botschaft war klar: Eines Tages würde ich aus irgendeinem Grund wiederkommen.

爱

Ich werde Qigong-Meister

Wieder in China widmete ich fast meine ganze Zeit der Qigong-Meditation und -Praxis. Inzwischen war ich Dekan der Englischabteilung an meiner Uni geworden, und das Aufstellen des Lehrplans gehörte zu meinen Aufgaben. Ich packte meinen ganzen Unterricht in zwei Tage pro Woche, um möglichst viel Zeit für Qigong zu haben.

In meinen Studienjahren hatte ich manchmal Tage oder Wochen hintereinander nur meditiert und Qigong geübt. Manchmal meditierte ich einen Monat, manchmal sogar zwei Monate lang.

Im ersten Winter nach meiner Heimkehr nahm ich mir zwei Monate frei und suchte Meister Zhang auf dem Berg Ching Chang auf. Die meiste Zeit dieser zwei Monate verbrachte ich in strenger Meditation tief innen in einer Höhle. Zuerst fastete und meditierte ich drei Tage lang in der Höhle. Danach meditierte ich eine Woche und schließlich einen Monat. Während der Meditationszeiten bekam ich wenig oder gar kein Wasser und fast keine Nahrung. Während des Fasten- und Meditationsmonats hatte ich drei Äpfel zum Essen und einige kleine Flaschen Wasser dabei. So werden die Fähigkeit der Qi-Kontrolle und Selbstdisziplin geprüft.

Diese Tiefenmeditation hat stets eine Schlüsselstellung in meiner Qigong-Schulung eingenommen. Meine Meister gaben mir meistens eine ganz konkrete Botschaft, auf die ich mich beim Meditieren konzentrieren sollte. Ich weiß nicht, wie ich diese unglaublich erhellende Schulung erklären soll. Zweck und Ergebnis sind immer gleich: das Verständnis des Universums zu verbessern, die Kraft des eigenen Qi zu mehren und die Fähigkeit, sich darauf zu konzentrieren, zu steigern.

Meine Ausbildung bei Meister Zhang war aufschlussreicher und wohltuender, als ich in Worte fassen kann. Am Ende der Schulung bekam ich eine Reihe Prüfungsaufgaben. Der Meister prüft vor allem die Fähigkeit, die Energie im Körper anderer zu lesen und die eigene Energie, das eigene Qi, dazu einzusetzen, ihnen zur Heilung zu verhelfen.

Geprüft wird auch die Fähigkeit, die Gedanken anderer zu lesen, sowie die Fähigkeit, die Zukunft vorauszusagen. Bei der Prüfung muss man das Wetter für die nächsten zehn Tage voraussagen. Versagt man dabei, hat man die Prüfungen nicht geschafft.

Dazu kommen viele andere Prüfungen. Manche sind für alle außer Qigong-Meister sehr gefährlich. Bei der einen Prüfung wurde ich in einen Raum mit zwei offen liegenden Drähten eines 220-Volt-Stromkabels geführt. Der eine war positiv, der andere negativ geladen. Ich sollte je ein Kabel in die rechte und die linke Hand nehmen und meinen Körper als Leiter nutzen, um den Stromkreis zu schließen. Auch so wird die Fähigkeit der Kontrolle über das eigene Qi unter Beweis gestellt. Offensichtlich habe ich den Test bestanden. Aber bitte versuchen Sie es nicht selbst. Es ist sehr gefährlich und könnte Sie umbringen.

Bei einer anderen Prüfung musste ich den Alkoholgehalt in Wein verändern. In der einen Flasche Wein sollte ich den Alkoholgehalt erhöhen, in der anderen senken. Ich bestand alle Prüfungen mit sehr guten Ergebnissen. Doch wie gesagt, bei den meisten Prüfungen geht es um die Fähigkeit, das eigene Qi zu nutzen, um andere zu heilen.

Ich erzähle Ihnen das alles, damit Sie eine Ahnung davon bekommen, was man braucht, um Qigong-Meister zu werden. Man braucht ein jahrelanges hingebungsvolles Lernen und Üben.

Am Ende meiner Prüfungen auf dem Berg Ching Chang bei Meister Zhang bekam ich ein Diplom als »Internationaler Qigong-Meister«. Ich war nicht mit dieser Erwartung hingegangen. Ich war hingegangen, um bei einem Meister zu lernen, für den ich die größte Bewunderung und Achtung empfand. Das Diplom überraschte mich sehr und bestätigte mir noch einmal, dass ich auf dem Weg war, den ich mein ganzes weiteres Leben gehen sollte.

China ist ein großes Land, in dem viele verschiedene Sprachen gesprochen werden. Manche sind so verschieden wie Englisch und Russisch. Da ich fünf chinesische Sprachen fließend spreche, hatte ich das Glück, bei vielen verschiedenen Qigong-Meistern lernen zu können. Manche kann ich hier nicht namentlich nennen, und einige ihrer Lehren muss ich geheim halten. Dass ich sie nicht erwähne, entspricht ihrem ausdrücklichen Wunsch. Ich habe große Achtung für sie alle um ihres Könnens und ihrer Hingabe willen, anderen zu helfen.

Bei meiner über zwei Jahrzehnte dauernden Schulung, meinen Nachforschungen und meiner Qigong-Praxis habe ich allerdings auch Folgendes gelernt: Die Fähigkeit zu heilen, die

Fähigkeit, die eigene Energie – das eigene Qi – zur Selbstheilung und dazu einzusetzen, anderen beim Gesundwerden zu helfen, sind leicht erlernbar. Was Sie in diesem Buch lesen, wird Sie nicht zum Qigong-Meister machen. Aber es ist eine erfreuliche Tatsache, dass Sie kein Qigong-Meister zu sein brauchen, um ihre natürlichen Heilkräfte zu wecken und zu nutzen.

Wie bei allem sonst gilt auch hier: Sie können es umso besser, je mehr Sie üben. Die Essenz des Qigong ist ganz, ganz einfach und dennoch unglaublich wirkungsvoll. Eine wiederkehrende Mitteilung aus dem Universum an mich lautete, Qigong sei ganz einfach. Das hat mich bewogen, Frühlingswald-Qigong zu entwickeln.

Teil II

Einführung in Qigong

Einführung in Qigong

Nachdem Sie meine Geschichte gelesen haben, sind Sie vielleicht zum Schluss gekommen, Qigong sei etwas Geheimnisvolles, Übernatürliches oder ein Zauber. In diesem Zusammenhang sagte Albert Einstein einst: »Das Schönste, das uns widerfahren kann, ist das Geheimnisvolle. Es ist die Quelle aller echten Kunst und Wissenschaft.«

Das Geheimnisvolle wirft Fragen auf, setzt Forschen, Entdecken und Lernen in Gang. Hat man etwas entdeckt und verstanden, ist das einst Geheimnisvolle kein Geheimnis mehr.

Beim Qigong verhält es sich ebenso. Es erscheint vielen wie ein Geheimnis. Aber wenn Sie es verstehen, tritt klar zutage, dass Qigong nicht geheimnisvoll ist. Es ist einfach eine wunderbare Gabe, die allen zugänglich ist.

Wer noch nie ein Radio gesehen hat, dem mag es geheimnisvoll, zauberhaft oder übernatürlich erscheinen, dass Musik aus dem Radio strömt. Radiowellen kann man weder sehen noch berühren. Aber sie existieren. Man braucht nicht zu glauben, dass ein Radio funktioniert. Man dreht es einfach an, sucht einen Sender, und es läuft. Wenn man die einfachen Grundlagen der Radiotechnik kennt, ist es überhaupt nicht mehr geheimnisvoll.

Ich will Ihnen erklären, wie Qigong im Wesentlichen funktioniert.

Qigong und Sie

Auch wenn Sie den Begriff Qigong noch nie gehört haben, haben Sie Ihr Leben lang Qigong geübt. Seit Ihrer Geburt praktizieren Sie eine Art Qigong, nämlich Schlafen. Als Säugling haben Sie tatsächlich sehr viel Qigong geübt. Schlafen ist eine Art Qigong.

Die Wissenschaftler wissen noch immer nicht, weshalb wir schlafen. Das Herz schlägt weiter, während wir schlafen. Das Blut zirkuliert weiter. Die Lungen atmen. Das Gehirn ist weiterhin sehr aktiv, genau wie die Muskeln. Fragen Sie nur jemanden, der sich im Bett viel hin und her wälzt. Rein physiologisch besteht kein Grund zum Schlafen.

Weshalb also schlafen wir? Schlafen ist eine natürliche Meditation. Schlafen ist die angeborene Art, die Energie im Körper ins Gleichgewicht zu bringen. Deshalb brauchen wir Schlaf. Beim Qigong geht es nur um das Gleichgewicht der Energie. Sie sehen also: Schlafen ist eine Art Qigong.

Während körperliche Aktivität der Yang-Bestandteil unseres Alltags ist, ist Schlafen der Yin-Bestandteil. Wie bei allem anderen sollten Yin und Yang ein Gleichgewicht bilden.

Wie fühlen Sie sich, wenn Sie gut geschlafen haben? Wenn Ihre Energie ausgewogen ist, fühlen Sie sich großartig. Wenn Sie nicht gut geschlafen haben, sind Sie nicht so gut beieinander. Ihre Energie ist nicht im Gleichgewicht. Schlafen ist eine passive Übung von Qigong. Wenn Sie Qigong besser kennen lernen und es aktiv üben, können Sie lernen, Ihre Energie selbst im Gleichgewicht zu halten. Qigong kann Ihnen helfen, besser zu schlafen und sich wunderbar, ausgeruht, entspannt und ausgeglichen zu fühlen.

Qigong stammt aus China. Die Geschichte des Qigong ist älter als jede Aufzeichnung. Einige archäologische Untersuchungen haben Nachweise erbracht, denen zufolge Qigong bereits vor 7000 Jahren praktiziert wurde. Im Verlauf dieser langen Zeit wurden Tausende verschiedener Qigong-Stile entwickelt. Manche sind noch immer geheimnisvoll und mystisch und werden nur an einige Auserwählte weitergegeben.

Heutzutage üben Millionen Menschen in China täglich die eine oder andere Art von Qigong. Man sieht sie in jedem Park zu Hunderten und Tausenden. Sie üben aus einem ganz praktischen Grund Qigong. Sie möchten sich wohl fühlen und gesund und ausgeglichen leben.

Qigong setzt sich aus den beiden Worten *Qi* (wird »tschi« ausgesprochen) und *Gong* zusammen. *Qi* ist die Universalenergie, aus der alles im Weltall besteht und die alles im All durchdringt. Im Körper bedeutet Qi Vitalität oder Lebenskraft. *Gong* bedeutet üben, kultivieren oder verfeinern, um Meisterschaft zu erlangen. Qigong bedeutet also, durch Üben die eigene Vitalität oder Lebenskraft zu kultivieren oder zu verfeinern.

Die Qi-Energie besteht aus den beiden Grundbestandteilen Yin und Yang. Für eine perfekte Gesundheit ist es nötig, dass Yin und Yang ein vollkommenes Gleichgewicht bilden. Im Körper eines jeden Menschen gibt es zwei Arten von Qi, das innere Qi und das äußere Qi. Das im Körper fließende Qi, das diesen am Leben erhält, nennt man inneres Qi. Das

Qi, das ein Heiler ausstrahlt, um anderen zur Heilung zu verhelfen oder sonst etwas außerhalb des Körpers zu bewirken, nennt man äußeres Qi.

Wir alle werden mit dieser vitalen, intelligenten Energie Qi geboren. Es besteht aus einer Information und einem Informationsträger. Es ist die komplexe Energiesubstanz, die Basis für das Leben an sich und für alle belebten und unbelebten Dinge. Wenn das Qi fließt, geht das Leben weiter, und man ist gesund. Wird der Qi-Fluss angehalten oder unterbrochen, wird man krank. Hört der Qi-Fluss auf, ist das Leben zu Ende.

Deshalb ist in der chinesischen Medizin und Meditation immer von Qi, Qi und nochmals Qi die Rede. In den chinesischen Heilmethoden ist es sehr wichtig, das Qi in Bewegung zu bringen oder zu halten. Qigong ist eine der wirksamsten Arten, das Qi in Bewegung zu bringen. Es funktioniert. Deswegen üben es Millionen Menschen jeden Tag.

Beim Qigong geht es stets um Gleichgewicht, um den Ausgleich der Energie des Geistes, des Körpers, der Gefühle und der Seele. Geist und Körper, Gefühle und Seele sind nicht getrennt voneinander. Sie sind Teil von Ihnen. Sie können sich nicht auf das eine konzentrieren und das andere außer Acht lassen, ohne dass Probleme entstehen. Qigong ist die einfachste und wirksamste Art, die ich kenne, ein perfektes Gleichgewicht herzustellen. Es ist eine der wirksamsten Selbstheilungsübungen, die je entwickelt wurden. Qigong ist wahrlich ein Wundermittel für die Gesundheit unserer Welt.

Qigong kann Ihnen helfen, nicht nur körperlich, sondern auch emotional, geistig und seelisch zu genesen, und das alles gleichzeitig. Ihr Körper, Ihr Geist, Ihre Gefühle und Ihre Seele sind miteinander verbunden. Für eine vollständige Heilung sollten sich alle Teile im Gleichgewicht befinden. Durch Qigong-Üben können Sie das vollkommene Gleichgewicht erfahren, in dem Sie sich eigentlich befinden sollten. Der Nutzen von Qigong ist so vielfältig wie das Leben.

Alles ist Qi (Energie)

Alles im Universum ist Energie oder Qi. Seit Einstein erkennen die Wissenschaftler an, dass alles im Universum, alles Sichtbare und Unsichtbare, aus dynamischen Energiebeziehungen besteht. Alles, aber auch wirklich alles, ist Energie.

Ein Felsen, ein Baum, die Luft, Ihr Körper, Ihr Geist, sie alle sind Energie, nur in verschiedenen Formen. Wir alle sind Energiewesen, Sie genau wie ich. Wie Einstein nachwies, kann Energie weder erschaffen noch zerstört werden. Aber man kann Energie verwandeln, verändern, manipulieren und nutzen.

Wenn Sie zum Beispiel Wasser erhitzen, entsteht Dampf. Die Energie des Wassers ist noch immer da, nur in anderer Form. Das ist die Bedeutung des Wortes Qigong: mit Qi, mit der Energie arbeiten, sie verändern und nutzen.

Krankheit ist auch eine Energieform, die wir jedoch zu etwas Schönem, Segensreichem verwandeln können. Genau darum geht es bei der Qigong-Heilung.

Qigong verbindet Meditation, fokussierte Konzentration, Atemtechniken und Körperbewegungen miteinander, um das Qi anzuregen und zu kultivieren, während es durch die unsichtbaren Energie- oder Leitbahnen im Körper – die Meridiane – fließt. Wenn Sie Akupunktur kennen, wissen Sie, dass auch diese mit den Energiemeridianen im Körper arbeitet.

Akupunktur erfordert jedoch einen ausgebildeten Experten, um Ihnen zu helfen. Qigong können Sie selbst üben.

Qi kann im Körper im Nervensystem, im Blutkreislauf und in den Meridianen fließen. Qi kann aber auch frei fließen, ohne irgendeinem Körpersystem zu folgen. Das macht Qigong wirksamer als irgendeine andere Heilmethode.

慈

Qigong verstehen

Qigong zielt auf Verbesserung Ihrer Lebensqualität ab, indem Sie lernen, Ihre Energiebahnen zu öffnen und diese im Gleichgewicht zu halten. Darum geht es.

Manche Qigong-Bewegungen sind ganz einfach. Andere sind kompliziert und schwer zu erlernen. Wenn Sie schwierige und komplizierte Bewegungsabläufe, Techniken und Meditationen kennen lernen möchten, dann ist das für Sie das Richtige. Wenn Sie einen Qigong-Stil gefunden haben, an dem Sie Freude haben und der für Sie funktioniert, dann rate ich Ihnen, dabei zu bleiben. Aber nach meiner Erfahrung sind die schwierigen Qigong-Techniken nicht wirksamer als die einfachen, sondern nur schwieriger. Für mich ist einfach sehr viel besser.

Nach meiner Erfahrung ist das beste, wirksamste Qigong ganz einfach und dennoch sehr wirksam. Es braucht weniger Zeit, diesen einfachen Qigong-Stil zu lernen und zu üben, und er ist wirksamer und nützlicher. Im Kapitel über Frühlingswald-Qigong will ich näher darauf eingehen.

Zum Ausbalancieren des Qi beim Qigong gehören *vier Elemente:* Atmen, Haltungen oder Körperbewegungen, geistige Einstellung und Meditation und schließlich Laute.

Qigong-Atmung

Atmen ist Leben. Der Körper nimmt Qi hauptsächlich mit der eingeatmeten Luft auf. Hören wir auf zu atmen, leben wir nicht mehr lange. Hunde atmen viel schneller als Menschen, leben aber viel weniger lang. Wasserschildkröten atmen nur ein paar Mal pro Minute und leben viel länger als wir. Kurz und rasch zu atmen wie ein Hund ist für Menschen ungesund. Langsam, tief und entspannt zu atmen wie Wasserschildkröten hingegen ist sehr gesund.

Die Qigong-Atmung ist recht einfach. Sie atmen einfach langsam, tief und entspannt ein. Ziehen Sie beim Einatmen den Unterbauch leicht ein, und beim Ausatmen drücken Sie ihn etwas nach außen. Das war's. So einfach ist es, und dennoch sehr wirksam und hilfreich.

Qigong-Atmung erhöht die Sauerstoffaufnahme und verbessert die Sauerstoffzufuhr zu den Körpergeweben enorm, besonders zu den Muskeln. Das verleiht Ihnen mehr Körperkraft und Ausdauer. Zudem macht es Sie geistig wacher und erhöht die Kreativität.

Forscher auf dem Gebiet der Medizin wissen seit langem, wie wichtig eine gute Atemtechnik für einen gesunden Körper und Geist ist. Das trifft besonders für Sportler und Lernende zu. Die Qigong-Atmung gehört zu den effektivsten Atemtechniken. Sie birgt jedoch noch einen zusätzlichen Nutzen.

Die Qigong-Atmung hilft, die Qi-Energie in Ihrem Körper auszubalancieren. Dem Oberkörper entspricht die Yang-Energie, dem Unterkörper die Yin-Energie. Einatmen gehört zur Yin-Energie, Ausatmen ist Yang. Wir werden krank, wenn die

Yin- und Yang-Energie in keinem guten Austausch miteinander stehen. Wenn Sie den Unterbauch beim Einatmen etwas einziehen und beim Ausatmen etwas nach außen drücken, verbessern Sie den Austausch zwischen Yin- und Yang-Energie. Sie nehmen aktiv am Ausbalancieren Ihres Qi teil.

Wenn Sie jetzt noch nicht auf diese Weise atmen, dann gehen Sie beim Erlernen der Qigong-Atmung ganz ruhig und langsam vor. Ihre jetzige Atemweise ist nicht verkehrt. Beim Frühlingswald-Qigong gibt es kein richtig oder falsch, nur gut, besser und am besten.

Als weitere Elemente gehören Visualisieren und Fokussieren zur Qigong-Atemtechnik. Stellen Sie sich beim Einatmen vor, dass Sie den gesamten Körper zum Einatmen einsetzen. Sehen und spüren Sie, wie die Luft – die Energie – durch jeden Körperteil eindringt. Lenken Sie nun alle Energie, die Sie aufnehmen, in Ihr unteres Energiezentrum oder Dantian, das sich direkt hinter dem Bauchnabel in der Körpermitte befindet.

Stellen Sie sich beim Ausatmen vor, wie etwaige Müdigkeit, Schmerzen, Krankheit oder Unbehagen in Ihrem Körper sich in Rauch auflösen und aus dem Körper ans Ende des Welt geblasen werden. Visualisieren und Fokussieren erhöhen die Wirkung Ihrer Qigong-Atmung sehr.

Üben Sie jetzt einmal kurz die Qigong-Atmung. Setzen Sie sich gerade hin, atmen Sie langsam, sanft und tief durch die Nase ein und entspannen Sie Ihren Geist. Ziehen Sie beim Einatmen den unteren Bauch etwas ein. Spüren Sie, wie die Energie durch jeden Körperteil fließt und konzentrieren Sie sich darauf, diese in Ihrem unteren Dantian (hinter dem Bauchnabel) zu sammeln. Drücken Sie beim Ausatmen den Bauch unten etwas nach außen. Spüren Sie, wie das Qi in einer leichten Kreisbewegung durch Ihren Körper fließt.

Das ist die Qigong-Atmung: Sie entspannen Geist und Körper. Sie nehmen mehr Sauerstoff auf. Sie verbessern die Sauerstoffzufuhr zu den Körpergeweben und regen die automatischen Selbstheilungsprozesse des Körpers an. Herzlichen Glückwunsch!

Mein enger Freund und Schüler Patrick ist Psychologe. Er hat jahrelang nach zusätzlichen Methoden gesucht, um seinen Patienten zu helfen. Patrick meint, der Mensch könnte enorme positive Veränderungen in seiner eigenen geistigen Gesundheit herbeiführen, wenn er bloß diese einfache, entspannte Atemtechnik lernen würde. Lesen Sie Patricks Erfahrungen mit Frühlingswald-Qigong ab Seite 200 nach.

Qigong-Bewegungen

Alle Qigong-Bewegungen und -Haltungen tragen zur Öffnung der Leitbahnen im Körper und der Verbesserung des Qi-Flusses bei. Sitzen oder stehen Sie gerade, wird die wichtigste hintere Leitbahn im Körper entlang der Wirbelsäule geöffnet. Und wenn Sie die Hand öffnen und die Finger ein wenig spreizen, öffnen Sie nicht nur die Leitbahnen in der Hand, sondern auch den Lungenkanal.

Bei Nasenbluten können Sie eine ganz einfache, aber sehr wirksame Qigong-Haltung anwenden. Blutet das linke Nasenloch, heben Sie die rechte Hand ausgestreckt über den Kopf. Blutet das rechte Nasenloch, heben Sie die linke Hand über den Kopf. Diese einfache Bewegung stoppt das Nasenbluten gewöhnlich in einer knappen Minute, manchmal schon nach Sekunden. Blutet es sehr stark, müssen Sie möglicherweise etwas Druck auf den Mittelfinger ausüben. Dazu binden Sie ein Stück Schnur oder sonst etwas um die Fingerspitze und heben dann die Hand.

Wenn Sie eine Akupunkturabbildung mit den Meridianen studieren, sehen Sie, dass viele in den Händen beginnen und von dort bis in den Kopf und übrigen Körper verlaufen. Wenn Sie den zum blutenden Nasenloch entgegengesetzten Arm heben, erzeugen Sie einen Gegendruck, der die Energie in die richtigen Bahnen zurücklenkt. Versuchen Sie es. Es wirkt.

Beide Arme über den Kopf nach oben zu strecken ist eine weitere einfache Qigong-Bewegung, die Ihre Energiebahnen in den Lungen öffnet, die Nasennebenhöhlen frei macht, Husten unterbindet und sogar bei Kopfschmerzen hilft. Je schwerwiegender das Problem ist, desto länger sollten Sie die Arme hochhalten, um die Leitbahnen zu öffnen.

Das sind einfache, aber manchmal sehr hilfreiche Qigong-Bewegungen, mit denen sich ein unmittelbares Problem oder Symptom behandeln lässt. Der eigentliche Zweck und große Wert des Qigong aber liegt darin, dass es Ihnen hilft, die gesamte Körperenergie ins Gleichgewicht zu bringen. Nur so lässt sich das Ziel erlangen, die Qualität eines jeden Lebensaspekts zu verbessern.

Damit Sie dieses Ziel erreichen, ist es erforderlich, diejenigen Qigong-Bewegungen und -Meditationen zu erlernen und zu üben, die dem gleichzeitigen Harmonisieren der gesamten Körperenergie dienen. Ich werde Ihnen noch einige einfache, aber hoch wirksame Übungen vorstellen.

Qigong und der Geist

Immer wieder hört man, der Mensch nutze nur zehn Prozent seiner geistigen Fähigkeiten. Einige meinen sogar, es seien nur zwei Prozent. Wir haben keine Ahnung, wie mächtig der menschliche Geist ist.

Ein Wunsch, ein Verlangen, ein Gedanke, der Wille, die Fantasie und die Vorstellungskraft stammen alle aus dem Geist. Auch sie sind Energie mit großer Wirkung und können Ihnen sehr dienlich sein. Machen wir ein kleines Spiel, damit Sie nachvollziehen können, was ich meine. Ich nenne es das »Spiel der Fingerverlängerung«.

Suchen Sie im Handgelenk diejenigen Linien, die die Handflächen vom Unterarm trennen. Legen Sie erst die Linien beider Hände, dann die Handflächen zusammen. Vergleichen Sie die Länge Ihrer Finger. Bei den meisten Menschen sind die Finger der einen Hand länger.

Heben Sie nun die Hand mit den kürzeren Fingern hoch und legen Sie die Hand mit den längeren Fingern ganz leicht auf den Unterbauch. Spreizen Sie die Finger der hochgehaltenen Hand ein wenig. Lächeln Sie, schließen Sie langsam die Augen und wiederholen Sie den Satz still für sich: »Meine Finger werden länger, länger, länger … sie werden länger, länger und noch länger.« Sagen Sie es sich voller Zuversicht. Sie wissen, dass die Finger der hochgehaltenen Hand länger und immer länger werden. Sagen Sie es sich etwa eine halbe bis ganze Minute lang, dann öffnen Sie die Augen und lesen weiter.

Ist die Minute um? Gut. Vergleichen Sie jetzt Ihre Hände wieder. Die kürzeren Finger sind länger geworden, nicht wahr?

Jetzt nehmen Sie die Hände auseinander. Sagen Sie sich innerlich ein einziges Mal: »Meine Finger werden wieder normal.« Sie brauchen es nur einmal zu sagen. Legen Sie die Hände von den Handgelenken aus wieder zusammen, vergleichen Sie die Finger und sehen Sie, was passiert ist. Die Finger sind wieder so lang wie am Anfang.

Wollen Sie noch etwas weiterspielen? Heben Sie die Hand mit den längeren Fingern hoch und legen Sie die andere Hand auf den Bauch. Diesmal möchten wir, dass die längeren Finger kürzer werden. Spreizen Sie die Finger der hochgehaltenen Hand ein wenig und sagen Sie sich innerlich: »Meine Finger werden kürzer, kürzer, kürzer.« Konzentrieren Sie sich auf die Finger. Spüren Sie, wie die Energie in den Fingern fließt, und sagen Sie sich dazu: »Meine Finger werden kürzer, kürzer, kürzer. Meine Finger werden kürzer, kürzer und noch kürzer.« Wiederholen Sie dies wieder eine halbe bis ganze Minute.

Suchen Sie nun wieder die Linien zwischen Hand und Handgelenk, legen Sie diese zusammen und vergleichen Sie die Finger. Sind die längeren Finger kürzer geworden?

Wir wollen Sie aber nicht so bleiben lassen. Also lösen Sie die Hände voneinander und sagen sich: »Meine Finger werden wieder normal.« Vergleichen Sie die Finger jetzt. Sie sind wieder so lang wie am Anfang.

Ist das nicht erstaunlich? Herzlichen Glückwunsch! Sie haben eben Ihre erste Erfahrung mit der Kraft des Qi und Qigong gemacht.

Manche müssen dies etwas länger üben, aber bei den meisten gelingt es beim ersten Mal. Es ist nur die Kraft Ihres Geistes, die Ihr Qi beeinflusst. Durch Ihre fokussierten Gedanken lenken Sie Energie in die Finger. Infolgedessen weiten oder verengen sich die Fingergelenke, und die Finger werden länger oder kürzer. Sehen Sie: Ein Gedanke ist Energie.

Hier noch ein Beispiel. Im Juli 2002 wurde in den Nachrichten über eine häufig durchgeführte Knieoperation bei an Arthritis leidenden Patienten berichtet. In einer Untersuchung an einer Klinik in Houston (Texas) wurde festgestellt, dass die Knieoperation, die jährlich Hunderttausende von Malen zur Linderung von arthritischen Schmerzen ausgeführt wird, wirkungslos ist.

Die Medizinforscher in Texas untersuchten eine Gruppe von 180 Männern. Bei einem Drittel wurde die Operation ganz durchgeführt, bei einem Drittel zum Teil, und das letzte Drittel wurde nur zum Schein operiert. Diese Gruppe bekam eine Narkose, und der Arzt machte drei kleine Einschnitte, führte aber keine Operation durch. Bei der Gruppe mit der Scheinoperation wurde das beste Ergebnis festgestellt. Tatsächlich konnten nur Patienten aus der Scheinoperationsgruppe rascher gehen und besser Treppen auf- und absteigen als zuvor, und bei ihnen nahmen in der Regel auch die Schmerzen am deutlichsten ab.

Die Forscher schlossen daraus, dass sich bei der dritten Gruppe der Placeboeffekt bemerkbar machte. Ihre Besserung war ein Beispiel dafür, dass der Geist stärker ist als der Körper. Manche tun die Erfahrung dieser Patienten als etwas ab, das »nur im Kopf« ablief. Andere Forscher aber erkennen allmählich an, wie mächtig der menschliche Geist ist.

Der Geist ist ein kraftvoller Heiler. Qigong-Meister und andere wissen dies seit Jahrtausenden. Wenn Sie Frühlingswald-Qigong lernen und üben, können Sie es an sich selbst erfahren.

Qigong-Meditation

Mit dem »Spiel der Fingerverlängerung« haben Sie eben die Macht Ihres Denkens erlebt. Wie aber sieht es mit dem anderen Teil Ihres Geistes aus, dem Teil, den manche das Unterbewusste, andere einfach die »Bewusstheit« nennen? Er ist noch sehr viel mächtiger als Ihr Denken. Diesen Teil Ihres Geistes, Ihr Unterbewusstes oder Ihre Bewusstheit, nutzen Sie in der Meditation. Er funktioniert allerdings nicht wie Ihr Denken. Statt sich stark zu konzentrieren, entspannen Sie sich in der Meditation.

Der Nutzen der Meditation ist seit langem bekannt. Meditation löst Stress: eine der hauptsächlichen Krankheitsursachen. Meditation verlangsamt die Herzfrequenz und den Atemrhythmus und stärkt das Immunsystem. Wenn Sie meditieren, sendet das Gehirn chemische Mitteilungen an Ihren Körper, damit Sie sich besser entspannen. Die Meditation fördert das allgemeine Wohlbefinden.

In der Meditation sind die Muskeln entspannt. Je entspannter die Muskeln sind, desto besser absorbieren und speichern sie Sauerstoff. Die Qigong-Meditation bringt nicht nur ein besseres Wohlbefinden, sie stärkt auch.

Bei der Qigong-Meditation lernen Sie, in »die Leere« zu gehen. Die Leere ist ein Ort vollkommenen Friedens und Verstehens, vollkommener Ruhe und Stille. Die Leere ist ein Ort, an dem Sie sich vollständig erneuern können. Je tiefer Sie in die Leere gehen, desto rascher und vollkommener können Sie Ihren Geist und Körper heilen.

Viele haben mir im Unterricht erzählt, sie hätten jahrelang meditiert, aber es habe ihnen nicht viel genützt. Einige klagten, sie hätten zu meditieren versucht, aber es sei ihnen nicht gelungen.

Manchen fällt es schwer, ihren Geist zur Ruhe zu bringen. Ihnen empfehle ich, sich zuerst auf die aktiven Übungen des Frühlingswald-Qigong zu konzentrieren. Die Bewegungen sind wie eine bewegte Meditation. So lernen Sie, in einen meditativen Zustand zu kommen und in die Leere zu gehen.

Denen, die zwar meditieren, aber ohne rechten Nutzen, kann ich Folgendes sagen: Lassen Sie in Ihrer Meditation alles fallen und versprechen Sie sich, der bestmögliche Mensch zu werden.

In der Meditation tauchen oft Ablenkungen auf, die Ihre innere Ausrichtung stören. Hier ist Ihr Verstand am Werk und will Ihre Gedanken kontrollieren. Vergessen Sie ihn. Meistens tauchen Bilder oder Erinnerungen aus der Vergangenheit auf. Manchmal sind es gute Erinnerungen, manchmal schlechte. So oder so müssen Sie sie gehen lassen. Behalten Sie Ihren Geist unter Kontrolle. Das ist einfach. Viele machen es sich noch schwerer, indem sie versuchen, sich noch stärker zu konzentrieren, anstatt sich tiefer zu entspannen und loszulassen.

Handelt es sich um gute Erinnerungen, danken Sie der Erinnerung einfach und legen sie beiseite, dann richten Sie Ihre Aufmerksamkeit wieder auf die Leere. Handelt es sich um unliebsame Erinnerungen, um etwas Schlechtes, das Sie getan haben, dann vergeben Sie sich und versprechen sich, Gutes zu tun und die alte Erinnerung auszulöschen. Danken Sie auch dieser Erinnerung einfach. Sagen Sie: »Danke. Doch jetzt ist es an der Zeit, dass du für immer verschwindest«, und dann beseitigen Sie sie aus Ihrem Geist und richten Ihre Aufmerksamkeit wieder auf die Leere. Die Vergangenheit ist passé.

Lassen Sie sie los. Leben Sie im jetzigen Augenblick. Wichtig ist, was Sie jetzt tun. Das haben Sie in der Hand, und daraus schaffen Sie Ihre Zukunft.

Die Meditation ist eine gute Zeit, um sich und Ihre Energie zu läutern. Was das Gute betrifft, das Sie für andere getan haben, versprechen Sie sich, Ihr ganzes Leben lang Gutes zu tun. Bereuen Sie das Negative, das Sie getan haben, von Herzen, vergeben Sie es sich und versprechen Sie sich, es nicht mehr zu tun. Dann löschen Sie es völlig aus, und es ist für immer weg.

Fällt es Ihnen noch immer schwer, Erinnerungen oder andere Bilder in der Meditation loszulassen, dann richten Sie Ihre Aufmerksamkeit zuerst auf ein tröstliches Bild. Denken Sie an einen schönen, friedlichen Ort, und sehen Sie sich dort. Sie könnten sich einen schönen Platz an einem See oder Fluss, am Meer, in den Bergen oder in einem schönen Garten vorstellen. Das macht den Geist leer. Dann wenden Sie Ihren Geist wieder dem Frieden, der Ruhe und Stille des Universums – der Leere – zu.

In der Meditation setzen Sie beide Seiten Ihres Geistes mit großem Nutzen ein: sowohl den Verstand wie auch die unendlich viel stärkere Bewusstheit. Ist Ihr Verstand im Alltag mit Ablenkungen voll gestopft, so schneiden Sie sich vom wunderbaren Nutzen ab, den Sie aus Ihrer Bewusstheit empfangen könnten.

Um diesen Nutzen zu erfahren, richten Sie Ihr bewusstes Denken auf etwas Schönes. Denken Sie beispielsweise an die Sonne. Sehen Sie die Sonne vor Ihrem inneren Auge hell an einem vollkommen blauen Himmel strahlen. Spüren Sie die wunderbare Wärme der Sonne auf Ihrem Gesicht. Spüren Sie, wie die Wärme sich durch Ihren ganzen Körper ausbreitet, während Sie sich immer tiefer entspannen. Konzentrieren Sie sich nur auf die herrlichen Sonnenstrahlen rings um Sie herum.

Wenn Sie den bewussten Verstand ausschließlich auf einen schönen, heilenden Gedanken konzentrieren, wird er von allen Ablenkungen, Problemen oder alltäglichen Herausforderungen befreit. Noch wichtiger ist, dass es Ihre Bewusstheit befreit und Sie noch tiefer in die Leere hineinführt.

Vergessen Sie nicht: Beim Qigong geht es darum, Ihre Energie ins Gleichgewicht zu bringen. Hält Ihr Verstand alle Kontrollfäden in der Hand, können Ihre Yin- und Yang-Energien unmöglich ins Gleichgewicht kommen. Der Nutzen, den Sie aus diesem Gleichgewicht ziehen, ist enorm. Allein das Gleichgewicht wird Sie dem Ziel, jeden Aspekt Ihrer Lebensqualität zu verbessern, sehr viel näher bringen.

Wenn Sie lernen, immer tiefer in die Leere zu gehen, werden Sie einen Ort finden, an dem Sie keine Ängste, keine Probleme, keinen Stress, keine Depression, keine Schmerzen, keine Krankheit, keine Wut und keine Eifersucht, keinen Hass, keine Bedürfnisse und kein Verlangen mehr haben. Die Leere ist ein Ort vollkommenen Friedens, an dem Sie sich vollständig erneuern können.

Die aktiven Übungen und Meditationen des Frühlingswald-Qigong sollen Ihnen eine Hilfe sein, in die Leere zu gehen, dort Frieden zu erfahren und sich zu erneuern.

Qigong und die Stimme

Die meisten Qigong-Formen konzentrieren sich auf drei Hauptbestandteile zum Ausbalancieren des Qi: die Qigong-Atmung, Körperhaltungen oder Bewegungen und die Kraft des Geistes durch Fokussieren und Meditation. Aber es gibt noch ein viertes Element, das ebenfalls sehr hilfreich und wichtig ist – die Stimme und die von ihr produzierten Laute.

Laute werden seit Jahrtausenden sowohl in der Meditation wie zum Ausbalancieren des Qi im Körper verwendet. In der buddhistischen Praxis gibt es sehr viele verschiedene Lautmeditationen, zum Beispiel das Chanten der drei Laute »ong… uuuh… hung«. Den Buddhisten zufolge ist »ong« (oder »om«) der Grundton des universellen Lebensursprungs, »uuuh« der Laut des Entwicklungsbeginns des universellen Lebens, und »hung« (oder »hum«) der Grundton der verborgenen Kraft der Entwicklung des universellen Lebens.

Der Summton »ong« beginnt im unteren Dantian, das sich tief innen hinter dem Bauchnabel befindet. Die Energie steigt in der vorderen Leitbahn im Rumpf in den Hals und entweicht aus der Nase. Dieser Laut trägt zur Öffnung der vorderen Leitbahn bei.

Der Summton »uuuh« beginnt tief in der Kehle, steigt bis zum Scheitel hoch und strömt in beide Arme, in denen er die Leitbahnen öffnet. Sie spüren ein prickelndes Vibrieren in der Mitte der Handflächen.

Beim Summen von »hong« beginnt der Laut in der Brust. Von dort aus steigt er in die Kehle hoch und fließt durch die Leitbahnen beidseits des Körpers bis zum unteren Rumpfende. Dort fließt die Energie in die Hauptbahn des Körpers.

Danach strömt sie in beiden Beinen bis in die Fußsohlen hinab. Das trägt zur Öffnung aller Leitbahnen in den Beinen bei.

Der Sechs-Laute-Gesang

»Ong maa lii bei mei hong«*

»Ong« bedeutet Herz der Weisheit. Es ist die Weisheit des Universums. »Maa lii« steht für das menschliche Herz, das voller Veränderungen ist. »Bei mei« bedeutet Reinheit des Herzens, Leere. »Hong« bedeutet Erleuchtung des Menschen mit der Weisheit des Alls oder der Macht Gottes.

Der Laut »ong« hilft bei Augen-, Ohren-, Nasenproblemen und allen Arten von Kopfschmerzen sowie Beschwerden am Kopf; »maa lii« hilft bei Hals-, Schulter-, Ellbogen-, Herz- und Lungenproblemen; »bei mei« hilft bei Problemen in Wirbelsäule, Rücken, Nieren, Magen und Darm, und »hong« hilft bei Gelenkbeschwerden im Körper und den Beinen.

Auch die taoistische Meditation kennt viele Sprechgesänge. Der beliebteste ist der Summgesang aus den sechs Lauten »schii, uuuh, huu, ksiih, tschuuii, jiii«. »Schii« ist der Ton des Frühlings und hilft bei allen Leberproblemen. »Uuuh« ist der Ton des Sommers und hilft alle Herzbeschwerden heilen. »Huu« ist der Ton aller Jahreszeiten und unterstützt die Bauchspeicheldrüse. »Ksiih« ist der Ton des Herbstes und hilft bei Lungenproblemen. »Tschuuii« ist der Klang des Winters und hilft bei Nierenproblemen. »Jiii« richtet sich an den »Dreifachen Erwärmer« in der Mitte des Rumpfes zwischen Herz und Leber.

* Im tibetischen Buddhismus: ›Om mani padme hum‹.

Wie alles andere sind auch Laute Energie. Und wie alle Energie hat jeder Klang seine eigene Frequenz und Schwingung. Die Schwingungen der verschiedenen Laute sind bekannt. Es gibt Geräte, mit denen man die Klangschwingungen und -frequenzen messen kann. Nicht so bekannt ist, dass Klangschwingungen auch dazu beitragen, die Energiebahnen im Körper zu öffnen und den Körper zu heilen. Bei der Meditation helfen Laute, schneller und tiefer in die Leere zu gelangen.

Laute im Frühlingswald-Qigong

Beim Frühlingswald-Qigong wenden wir zwei Laute an: »ohhmmm« und »mwaaahh«. Wenn sie »ohhmmm« summen oder darüber meditieren, fließt die Energie vom Hals in der vorderen Leitbahn zum unteren Ende des Rumpfes. Summen Sie »mwaaahh« oder meditieren Sie über diesen Laut, fließt die Energie in der hinteren Leitbahn der Wirbelsäule entlang nach oben.

Diese beiden Leitbahnen bilden ein »kleines Universum« im Körper. Legen Sie die Zunge leicht an den Gaumen, werden die beiden Kanäle verbunden. So trägt die Energie des Lautes zum Öffnen des »kleinen Universums« bei. Gelingt es uns, das »kleine Universum« offen zu halten, fließt das Qi stets ruhig und ausgeglichen, und im Körper entstehen weder Krankheiten noch Energieblockaden.

(Nun müsste man glauben, Taube könnten aus der Anwendung dieser Laute keinen Nutzen ziehen. Dem ist nicht so. Auch Taube profitieren davon. Bedenken Sie: Wir sagten, alles sei Energie mit einer eigenen Schwingung und Frequenz. Gedanken sind ebenso Energie wie Klänge. Sich auf den Geist zu konzentrieren und über die Laute zu meditieren, die diese Klänge erzeugen, ohne sie eigentlich zu hören, bedeutet, die Schwingung und Frequenz dieser »Klänge« intensiv zu nutzen.)

Alle Aspekte des Frühlingswald-Qigong – Atmung, Bewegungen, Gedanken und Meditationen sowie die stimmlichen Laute – wirken zusammen, um Geist, Körper und Seele vollständig zu heilen. Zwar können Sie nicht sehen, wie die Qi-Energie durch Ihren Körper fließt, aber sie ist real. Jetzt haben Sie schon etwas Erfahrung damit gemacht, wie die Qi-Energie wirkt.

福

Der Energiestrom und seine Blockaden

Stellen Sie sich die Energiebahnen im Körper wie einen Fluss oder Strom vor. Wenn der Strom gleichmäßig und ruhig fließt, ist alles in Ordnung. Die Bauern können Wasser für ihre Felder daraus schöpfen, die Städter und Dorfbewohner Wasser aus dem Fluss zum Trinken holen. Sie können sich sogar den Spaß machen, an einem heißen Tag auf einem Autoreifen den Fluss hinunterzugleiten.

Wenn jedoch irgendetwas den Strom unterbricht, entstehen eine Menge Probleme. Unterhalb der Blockade trocknet der Fluss vielleicht aus, und es ist kein Wasser mehr zum Trinken oder für die Felder da. Oberhalb der Blockade läuft der Fluss möglicherweise über, und es kommt zu Überschwemmungen.

Bei einem Strom sieht man sofort, dass Blockaden haufenweise Probleme verursachen. Dasselbe passiert bei den Energiekanälen im Körper.

Um gesund zu werden oder uns wohl zu fühlen, sollten diese Energiebahnen offen bleiben, damit die Energie darin ruhig und glatt fließt. Entstehen Blockaden, müssen wir diese auflösen oder entfernen, um die Yin-Yang-Energie wieder ins Gleichgewicht zu bringen.

Alles ist Energie. Sie sind ein Energiewesen. Ihr Geist, Ihr Körper und Ihre Seele sind Energie. Solange die Qi-Energie durch Ihren Körper strömt, leben Sie. Hört der Qi-Fluss auf, endet das Leben. Wird der Qi-Fluss angehalten oder unterbrochen, werden Sie krank. Alle Krankheiten in Körper, Geist oder Seele werden durch Energieblockaden verursacht. Entfernen Sie die Blockade, so ist das Energiegleichgewicht wiederhergestellt.

Vergessen Sie nicht: Wir bestehen aus zwei Arten Qi-Energie, aus Yin und Yang. Yin steht für weiblich, passiv und seelisch. Yang ist männlich, aktiv und körperlich. Beispiele für Yin sind Frauen, Wasser, die Seele und die Erde. Beispiele für Yang sind der Mann, das Feuer, der physische Körper und der Himmel. Die Yin- und die Yang-Energie sollten sich das Gleichgewicht halten. Zu viel Yin oder zu viel Yang bringt den Körper aus dem Gleichgewicht. Das nennen wir Krankheit. Die Yin-Energie kann ohne Yang nicht bestehen, die Yang-Energie kann ohne Yin nicht bestehen. Außerdem verändert sich Yin-Energie in bestimmten Situationen in Yang-Energie und Yang- in Yin-Energie.

Sind Yin und Yang nicht im Gleichgewicht, entsteht eine Blockade im Körper. Erkältungen, Arthritis, Depression, Geschwulste usw. sind nur Symptome für ein gestörtes Gleichgewicht von Yin und Yang. Die Blockade unterbricht den freien Fluss der Energie in bestimmten Bahnen. Die Energiekanäle durchziehen den ganzen Körper. Von ihnen hängt es ab, ob er gut funktioniert.

Es gibt zahlreiche Energiebahnen im Körper: zwölf Leitbahnen und acht Speicherbahnen. Jede Bahn dient einem bestimmten Zweck. Die Leitbahnen führen Energie in jeden Körperteil, in dem Energie gebraucht wird. Überschüssige

Energie in den Leitbahnen fließt in die Speicherkanäle. Daraus holt sich der Körper Energie, wenn sie in den Leitbahnen abnimmt.

Blockaden in den Leit- und Speicherbahnen verhindern, dass Energie in die Körperteile fließen kann, in denen Energie benötigt wird. Die Körperfunktionen verlangsamen sich oder setzen aus, und wir werden krank.

Qigong zu üben trägt zur Beseitigung von Blockaden der Yin- und Yang-Energie bei, damit die Energie völlig ausgeglichen durch den Körper fließt. Gleichgewicht bringt Heilung. Gleichgewicht erlaubt Höchstleistungen. Gleichgewicht führt zu innerem Frieden, Harmonie und Glück.

Qigong-Übungen und -Meditationen sind aktive vorbeugende Maßnahmen zur Körperheilung, die Medizin hingegen ist eine passive Heilmethode des Körpers. Beide spielen eine wichtige Rolle. Qigong kann jedoch den Körper meist wirksamer und möglicherweise vollkommen heilen.

Die moderne Medizin vollbringt viel Wunderbares. Ich würde niemandem empfehlen, nicht mehr zum Arzt zu gehen oder dem Rat des Hausarztes nicht nachzukommen. Ich meine aber, dass Qigong sehr wirkungsvoll ergänzend mit der modernen Medizin zusammenarbeiten kann.

Aus Erfahrung weiß ich, dass Qigong praktizierende Menschen sich viel rascher von Krankheiten erholen. Wer Qigong übt und eine Chemotherapie zur Behandlung von Krebs bekommt, leidet weniger an Übelkeit, und das Haar wächst viel schneller nach. Wer Qigong übt, hat nach einer Operation weniger Schmerzen und kommt rascher wieder auf die Beine.

Die moderne Medizin neigt dazu, sich auf Symptome und deren Linderung zu konzentrieren. Qigong funktioniert ganz anders. Es zielt auf Vorbeugung und Heilung grundlegender

Krankheitsursachen ab. Vollkommene Heilung heilt den Körper gleichzeitig physisch, geistig und seelisch. Soviel wir wissen, helfen die meisten herkömmlichen Heilmethoden dem physischen Körper. Qigong öffnet einer ganzheitlichen, vollkommenen Heilung die Tür. Das ist heute mehr als je zuvor in der Geschichte der Menschheit notwendig.

Die Revolution der modernen Technik und des Computerwesens hat zur Folge, dass immer mehr Menschen zu Hause oder in einem Büro arbeiten. Es ist immer weniger körperliche Arbeit erforderlich. Deswegen geraten bei immer mehr Menschen Yin und Yang aus dem Gleichgewicht. Die Yin-Energie ist wie gesagt passiv. Geistige Arbeit gehört zur Yin-Energie, körperliche Arbeit hingegen zur Yang-Energie.

Heute arbeiten wir viel mehr mit dem Kopf oder der Yin-Energie. Die körperlichen Aktivitäten, die Yang-Energie benötigen, sind stark reduziert. Das bedeutet, dass sowohl der physische wie der Mentalkörper völlig aus dem Gleichgewicht geraten sind. Qigong üben ist die einfachste, leichteste und beste Art, die ich kenne, dieses Ungleichgewicht im Alltag zu korrigieren. Qigong ist die ideale Übung, um uns das Ziel vollkommener Gesundheit erlangen zu helfen.

Wenn Sie Qigong praktizieren, bringen Sie Ihren Geist in einen Zustand des Friedens und der Ruhe und harmonisieren die Gehirnenergie. Durch die aktiven Qigong-Bewegungen stärken Sie zudem Ihre Körperenergie.

愛

Wie Blockaden entstehen

Vieles kann Energieblockaden im Körper auslösen: zum Beispiel ein Unfall, falsche Medikamente, die Ernährung und sogar ein Wetterumschwung. Die Hauptursache für Energieblockaden jedoch sind Gefühle. Sie sind eine gute Sache, aber wenn sie aus dem Gleichgewicht geraten sind, schaden sie uns sehr.

Für mich sind Stress, Angst und Depression dasselbe, aber in verschiedenen Stadien. Zuerst kommt der Stress. Dieser kann Angst erzeugen, worauf Depression folgt. Und weshalb leiden wir darunter?

Ich will Ihnen dazu zwei kurze Geschichten erzählen.

Kummer über Vergangenes

Vor einigen Jahren lernte ich eine Psychologieprofessorin namens Nancy kennen. Ein chinesischer Freund hatte ihr empfohlen, zu mir zu kommen. Bei Nancy war Brustkrebs festgestellt worden. Als sie zu mir kam, litt sie unter starker Depression und war völlig gestresst.

In der ersten Sitzung erzählte sie mir nicht viel über sich, sondern informierte mich nur über den ärztlichen Befund des Krankenhauses. Sie sagte, es handle sich um einen sehr aggressiven Krebs, und der Arzt schlage eine sofortige Operation vor. Sie hatte große Angst und wollte die Operation vermeiden. Sie hatte von mir gehört und beschlossen, zu mir zu kommen, bevor sie sich entschied, sich operieren zu lassen oder nicht.

Ich sagte nicht viel dazu, sondern bat sie, die Augen zu schließen und zu meditieren. Während der Heilsitzung liefen ihr ständig die Tränen herunter. Nach zwanzig Minuten erwähnte sie, sie fühle sich viel besser. Dann vereinbarte sie fünf weitere Sitzungen mit mir.

Als sie zum zweiten Termin kam, berichtete sie, ihr Tumor sei kleiner, und sie sei sehr dankbar. Jedes Mal, wenn ich mit ihr arbeitete, weinte sie. Beim fünften Besuch war der Tumor stark geschrumpft und nur noch so groß wie ein halbes Centstück. Darüber war sie sehr froh. Nach Abschluss der Heilsitzung übermannten sie ihre Gefühle, und sie erzählte mir aus ihrem Leben.

Sie sagte, sie fühle sich sehr schuldig, während der Krankheit ihres Mannes nicht gut für ihn gesorgt zu haben. Er war schon bald nach seiner Erkrankung gestorben. Erst nach dem Hinscheiden ihres Mannes hatte sie gemerkt, wie sehr sie ihn geliebt hatte. Sie hatte das Gefühl, ohne ihn nicht leben zu können.

Sie weinte jeden Tag und wurde sehr depressiv. Jedes Mal, wenn sie allein war, musste sie an ihren Mann denken. Sie hatte enorme Schuldgefühle, machte sich Vorwürfe und hatte das Gefühl, ihr Leben sei völlig hoffnungslos. Dann stellte sie eines Tages eine Geschwulst in der rechten Brust fest und erschrak sehr. Sie ging zum Arzt, und die Untersuchungen ergaben, dass es sich um Krebs handelte.

Wir redeten geraume Zeit miteinander. Am Ende des Gesprächs meinte ich: »Sie sind Psychologin. Ich bin sicher, dass Sie wissen, wie sehr die Gefühle uns körperlich beeinflussen. Ich möchte Ihnen deshalb eine Frage stellen. Sie arbeiten jeden Tag sehr viel. Wozu?« Sie sah mich an und fragte zurück: »Was denken Sie?« Und ich sagte: »Um zu überleben?« – »Genau«, gab sie zur Antwort.

»Wir tun allerhand, um zu überleben und uns im Leben zu schützen. Wir wollen die bestmöglichen Versicherungen auf jedem Gebiet haben. Wir möchten möglichst am sichersten Ort wohnen, den wir finden können. Wir möchten das bestmögliche Auto fahren. Wenn es im Leben ums Überleben geht, für welche Lebensqualität überleben wir dann, für Glück oder für Trauer?« – »Für Glück natürlich«, antwortete sie.

»Und wo finden wir das Glück? Finden wir es im Kummer über Vergangenes? Natürlich nicht. Wie traurig Sie auch sind, Tatsache ist, dass Ihr Mann in seinem Lebenszyklus bereits weitergegangen ist. Ihre Tränen, Trauer und Depression werden ihn nie wieder lebendig machen. Sie können aber Ihr eigenes Überleben beeinflussen.

Sie können Geschehenes nicht ungeschehen machen. Wenn Sie wirklich glauben, Ihrem Mann etwas zu schulden, weshalb es dann nicht als Lektion nutzen? Wenn Sie wieder eine enge Beziehung eingehen, werden Sie wissen, wie Sie gut für ihn oder für Ihre Familie sorgen können. Oder Sie tun mehr Gutes für die Menschen in Ihrer Umgebung. Ihr Mann sieht Ihnen im Himmel zu. Wenn er das sähe, wäre er sehr glücklich für Sie und auch sehr stolz auf Sie.

Werfen Sie den schweren Sack voll Gerümpel auf Ihrem

Rücken ab. Halten Sie heute Ausschau nach dem Glück. Ich glaube, das Glück wartet auf Sie. Wenn Sie verstehen, was ich meine, brauchen Sie nicht mehr zu kommen. Wir können den letzten Termin streichen. Ihre Blockade wird von selbst vergehen.«

Sie blickte mich an und sagte, so habe sie das noch nie gesehen. Sie würde über meine Worte nachdenken. Eine Woche später kam sie nochmals zu mir und meinte, sie wolle den schweren Sack auf ihrem Rücken abwerfen und ein glückliches Leben führen. Aber sie komme gerne zu mir, weil ihr meine Energie gut tue. Danach habe ich Nancy nie wiedergesehen.

Einige Jahre später besuchte mich eine Frau und sagte, Nancy habe sie gebeten, mich zu grüßen. Seither war so viel Zeit vergangen, dass ich nicht mehr wusste, wer Nancy war, bis sie mich an sie erinnerte. Als ich mich nach Nancys Ergehen erkundigte, berichtete sie, es gehe ihr gut. Ihr Tumor sei seit über zwei Jahren, seit dem letzten Termin bei mir, vergangen. Sie sei eine sehr glückliche und gesunde Frau geworden.

Nancy war bis zum Tod ihres Mannes ihr Leben lang gesund gewesen. Danach war sie vor lauter Schuld dermaßen niedergedrückt, dass großer Stress und Depression daraus entstanden, die zu ihrer Krankheit beitrugen. Nancys Gefühle waren an der Entstehung der Energieblockaden beteiligt, die Krebs bei ihr erzeugten. Das »Gewicht« ihrer Gefühle bildete viele Blockaden in ihrem Körper und verhinderte das Gleichgewicht ihrer Energien.

Mithilfe der Qigong-Heilmethoden konnte ich ihre Blockaden auflösen und ihr energetisches Gleichgewicht wiederherstellen. Hätte Nancy aber jenen Sack voll Gerümpel auf ihrem Rücken weitergeschleppt, wären die Blockaden einfach wiedergekehrt.

Nancys Blockaden

Es mag Sie überraschen zu hören, dass aus der Qigong-Perspektive Nancys Brustkrebs vor allem mit den Nieren zusammenhing. Lassen Sie mich anhand von Nancys Fall etwas ausführen, wie die Energiekreisläufe im Körper funktionieren.

Nancy hatte Blockaden in vielen Körperteilen. Manche lagen im Funktionskreis des Herzens. Die Blockaden wurden von ihren Gefühlen verursacht, aber das war nicht das Hauptproblem. Die Blockaden im Funktionskreis des Herzens hatten das physische Herz noch nicht angegriffen. Aber sie wirkten sich auf andere Funktionskreise im Körper aus.

Nancys Leid und Trauer verursachten größere Blockaden und Probleme im Atmungsfunktionskreis bzw. den Lungenbahnen. Großer Kummer hängt infolge seiner speziellen Schwingung und Frequenz direkt mit der Atmung zusammen. Die Blockaden in den Lungenbahnen waren die Hauptursache für Nancys Depression. Es wäre allerdings eine grobe Vereinfachung zu sagen, dass Depression immer mit Blockaden in diesem Körperteil verbunden ist. Das geistige Leiden kann jedoch aus Blockaden im Atmungsfunktionskreis und den Lungenbahnen entstehen.

Wie zu erwarten, umfasst der Atmungsfunktionskreis Lungen, Hals, Nasen und Nasennebenhöhlen. Dazu gehören aber auch der Dickdarm, die Haut und das Haar auf der Haut, nicht aber das Haupthaar.

Ein Problem in irgendeinem energetischen Funktionskreis kann am Ende zu Problemen in anderen Energiebahnen und Funktionskreisen führen und tut es gewöhnlich auch. In Nancys Fall lagen die schwerwiegendsten Blockaden im Funktionskreis der Nieren, der außerordentlich wichtig ist, weil die Nierenenergie die Lebenskraft des Körpers darstellt. Wenig Nierenenergie wirkt sich auf alle Funktionskreise aus. Bei Nancy nahm sie ständig ab.

Ihr Brustkrebs wurde vor allem durch die Blockaden in den Nierenbahnen verursacht. Sie müssen wissen, dass auch die Brüste zum energetischen Funktionskreis der Nieren gehören. Sie liegen körperlich zwar dem Herzen und den Lungen näher, gehören aber weder zum Herz- noch zum Atmungsfunktionskreis. Zum Funktionskreis der Nieren gehören außer den Brüsten die Blase, die Fortpflanzungsorgane, die Ohren und das Haupthaar. Nancys Blockaden hätten ebenso leicht Blasen- oder Eileiterkrebs wie Brustkrebs erzeugen können.

Hätten wir uns ausschließlich mit den Blockaden in den Nierenbahnen befasst, hätten wir ihren Körper wohl dabei unterstützt, sich der Tumoren in der Brust zu entledigen. Nur hätte dies Nancys Problem nicht gelöst. Es wäre nur eine Symptombehandlung und keine Behandlung des zugrunde liegenden Problems gewesen. Es hätte Nancy beispielsweise wenig bei ihrer Depression geholfen.

Sogar wenn Nierenblockaden und Tumor verschwunden wären, wäre Nancy wieder krank geworden, und das wahrscheinlich schon recht bald. Sie hätte eine weitere Geschwulst in der Brust oder in einem anderen zum energetischen Funktionskreis der Nieren gehörenden Körperteil oder auch ein völlig anderes Leiden bekommen können. Das wäre davon abhängig gewesen, wo die nächsten schwerwiegenden

Blockaden entstanden und welche Energiebahnen und Funktionskreise am meisten davon betroffen gewesen wären.

Deshalb konzentriert sich Qigong nicht auf die Behandlung von Symptomen, was bestenfalls vorübergehend hilft. Bedenken Sie: Qigong zielt immer darauf ab, die gesamte Energie und alle Energiekreisläufe im Körper ins Gleichgewicht zu bringen. Nur so ist eine völlige Wiederherstellung möglich und das Ziel zu erreichen, die Qualität in jedem Lebensaspekt zu verbessern.

Durch Auflösen sämtlicher Blockaden in allen energetischen Funktionskreisen unterstützte ich Nancys Körper in seinem Streben nach Gleichgewicht. Dennoch wären die Blockaden wieder aufgetaucht, hätte Nancy ihr Denken und ihre Lebenseinstellung nicht geändert.

Sich sämtliche Kenntnisse über die energetischen Funktionskreise und Leitbahnen im Körper sowie deren Zusammenspiel anzueignen erfordert ein jahrelanges Studium. Das Wunderbare am Qigong ist, dass Sie das alles nicht zu wissen brauchen, um vollen Nutzen daraus zu ziehen. Ebenso brauchen Sie kein Automechaniker zu sein, um Ihre Familie auf eine schöne Ausflugsfahrt mitzunehmen! Sie brauchen nur zu wissen, wie man umsichtig Auto fährt.

Frühlingswald-Qigong zu lernen und zu üben stellt Ihnen alles zur Verfügung, was Sie brauchen, um Energieblockaden in Ihrem Körper aufzulösen und ein perfektes Gleichgewicht herzustellen, das einen ruhigen, glatten Energiefluss erlaubt. Sie brauchen es nur zu lernen und zu praktizieren.

Angst vor der Zukunft

Etwa zur selben Zeit, als ich Nancy kennen lernte, kam eine junge Frau in den Zwanzigern namens Amy zu mir. Sie war verheiratet und hatte kleine Kinder. Ihr Arzt hatte Knoten in ihren Brüsten festgestellt. Sie wurde operiert, aber ein weiterer Knoten entstand. In ihrer Familie war Brustkrebs schon früher vorgekommen, und als sich der nächste Knoten bildete, machte sie sich große Sorgen.

Als sie zu mir kam, wurde mir klar, was bei ihr nicht stimmte. Ich erklärte ihr, ihre Probleme würden durch Stress ausgelöst. Sie sorgte sich um viele materiellen und finanziellen Belange. Würden sie genug Geld für alles haben? Würden ihre Kinder die richtige Ausbildung bekommen? Wie viele Sorgen, wie viel Stress!

Ich empfahl ihr, es leichter zu nehmen. Was immer geschieht, geschieht. Was nicht geschieht, geschieht nicht. Konzentrieren Sie sich nicht auf Materielles. Konzentrieren Sie sich darauf, wie wunderbar das Leben ist. Das Leben ist kurz. Sie haben keine Zeit, sich um viele kleine Dinge zu sorgen. Konzentrieren Sie sich auf das Positive.

Mit der Frühlingswald-Qigong-Methode löste ich die Blockaden in ihrem Körper auf und half ihr, ihre Energie wieder ins Gleichgewicht zu bringen. Nach dem ersten Besuch war der Tumor um 95 Prozent geschrumpft und nur noch so groß wie eine Erbse. Nach dem zweiten Besuch war er völlig weg.

Später schrieb sie mir einen Brief: Als sie meine Praxis nach dem ersten Besuch verlassen habe, habe sie sich ganz wunderbar gefühlt. Sie habe alles Schöne um sich herum bemerkt. Sie schrieb, zum ersten Mal in ihrem Leben habe sie überhaupt Vögel singen hören und gemerkt, wie schön das klang. Sie nahm wahr, dass das Gras grün war. Sie schrieb, sie habe nie zuvor gesehen, dass das Gras grün sei.

Sehr viele Menschen gehen durchs Leben und sehen das viele Schöne nicht, das die Welt zu bieten hat. Hier ein Lächeln, dort ein Lachen, ein Sonnenuntergang oder das Grün des Grases.

Materielle Dinge sind nicht falsch. Sich ein schönes Haus, ein gutes Auto oder das Beste im Leben für die Kinder zu wünschen ist nicht verkehrt. Das ist alles in Ordnung. Aber sich darauf zu konzentrieren und dafür zu kämpfen, Angst zu haben, dass man es nicht bekommen könnte, das bringt die Energie aus dem Gleichgewicht. Es kann Stress und andere negative Gefühle verursachen, die Blockaden bewirken und früher oder später zu Krankheiten führen.

Kümmern Sie sich nicht nur um Materielles auf Kosten des Seelischen. Der Preis, den Sie dafür bezahlen, lohnt nicht. Halten Sie alles im richtigen Gleichgewicht. Vergessen Sie nicht: Beim Qigong geht es immer um das Gleichgewicht.

Nancy war deprimiert, weil sie sich um die Vergangenheit Sorgen machte. Amy war deprimiert, weil sie sich wegen der Zukunft ängstigte. Das Ergebnis war dasselbe. Ihre Gefühle bewirkten Energieblockaden, die sie schließlich sehr krank machten.

Wenn Sie Frühlingswald-Qigong üben, werden Sie vielleicht wie viele andere Schüler feststellen, das sich die Dinge in Ihrem Leben ganz von selbst und wunderbar in ein perfektes Gleichgewicht fügen. Wenn sich Ihre Energie zu verändern beginnt und allmählich ins Gleichgewicht kommt, verändert sich auch die Art, wie Sie Ihre Umgebung und Erfahrungen wahrnehmen. Sie reagieren von selbst ausgeglichener darauf. Sie werden feststellen, dass Sie weder in der Vergangenheit noch für die Zukunft, sondern voll und ganz im jetzigen Augenblick leben. Ich denke, Sie werden mir zustimmen: Dies ist die erfreulichste und erfüllendste Lebensweise.

諒

Das Qi der Gefühle: Himmel oder Hölle

Vor langer, langer Zeit lebte ein berühmter Heerführer, der keine einzige Schlacht verloren hatte. Er war der erfolgreichste General im Land. Als dieser General von Buddha erzählen hörte, wurde er ganz neugierig und wollte mehr über die buddhistische Lehre erfahren.

Der General beschloss, einen buddhistischen Tempel aufzusuchen. Dort begegnete er einem alten Mönch. Der General stellte dem alten Mönch eine Frage und verlangte eine Antwort. »Im Buddhismus«, sagte der General, gibt es Himmel und Hölle. Wo ist dieser Himmel, und wo ist diese Hölle. Können Sie sie mir zeigen?«

Der alte Mönch lud den General ein, sich zu setzen, und bot ihm Tee an. Er redete mit ihm über vielerlei Dinge, beantwortete aber dessen Frage nicht. Plötzlich wurde der Mönch zornig. Er schrie den General an und zeigte anklagend mit dem Finger auf ihn: »Sie sind ein Ungeheuer. Sie haben viele Menschen getötet. Sie sind böse. Sie sind der Teufel. Verlassen Sie diesen Ort – sofort!«

Der General sprang erschrocken auf. Er traute seinen Ohren nicht. In seinem ganzen Leben hatte es niemand je gewagt, so mit ihm zu sprechen. Er war derart wütend, dass er nach seinem Schwert griff und es aus der Scheide riss. Als er einen Schritt vortrat, um den Mönch zu erschlagen, lehnte sich der alte Mann ruhig zurück, schloss die Augen und versenkte sich lächelnd in seine Meditation.

Da hielt der General abrupt inne. Er hatte noch nie jemanden gesehen, der so auf den drohenden Tod reagierte. Als er den Mönch so anstarrte, verging seine Wut, und er steckte sein Schwert weg.

Der Mönch saß einfach da, und schließlich drehte sich der General um und ging weg. Beim Eingang des Tempels wendete er sich zum alten Mann um und rief: »Sie haben meine Frage nicht beantwortet!«

»Doch, habe ich«, antwortete der Mönch.

»Wann?«, wollte der General wissen.

»Gerade eben«, sagte der Mönch. »Als Sie Ihr Schwert hoben, um mich zu erschlagen, waren Sie in der Hölle. Als Sie es wegsteckten, ohne es zu benutzen, kamen Sie aus der Hölle und gingen in den Himmel.«

Der General sah den Mönch lange an. Dann legte er sein Schwert nieder, setzte sich neben den Mönch und folgte ihm nach. Er hatte die Erleuchtung erlangt.

Himmel oder Hölle? Ständig treffen wir genau diese Wahl. Buddha sagte einst: »Wo ist der Anfang? Wo das Ende? Alles Geschehen in der Welt beginnt im Herzen und endet im Herzen.«

Himmel und Hölle sind nur eine Tür weit voneinander entfernt. Wenn Sie die Hölle wählen wollen, können Sie das tun. Wenn Sie den Himmel wählen wollen, können Sie auch das tun. Es hängt von Ihnen ab.

Den Entscheidungen, die Sie treffen, kommt im Qigong eine Schlüsselfunktion zu. Sie können die Wahl treffen, Eigeninitiative zu zeigen und etwas wie Qigong zu üben – oder nicht. Sie können Vertrauen oder Zweifel wählen. Auch gesund werden oder nicht ist Ihre Entscheidung.

慈

Qi-Schwingung und -Frequenz

Alle Gefühle und Gedanken sind Energie. Jedes Gefühl, jeder Gedanke hat wie alles andere eine eigene Energiefrequenz und -schwingung. Trifft diese Frequenz und Schwingung auf die Frequenz und Schwingung eines Körperorgans, löst sie eine Resonanz aus. Wird die Resonanz auf »negative« Gefühle zu oft oder zu stark ausgelöst, kann sie das Organ schädigen. Die Resonanz, die von positiven, ausgeglichenen Gedanken und Gefühlen ausgeht, trägt dazu bei, das Organ zu stärken und zu heilen.

Das erscheint Ihnen vielleicht seltsam. Viele angesehene Wissenschaftler beschäftigen sich jedoch mit der Theorie, dass Schwingung der Schlüssel zum Verständnis des Universums ist. Das gehört zu der so genannten »String-Theorie«. Dieser Theorie zufolge sind die Grundbausteine von allem, was existiert, nicht Partikel, sondern etwas, das sich mit einem unendlich kleinen, eindimensionalen »String« (oder Faden) vergleichen ließe. Die *Schwingung* des »String« bestimmt, welche Partikel zu ihm hingezogen werden, und damit, was aus dem »String« wird.

Chinesische Wissenschaftler haben in Langzeitbeobachtungen festgestellt, dass übermäßige Aufregung sich auf die

Herzenergie, Wut auf die Leberenergie, Angst auf die Nierenenergie und Depression auf die Lungenenergie auswirkt. Zu viel geistige Arbeit bringt die Magen- und Bauchspeicheldrüsenenergie aus dem Gleichgewicht. Lassen wir diese starken »negativen« Gefühle zu lange im Körper verweilen, erzeugt die Schwingung der Gefühle eindeutig Blockaden, schädigt die Organe, und wir werden krank.

Denken Sie an Ihr eigenes Leben. Sie reagieren ganz anders auf ein Lächeln als auf einen zornigen Blick. Ein Lächeln macht Freude. Sie bekommen bessere Laune. Ein Lächeln entspannt den Körper. Atmung, Herzfrequenz, Immunsystem, kurz gesagt, alles, was Sie ausmacht, wird positiv beeinflusst. Ein zorniger Blick bewirkt das Gegenteil.

Wir mögen die energetische Schwingung eines Lächelns, nicht aber die eines zornigen Blickes. Die zornige Schwingung schadet der Leberenergie im Körper, während die Schwingung eines Lächelns Ihre Seele tröstet und den Körper heilen hilft.

Wir haben täglich große und kleine Gelegenheiten, uns für »Himmel oder Hölle« zu entscheiden. Wir sind gestresst, wütend, eifersüchtig und haben Angst, weil wir uns dafür entscheiden. Das alles verursacht Energieblockaden und schadet dem Körper.

Immer wieder haben wir die Wahl. Wir können beschließen, diese »negativen« Dinge zu ignorieren, wenn sie uns begegnen. Wir können beschließen, sie zu vergessen und zu vergeben, oder wir können uns entscheiden, sie auf positive Weise anzunehmen. Wir können sie beispielsweise so betrachten, dass sie großartige Wachstumsgelegenheiten sind. In Wirklichkeit sind sie genau das – großartige Gelegenheiten, daran zu wachsen und die eigene Energie zu kultivieren.

Wir haben Liebe, Güte, Vergebung, Glück, weil wir uns dafür entscheiden. Sie tragen zur Heilung von Körper, Geist und Seele bei. Die Schwingung der Liebesenergie ist die mächtigste Heilkraft, ob bei der Selbstheilung oder bei der Heilung anderer.

Nicht nur sind dies die positivsten Wahlmöglichkeiten, es sind auch die anwendbarsten. Sie helfen Ihnen und heilen Sie, während die anderen Ihnen schaden.

Ich finde, es ist eine leichte Wahl. Frühlingswald-Qigong zu praktizieren kann Ihnen täglich zu dieser gesunden Wahl verhelfen. Versuchen Sie es – Sie werden sehen: Schon bald werden Sie die gesunde Wahl immer öfter treffen, ohne darüber nachdenken zu müssen.

Wir beurteilen alles sofort. Doch das, was sehr negativ aussieht, kann sich als sehr positiv entpuppen. Wenn ich mein eigenes Leben betrachte, weiß ich, wie sehr das zutrifft. Ich habe viel Schmerz und Leid in meinem Leben erfahren, die Zorn und Groll in mir ausgelöst haben. Jedes Mal, wenn etwas positiv aussah, geschah etwas, das mir Schmerz verursachte.

Doch ohne diesen Schmerz und das Leiden, ohne diese Verletzungen, hätte ich meinen eigentlichen Weg womöglich nie gefunden. So will ich die Dinge heute sehen. Diese Erfahrungen haben mich zur größten Freude überhaupt geführt: täglich anderen helfen zu können.

福

Das Qi der Seele

Die zweite Hauptursache für Energieblockaden im Körper ist die mangelnde Verbindung zur Seele. Wir haben das Vertrauen in das Universum verloren. Die Energie zum Heilen von Körper, Geist und Seele stammt aus dem Universum, dem All.

Wir stammen aus dem All. Wir leben im Körper im All. Und wir kehren wieder ins All zurück. Bevor wir einen individuellen Körper annehmen, um in diesem die Erfahrung dieses Lebens zu machen, sind wir alle eins. Wir kommen alle aus derselben Quelle, aus dem Universum. Wir kommen aus dem All. Wir gehen ins All zurück. Wir sind das All.

Alles im Universum besteht aus einem Zusammentreffen der Yin- und Yang-Energie. Die beiden werden stets zueinander hingezogen. Sind Yin- und Yang-Energie in Bewegung und begegnen einander zu unterschiedlichen Zeiten, an verschiedenen Orten im Raum und mit unterschiedlicher Geschwindigkeit, entstehen verschiedene Dinge daraus. Deshalb gibt es so viele verschiedene und wunderbare Dinge im Universum. Da sie alle aus derselben Quelle stammen, enthält jedes alle Botschaften und Informationen des Alls. Das trifft auf alles zu, auch auf unseren Körper.

Heute wissen Kosmologen, Physiker und große Wissenschaftler, dass alles im All aus derselben Quelle stammt. Alles, was wir sehen, ist nach dem »Urknall« entstanden, der die Freisetzung einer riesigen, unerklärlichen Energie war. Sie wissen nicht, welche Form diese Energie vor dem Urknall hatte, aber sie wissen, dass alles im Weltall aus dieser Energie stammt.

Der physische Körper ist energetisch Yang. Die Seele ist energetisch Yin. Zusammen machen sie das aus, was wir sind. Sich nur auf den physischen Körper oder das Materielle zu konzentrieren statt auf das Seelische stört das energetische Gleichgewicht.

Die Spiritualität ist keine Religion, auch wenn es viele sehr vergeistigte Religionen gibt. Jede Religion, die Liebe, Güte und Vergebung lehrt, trägt unermesslich zur Heilung bei und kann auch Ihre Qigong-Übung unterstützen. Ohne Liebe, Güte und Vergebung kann Ihre Heilung nicht vollständig und von Dauer sein.

Bedenken Sie: Gedanken und Gefühle sind Energie mit verschiedenen Frequenzen, Schwingungen und Resonanzen. Die Energie, Frequenz, Schwingung und Resonanz der Liebe, Güte und Vergebung sind bei der Heilung die wirksamsten.

Qigong ist ebenso wenig eine Religion wie das Universum. Das All ist einfach das All. Es ist eine Quelle grenzenloser Energie, die für alle da ist. In seiner Energie liegen alle Antworten auf alle unsere Fragen, und in ihm liegt ebenso die Quelle jeder Heilung.

Die Qigong-Heilung wird manchmal als »Informationsheilung, Botschaftsheilung oder Signalheilung« bezeichnet. Das sind verschiedene Benennungen für dasselbe. Sie alle sind Formen von Energie. Das Universum enthält alle Energie, alle

Botschaften, Signale und Informationen. Und zu allen haben wir jederzeit Zugang.

Alle Botschaften Gottes, Allahs, Buddhas, Jesu, Laotses befinden sich natürlich auch im All. Buddha sagte, man brauche nirgendwohin zu gehen, um seinen Buddha zu finden. Buddha ist in Ihrem Herzen. Christus sagte, man brauche nirgendwohin zu gehen, um Gott zu finden. Das Reich Gottes ist im eigenen Herzen.

Wenn Sie auf diese Informationen vertrauen und dem All vertrauen, so bitten Sie es um Hilfe, erwarten Informationen von ihm und bekommen die richtige Art Energie, die Sie brauchen. Verbindet sich diese Energie mit Ihrer eigenen Energie und weckt die Energie Ihres Körpers, übersteigt deren Kraft unser Verständnis.

Was ist das Werkzeug, mit dem Sie die innere Weisheit und Macht des Alls im Körper wecken? Vertrauen Sie dem All. Geben Sie sich dem Universum hin. Vergessen Sie sich selbst. Je mehr Sie dem Universum vertrauen, desto tiefer gelangen Sie in die Leere und desto mehr Energie wird in Ihrem Körper geweckt.

Damit kommen wir zum Schlüsselsatz:

Ich bin im All;
das All ist in meinem Körper;
das All und ich verbinden sich miteinander.

Nachdem Sie diesen Satz gesagt haben, entspannen Sie sich völlig und *spüren* mit Ihrem Bewusstsein, dass das All und Ihr Körper eins sind. Sie gehen so ineinander über, dass Sie nicht sagen können, wo Ihr Körper und wo der Körper des Alls ist.

Das All und Ihr Körper sind eins. Versuchen Sie, dies möglichst lange zu spüren. Je länger, desto besser. Das ist die Erfahrung, in die Leere zu gehen.

So können sich Frequenz und Schwingung der Energie des Alls und Ihres Körpers miteinander verbinden und länger beieinander sein. Die Energie des Universums nimmt die Energie Ihres Körpers auf. Dann öffnen sich Ihre Energiezentren in der Tat! Alle Macht und die vollkommene, grenzenlose Heilenergie des Universums stehen Ihnen zur Verfügung, und Sie können sie zu Ihrer Heilung nutzen!

Die Worte des Schlüsselsatzes können auch etwas anders lauten. Wenn Sie gerne andere benutzen, ist das in Ordnung. Gefühl und Bedeutung sind das Wichtigste. Wenn Sie religiös sind, verwenden Sie vielleicht lieber ein religiöses Wort für das All. Egal, welche Worte Sie wählen, wenn sie für Sie grenzenlose Liebe, Güte, Vergebung und Energie darstellen, dann ist das wunderbar und die Hauptsache.

Die Gefühle, die Sie empfinden, und die Bilder, die Sie vor Ihrem inneren Auge sehen, werden denen eines anderen nie genau gleichen. Das ist in Ordnung. Wir sind alle verschieden.

Manche meiner Schülerinnen und Schüler haben dabei das Gefühl, durch das Weltall zu schweben. Andere sehen sich an einem schönen Bergsee oder am Meer. Eine Schülerin sagte, sie sehe sich mit Jesus gehen.

Lassen Sie Ihr bewusstes Ich einfach fallen und werden Sie eins mit dem All. Sobald Sie das tun, beginnen Sie die Leere zu erfahren.

Wenn Sie weiterüben, werden Sie vollkommenen Frieden, vollkommene Ruhe und Stille erfahren und empfinden. Das ist Leere. Sie ist sehr schön und außerordentlich kraftvoll. Dort finden Sie die Heilkraft des Qigong.

Ich will Ihnen erzählen, was einem meiner Schüler geschah. Zuerst kam er zu einer Heilsitzung zu mir. Danach wurde er Schüler des Frühlingswald-Qigong. Als seine Frau und Töchter sahen, welche wunderbaren gesundheitlichen Fortschritte er machte, wurden alle Familienmitglieder Schüler. Wir hatten immer viel Spaß zusammen.

Dann kamen seine Frau und Töchter plötzlich nicht mehr in den Unterricht. Gewöhnlich waren sie alle miteinander gekommen, aber jetzt kam nur noch der Mann. Eines Tages fragte ich ihn nach der Unterrichtsstunde, wie es seiner Familie gehe. Er sagte, alles außer der Qigong-Übung sei in Ordnung.

Er erzählte, seine Frau habe eines Sonntagmorgens ein Kirchenmitglied getroffen, das ihr gesagt habe, für Gott sei Qigong nicht annehmbar. Er habe uns nicht aufgefordert, Qigong zu üben. Wenn wir Qigong übten, würden wir nach dem Tod nicht zu Gott in den Himmel auffahren.

Das machte ihr solche Angst, dass sie ihren Qigong-Kurs abbrach, von dem sie erst die Hälfte absolviert hatte. Sie erlaubte auch den Töchtern nicht, meinen Kurs weiter zu besuchen, und sagte ihrem Mann, wenn er die Mädchen zum Unterricht mitnehme, ließe sie sich von ihm scheiden. Das wollte er nicht, also kam er allein in die Stunden. Er fügte hinzu, er sei sicher, dass seine Frau sich eines Tages wieder dem Qigong zuwenden würde.

Einige Monate später rief er mich an und teilte mir mit, seine Frau habe zugelassen, dass er Qigong für den Schmerz in ihren Schultern anwende. Kurz darauf rief er wieder an und erzählte, seine Frau habe beschlossen, den Töchtern zu gestatten, in ihrem Zimmer Qigong zu üben.

Er sagte, sie sei wegen der positiven Veränderungen anderer Meinung geworden, die sie bei ihm beobachtet habe, seit er angefangen habe, Frühlingswald-Qigong zu üben. Sie sagte, er sei liebevoller, sanfter und rücksichtsvoller geworden. Diese Veränderungen gefielen ihr sehr, und sie konnte einfach nicht einsehen, wieso Qigong schlecht sein solle, wenn es solche Veränderungen wie diejenigen bei ihrem Mann herbeiführte.

Ein halbes Jahr später rief er mich ganz aufgeregt an. Er kündigte an, die ganze Familie wolle wiederkommen und weitere Qigong-Kurse bei mir besuchen. Inzwischen haben alle die vierte Stufe abgeschlossen und wollen Frühlingswald-Qigong-Heiler werden.

Ich habe auch Schüler berichten hören, sie hätten ihren Glauben nach dem Üben von Frühlingswald-Qigong wiedergefunden und seien wieder zum Gottesdienst gegangen. Ich freue mich immer, wenn ich so etwas höre. Ich bin für alles, was mehr Liebe, Güte und Vergebung in das eigene Leben und in die Welt bringt. Das ist sehr heilsam für den Betreffenden, seine Familie, seine Gemeinde und die ganze Welt.

Wie gesagt: Qigong ist nichts Religiöses. Qigong ist aber etwas Spirituelles oder Seelisches, weil wir Seelenwesen sind, ob wir es akzeptieren oder nicht. Liebe, Güte und Vergebung sind überaus spirituell und sehr heilsam. Deswegen üben wir Qigong: zum Heilen. Um uns, einander und die Welt zu heilen.

爱

Qi und Höchstleistungen

Wie Sie bereits wissen, bin ich ein großer Basketballfan. Ich spiele gerne Basketball und sehe auch gerne zu. Ich habe zwar nicht oft Gelegenheit fernzusehen, aber ich weiß, dass Sportsendungen im Fernsehen sehr beliebt sind.

Häufig spricht bei solchen Sendungen ein Trainer oder Kommentator über die Energie der Spieler und darüber, wie wichtig das Energieniveau für Höchstleistungen ist.

Jedes Mal, wenn ich das höre, denke ich, die Spieler sollten Qigong üben. Beim Qigong geht es nur um Energie, um Höchstleistungen. Es ist einfach unmöglich, sportliche, gesundheitliche oder sonstige Höchstleistungen im Leben zu erbringen, wenn die Energie nicht im Gleichgewicht ist und so frei fließen kann, wie sie es sollte.

Sportliche Leistungen

Einer meiner fortgeschrittensten und engagiertesten Schüler war früher professioneller Basketballspieler gewesen. Mit zwanzig Jahren wurde Jim Nance von einem professionellen

Basketballteam in Europa angeworben. Jim hatte sein Leben dem Basketball gewidmet und freute sich nach einer erfolgreichen Saison in Europa auf eine Karriere beim amerikanischen Basketballverband NBA. Aber eine Reihe schlimmer Verletzungen setzten seiner Karriere nach einer einzigen Saison ein Ende.

Jim litt jahrelang unter Rückenschmerzen. Beide Fußgelenke und Knie waren schwer angeschlagen, und Schulterverletzungen schränkten seine Bewegungsfreiheit allmählich stark ein. »Ich konnte unmöglich weiter Ball spielen«, sagte Jim. »Ich konnte mich kaum auf den Beinen halten. Manchmal dribbelte ich das Spielfeld entlang, und plötzlich versagte die Kraft in den Beinen.«

Jims Rücken und Knie wurden operiert, aber die medizinische Behandlung brachte nur einen teilweisen Erfolg. Das plötzliche Ende der Karriere, auf die sich Jim sein Leben lang vorbereitet hatte, bereitete ihm nicht nur körperliche Schmerzen. Seelisch litt er noch mehr. »Ich hatte mein Leben lang mit körperlichen Schmerzen gelebt und war sie gewohnt. Doch plötzlich hatte ich kein Ziel mehr. Es dauerte Jahre, bis ich herausfand, dass Ziellosigkeit mein Problem war und dass das Problem weniger beruflicher als seelischer Natur war.«

In den folgenden 25 Jahren bereiste Jim ganz Amerika und die ganze Welt auf der Suche nach Antworten auf seine körperlichen und emotionalen Probleme. Kurz nachdem ich 1995 nach Minnesota gezogen war, hörte er von mir und kam vorbei. »Schon nach der ersten Sitzung war mein Schmerz zu 80 Prozent vergangen. Ich konnte die Fußgelenke tatsächlich wieder bewegen«, erzählt Jim. »Ich konnte die Schultern bewegen und hatte meine volle Bewegungsfreiheit wieder, dabei hatte ich jahrelang die Schultern kaum bewegen und die Arme nicht höher als bis zu den Schultern heben können.

Was ich bei Chunyi erlebte, war ganz unmittelbar, es war eine sofortige Linderung und Erleichterung. Ich hatte das Gefühl, als sei mir eine Last von den Schultern genommen worden. Körperlich konnte ich mich wieder ohne großes Unbehagen bewegen. Das machte mich wirklich neugierig.

Hätte ich Chunyi und Frühlingswald-Qigong gekannt, als ich noch spielte, hätte ich bestimmt länger Sport treiben können. Es hätte mir jedenfalls körperlich geholfen und meine Konzentration verbessert. Es hätte zudem meine Haltung positiv beeinflusst. Es hätte mir bei meiner ganzen Einstellung zum Wettkampf geholfen und einen gesunden statt ungesunden Wettkampf gefördert. Jedenfalls hätte sich außer dem Basketball auch mein Lebensstil verändert. Ich hätte besser verstanden, wie bestimmte Tätigkeiten die Energie erschöpfen, andere hingegen Energie aufbauen und den Körper stärken. Ich hätte somit länger spielen können.«

Aufgrund seiner Erfahrungen findet auch Jim, Frühlingswald-Qigong würde professionellen Sportlern auf vielen Ebenen helfen. Jim erklärt es so:

Wissen und Verantwortung

»Es gibt Sportler und Trainer, die sich bereits für alternative Denkansätze interessieren. Sie interessieren sich für östliches Denken, meditieren und machen Tai Chi. Nur wissen sie das nicht. Es ist nicht dasselbe. Frühlingswald-Qigong führt schneller zu Ergebnissen, weil man sich auf bestimmte Organe und bestimmte Muskeln konzentrieren und rasch gesund werden kann.

Es ist ganz anders als andere Heilmethoden, die ich kenne. Am Wichtigsten ist, dass Sie es selbst tun können.

Viele Teams haben vielleicht einen Akupunkteur oder einen Shiatsu-Experten, und viele Trainer haben Kenntnisse in Akupunktur, Shiatsu und anderen Techniken. Die Sportler haben aber keine Zeit, das alles zu lernen, also gehen sie zum Trainer und bitten ihn, sie wieder in Ordnung zu bringen.

Mit Qigong können Sportler etwas gegen Schmerzen tun, bevor sie zum Trainer oder einem Arzt gehen müssen. Sie können sofort selbst etwas unternehmen und dann beim Trainer oder Arzt nachfragen, ob eine weitere Behandlung nötig ist. Der Unterschied ist der, dass der Sportler mehr Eigenverantwortung für seine Gesundheit übernimmt.

Wenn er Verantwortung übernimmt und dies auch Erfolge bringt, steigt das Selbstwertgefühl. Er merkt: ›Aha, das kann ich‹, und er traut sich noch mehr zu. Das Vertrauensniveau steigt, hat einen positiven Einfluss auf dem Spielfeld, und dieses wiederum beeinflusst das Leben fernab vom Spielfeld und überall dort, wo sich der Sportler betätigt.«

Selbstvertrauen und Ruhe

Jim Nance fährt fort: »Nur schon zu wissen, wie der Körper aus einer anderen Perspektive, nämlich aus energetischer Sicht funktioniert, hilft besser verstehen, was bei Blockaden im Körper geschieht. Wenn man dann noch weiß, wie man diese Blockaden entfernen kann – nun, es ist kaum zu glauben, wie sehr so etwas das Selbstvertrauen erhöht. Es macht unglaublich stark.

Übt ein Sportler Frühlingswald-Qigong, dann nimmt er sein daraus resultierendes Wohlbefinden und ein Gefühl der Ruhe auch in den Sport mit. In der Ruhe sind Sie nicht müde, weil das Stressniveau sinkt. Zudem empfinden Sie das Stressniveau auch nicht gleich. Das heißt, Sie empfinden die körperliche Müdigkeit nicht wie zuvor.

Es gibt ein Müdigkeitsempfinden vor dem Qigong und ein Müdigkeitsempfinden nach dem Qigong, die sich sich stark voneinander unterscheiden.

Wenn Sie intensiv genug mit Frühlingswald-Qigong arbeiten, erfahren Sie, dass Müdigkeit durch Blockaden entsteht und dass Sie diese Blockaden während einer Tätigkeit auflösen können. Damit verhindern Sie, dass sich die Müdigkeit einnistet.«

Einstellung und Werte

Jim fügt hinzu: »Es hilft auch enorm, was Einstellung und Werte betrifft. Es macht klar, was im Leben wichtig ist, und ist bei dessen Verwirklichung eine Hilfe. Allmählich merkt man, dass man ein spirituelles Wesen ist. Es hilft, eine persönliche Beziehung mit etwas einzugehen, das größer als man selbst ist. Ich glaube, das ist zweifellos der wichtigste Aspekt bei der Sache. Es hilft, Frieden und Klarheit in alles zu bringen, was man tut.

Es gibt eine Menge Sportler, die miteinander konkurrieren, sich ständig vergleichen und sich vieles versagen. Es geht ihnen nur darum, andere zu übertreffen. Dabei verlieren sie sich selbst aus der Sicht, weil sie ständig das Eigene mit dem vergleichen, was ein anderer tut.

Qigong schafft die Aufgeschlossenheit, auf die eigene innere Stimme zu hören. Dann kommt die Kreativität von innen, statt dass man jemanden oder etwas nachahmt.

Ich finde, heutige Sportler könnten wirklich Nutzen aus der Beschäftigung mit Frühlingswald-Qigong ziehen. Erstens wird man ein besserer Mensch, zweitens ein besserer Sportler.«

Wenn Frühlingswald-Qigong Ihnen hilft, ein möglichst guter Sportler zu werden, dann ist das wunderbar. Wenn es Ihnen aber, wie Jim sagt, hilft, ein möglichst guter Mensch zu sein, in Frieden, Klarheit und Freude zu leben, dann ist dies das Wichtigste.

Anderen zu Leistungen verhelfen

Ich will Ihnen eine weitere Begebenheit erzählen, eine Erfahrung, die eine meiner Schülerinnen gemacht hat und mir erzählte. Die Frau sah ihrem Sohn beim Baseballspielen zu, als die Mutter eines anderen Kindes angehinkt kam. Sie war sehr sportlich und hatte an der Uni Wettkampfsport betrieben. An dem Tag trug sie Tenniskleidung.

Meine Schülerin fragte ihre Freundin, was passiert sei. Diese erzählte, sie habe sich beim Laufen den Knöchel verstaucht. Sie sei total frustriert, weil sie am selben Nachmittag in einem Tennismatch spielen sollte und jetzt absagen müsse.

Meine Schülerin meinte, sie könne ihr helfen. Sie erzählte ihrer Freundin ein wenig über Frühlingswald-Qigong, und diese fragte sie, was sie tun solle. Meine Schülerin forderte sie auf, die Zunge leicht an den Gaumen zu legen, die Augen zu schließen, zu lächeln und dreimal langsam und tief durch die Nase einzuatmen. Dann solle sie sich innerlich sagen: »Mein Schmerz ist vergangen. Ich bin vollständig geheilt«, und sich einfach entspannen und an etwas sehr Schönes denken, an etwas, das sie glücklich mache.

Ihre Freundin kam diesen Anweisungen nach, und meine Schülerin wandte nun die einfachen Techniken an, die sie in meinen Kursen gelernt hatte. Damit half sie ihr die Energieblockaden aufzulösen, welche die Verletzung um ihren Knöchel gebildet hatte. Dann setzte sie diese einfachen Methoden ein, um die Gesamtenergie im Körper der Freundin auszubalancieren, damit die Energie wieder frei fließen konnte.

Nach etwa zehn Minuten oder einer Viertelstunde war sie damit fertig und bat ihre Freundin, wieder dreimal tief und entspannt durch die Nase zu atmen und langsam die Augen zu öffnen. Sie musste lächeln, als ihre Freundin die Augen öffnete und sagte: »Jetzt fühle ich mich besser.«

Die Freundin bewegte den Knöchel hin und her, dann stand sie auf und ging ein paar Schritte. Sie machte große Augen, ein Lächeln breitete sich über ihr ganzes Gesicht aus, und sie sagte: »Ich kann es gar nicht glauben. Es schmerzt nicht mehr. Es fühlt sich perfekt an.« Sie war unendlich froh.

Meine Schülerin berichtete weiter, ihre Freundin habe sie an jenem Abend ganz aufgeregt angerufen und erzählt, sie habe sich den ganzen Tag wunderbar gefühlt und eines der besten Spiele seit Jahren hingelegt. Sie sei völlig verblüfft gewesen.

Meine Schülerin lächelte nur und bemühte sich, die vielen Fragen ihrer Freundin über Qigong zu beantworten. Später wurde ihre Freundin auch meine Schülerin.

Das ist eine ganz einfache, schöne Geschichte. Ich höre ständig viele ähnliche Begebenheiten von meinen Schülern. Daran sehen Sie, wie einfach es ist, andern mit Qigong zu helfen. Es zeigt auch, wie rasch sich die Dinge verändern können und wie man in entspanntem Zustand, wenn die Energie ausgeglichen ist und ruhig fließt, Höchstleistungen erbringen kann.

Nur Qigong zu üben wird keinen besseren Tennis- oder Basketballspieler aus Ihnen machen, aber es wird Ihnen helfen, so gut zu spielen, wie Sie es überhaupt können. Ob beim Sport oder im Geschäft, beim Studium, in Bezug auf die Gesundheit, auf die Einstellung oder im Alltag, Frühlingswald-Qigong kann überall helfen, wo Sie im Leben Höchstleistungen anstreben.

Lernfähigkeit

Die meisten Studien über die Wirkung von Qigong beim Lernen wurden in China durchgeführt. Sie haben ergeben, dass Qigong Geistesschärfe, Gedächtnis und Lernfähigkeit signifikant erhöht. In einer Untersuchung haben Viertklässler nach nur sechs Monaten bei Prüfungen im Durchschnitt um zehn Prozent besser abgeschnitten als zuvor.

Die Schüler wurden in Qigong-Atmung und einer einfachen Qigong-Meditation unterwiesen, die sie zwei Minuten vor Beginn jeder Unterrichtsstunde übten. Die geprüften Fächer waren Chinesisch, Mathematik und Geografie. In der Gruppe, die kein Qigong übte, blieben die Resultate mit 82 Prozent richtiger Antworten etwa gleich. In der Qigong-Gruppe stiegen die richtigen Ergebnisse von durchschnittlich 83 Prozent auf 93 Prozent.

Da Ausbildung so wichtig ist, arbeite ich zurzeit mit einem meiner am weitesten fortgeschrittenen Schüler und erfahrenen Lehrer an der Ausarbeitung eines eigenen Programms für Schulkinder.

Arbeitsleistung

Ich will Ihnen eine weitere Begebenheit erzählen, und zwar wie das Praktizieren von Qigong einer meiner Schülerinnen namens Marliss bei der Arbeit geholfen hat. Marliss kam zuerst wegen etlicher gesundheitlicher Probleme zu mir. Sie stellte gleich eine sofortige gesundheitliche Besserung fest.

Sie berichtete, sie habe vor dem Qigong immer starke Schmerzen gehabt und sei nie ruhig oder entspannt gewesen. Sie war immer verkrampft. Auch das änderte sich allmählich.

Marliss übte weiterhin Frühlingswald-Qigong, belegte den zweiten Kurs und lernte, Energie zur Hilfe für andere einzusetzen. Sie sagt, ihre Arbeitskollegen hätten positive Veränderungen bei ihr bemerkt und sie gefragt, was sie tue. Als sie ihnen von Frühlingswald-Qigong erzählte, baten sie sie immer wieder um Hilfe, wenn sie sich nicht wohl fühlten, sie Schmerzen oder auch sonstige Probleme hatten. Marliss war ganz erstaunt festzustellen, dass die Techniken, die sie im zweiten Kurs lernte und einsetzte, tatsächlich funktionierten. Es ging den Behandelten besser.

Dann wurde Marliss eine große und wichtige neue Aufgabe an ihrer Arbeitsstelle übertragen. Sie berichtet nachfolgend, wie Frühlingswald-Qigong ihr geholfen hat, eine Höchstleistung in ihrem Beruf zu erbringen.

Marliss berichtet

»Ich war Leiterin eines Arbeitsbereichs, in dem es sonst nur Männer gab. Als einzige Frau, die sich mit 48 Männern die Aufsicht über die verschiedenen Firmenbereiche teilte, war die Arbeit für mich sehr anstrengend und eine große Herausforderung.

Dann bat mich die Unternehmensleitung, alle Mitarbeiter in der Produktion, das heißt etwa 700 Leute, in der Anwendung eines neuen Reportingsystems zu schulen. Für mich hieß das: Alle Fabrikarbeiter sollten den Computer verwenden lernen, um Bericht über ihre Arbeit zu erstatten. Das war wirklich eine große Herausforderung für mich.

Als man mir diese Aufgabe übertrug, war ich starr vor Schrecken. Mir war bewusst, dass ich dem Druck nicht standhalten und diese Höchstleistung nicht erbringen konnte, wenn ich nicht ruhig, gelassen und konzentriert war. Also setzte ich um, was ich im Qigong gelernt hatte. Es funktionierte, und wie!

Mir war klar, dass ich die Aufgabe ohne Frühlingswald-Qigong nie hätte annehmen können. Aber dank dem Praktizieren der Qigong-Übungen, besonders der Meditationen, ging mir das Zusammenstellen sämtlicher Schulungsunterlagen und die Schulung der 700 Arbeiter in den drei Produktionsanlagen ganz leicht von der Hand.

Als ich mit der Schulung begann, fragten mich die Arbeiter etwa: ›Weshalb müssen wir das tun? Wie können wir das machen? Weshalb müssen wir das jetzige System ändern? Wir haben noch nie mit einem Computer gearbeitet.‹ Die Arbeiter lehnten sich enorm gegen diese Änderung auf.

Es gelang mir, mich nicht aus dem Konzept bringen zu lassen und konzentriert zu bleiben. Wissen Sie, innerlich war ich ganz friedlich. Viele machten die Bemerkung, wie ruhig ich aussehe und wie entspannt ich sei. Das half mir auch bei den Arbeitern. Die Geschäftsleitung munterte mich auf: ›Sie gehen einfach hin, und es ist wirklich keine Sache, Sie bringen es ihnen einfach locker bei. Die Mitarbeiter haben Angst, wenn sie in Ihren Kurs kommen, aber Sie bringen sie dazu, sich zu entspannen und ihre Angst zu überwinden. Sie zeigen ihnen, wie sie mit der Maus umgehen sollen, dann fühlen sie sich wohl. Wenn sie dann gehen, haben sie ein gutes Gefühl und wissen, wie man einen Computer bedient.‹

Ähnlich war es, als der Firmenpräsident in eine meiner Stunden kam. Es war sieben Uhr morgens, und der Präsident wollte das neue System kennen lernen. Mein Vorgesetzter fragte mich, ob ich deswegen nervös sei. »Nein«, antwortete ich, weil ich meine Frühmeditation gemacht hatte. Ich achtete immer darauf, vor einer Unterrichtsstunde meine Qigong-Meditation zu machen. Den Unterricht teilte ich mir selbst ein und baute Zeit für Qigong ein, weil ich wusste, wie sehr ich es brauchen würde, um den Tag zu überstehen. Es löste den Stress auf. Ich war mir sicher, wenn ich kein Frühlingswald-Qigong geübt hätte, wäre ich ein nervöses Wrack gewesen, hätte vorne gestanden, hyperventiliert und all so was, weil die Verantwortung so groß war. Wenn ich jetzt daran denke, bin ich mir sicher, dass ich es ohne Qigong wahrscheinlich nicht geschafft hätte.

Ich bin auch sicher, dass alle in der Herstellung es schafften, mit einem Computer umzugehen, den sie ihr Leben lang nie angerührt hatten, und ihre Arbeitsberichte ohne Schwierigkeiten abzugeben. Alles lief wirklich glatt. Ich schreibe das zur Hauptsache dem Qigong zu.

Ich weiß nicht genau, wie ich diese Ruhe und innere Zuversicht beschreiben soll, aber ich weiß, dass sie außen sichtbar werden. So etwas ist mir vor Frühlingswald-Qigong noch nie begegnet. Ich bin Meister Lin und Qigong unendlich dankbar.

Ich empfehle es jedem, der große Aufgaben im Beruf zu lösen hat, besonders wenn es um etwas Neues geht. Es verleiht Zielsicherheit und ein klares Denken, die man für Höchstleistungen braucht.«

Ich habe sehr viele Berichte wie diesen von Schülerinnen und Schülern gehört. Sie kommen aus einem bestimmten Grund zum Frühlingswald-Qigong und stellen fest, dass es ihnen auch in vielen anderen Lebensbereichen hilft.

Qigong ist einfach die beste Art, die ich kenne, die Energie im Körper zu harmonisieren und in freiem, glattem Fluss zu halten. Sind Geist und Körper ruhig und entspannt, funktionieren sie einfach besser. So kann man Höchstleistungen erbringen, sein Bestes auf jedem erdenklichen Gebiet geben und das Leben voll genießen. Versuchen Sie es, dann erfahren Sie es selbst.

Qi und der sechste Sinn

Ebenso wie Sie mit der Fähigkeit zur Selbstheilung und Heilung anderer geboren wurden, sind Sie auch mit Intuition geboren. Obschon es eine angeborene Fähigkeit ist, »lernen« die meisten Menschen, dem eigenen sechsten Sinn, der Intuition, nicht zu vertrauen. Aber auch wenn wir sie ignorieren, vergeht sie nie.

Es ist jenes Gefühl, das Sie etwa in der Magengrube, im Nacken oder auf der Haut bekommen, das Sie aufmerken lässt. Oder die leise Stimme, die still in Ihnen spricht und auf sich aufmerksam machen möchte. Die Stimme, die vom vielen Lärm und der Geschäftigkeit des Alltags übertönt wird, besonders wenn wir älter werden.

Vielleicht haben Sie auch schon etwas erlebt, was viele kennen: Das Telefon klingelt, und Sie wissen, wer dran ist, bevor Sie abnehmen. Sie nehmen ab, und siehe da, es ist die betreffende Person. Oder jemand fällt Ihnen ein, den Sie möglicherweise lange nicht gesehen haben, und plötzlich taucht dieser Mensch auf. Oder Sie fahren Auto und haben plötzlich das Gefühl, Sie sollten die Spur wechseln oder einen anderen Weg nehmen, und vermeiden so einen Unfall.

Das ist neulich einer meiner Schülerinnen passiert. Sie erzählte die Begebenheit, die ihr in der dritten Unterrichtswoche der Stufe I zustieß. Eines Morgens fuhr sie auf der verschneiten Autobahn, und plötzlich hörte sie eine Stimme von nirgendwoher ihr sagen, sie solle sofort rechts auf den Seitenstreifen fahren.

Ohne zu denken oder zu wissen weshalb, drehte sie das Lenkrad und fuhr zur Seite. Sie war bereits halb auf dem Seitenstreifen und noch halb auf der Autobahn, als ein Auto urplötzlich von hinten herangerast kam und auf der verschneiten Fahrbahn im Zickzack zwischen den Autos hin und her schlitterte. Es sauste wenige Zentimeter an ihr vorbei. Wäre sie nicht rechts rangefahren, wäre das Auto bei hoher Geschwindigkeit direkt in sie hineingedonnert.

Zu ihrer größten Überraschung reagierte sie ganz ruhig. Statt sich maßlos über den verrückten Fahrer zu ärgern, der sie beinahe umgebracht hätte, betete sie kurz für den jungen Mann, fuhr auf die Fahrbahn zurück und setzte ihre Fahrt fort. Ihr sechster Sinn hatte sie eben vor einem schweren, möglicherweise tödlichen Unfall gerettet.

Wir werden aus gutem Grund mit der Intuition, dem sechsten Sinn, geboren. Ihn zu missachten käme einer Missachtung des Tast-, Riech-, Geschmacks-, Hörsinns oder Sehens gleich. Die Intuition leistet manchmal unschätzbare Dienste, wenn es darum geht, eine gute Entscheidung zu treffen, und macht uns auf Dinge aufmerksam, auf die wir einzig mit dem Verstand und den anderen Sinnen nicht einmal achten würden.

Ein Nutzen der Qigong-Übung besteht darin, dass der sechste Sinn besser entwickelt wird. Das hilft, bei der Arbeit oder in der Schule besser zu entscheiden und weniger »Fehler« im Leben zu machen. Denn wenn Sie lernen, Ihre innere

Stimme deutlich und ruhig zu hören, werden Sie wissen, was Sie tun und was Sie lassen sollen.

Qigong üben verbessert Ihre Intuition und deren Wahrnehmung. Je mehr Sie üben und je mehr Gutes Sie für andere tun, desto besser entfaltet sich Ihr sechster Sinn. Zudem entsteht eine starke Schutzaura um Sie herum, und Sie sind sicher, wohin Sie gehen und was auch immer Sie aus gutem Grund tun. »Negative Energie« kann Sie gar nicht mehr berühren.

Ihr sechster Sinn kann sich in vielen Situation als sehr nützlich erweisen. Meine Schülerinnen und Schüler haben mir immer wieder berichtet, wie ihre Intuition durch das Üben von Frühlingswald-Qigong besser wurde, was sie an vielen kleinen und großen Dingen feststellen konnten.

Ich will Ihnen einen Vorfall aus meinem eigenen Leben erzählen, aus einer Zeit, als ich am Ende meines Teenagerdaseins eben erst Grundkenntnisse in Qigong und dessen Praxis erworben hatte.

Nach der Oberschule und der Arbeitszeit auf dem Land wollte ich unbedingt weiter studieren und an die Uni gehen. Hochschulen waren in China erst seit kurzem wieder geöffnet worden, worüber ich sehr froh war. Es wurde mir jedoch klar gemacht, dass ich praktisch keine Chance hätte, an einer Hochschule zugelassen zu werden.

Mir hing noch immer die Bezeichnung »Teufelsbrut« aus einer »schlechten Familie« nach. Außerdem hatte ich weder Kontakte noch Beziehungen. Es gab niemanden in den Behörden, an den ich mich hätte wenden können. Niemand, der eine gute Stellung, Einfluss oder Autorität hatte, würde bereit sein, das Risiko einzugehen, so jemandem wie mir zu helfen.

Nun hatten einige nahe Freunde und ich mehrere Monate lang eine ganz besondere Fahrradtour geplant. Es würde so etwas wie Urlaub werden, etwas, das ich noch nie zuvor im Leben gemacht hatte.

Etwa eine Woche vor unserem Aufbruch begann meine Intuition, mein sechster Sinn, mir etwas zu sagen, am Anfang ganz leise, doch allmählich immer deutlicher. Von Anfang an war klar, dass ich nicht auf die Fahrradtour mit sollte. Aber ich hatte mich sehr darauf gefreut und schob die Stimme beiseite.

Doch sie machte sich immer wieder bemerkbar. Wenige Tage vor der Abfahrt wurde sie ganz klar und deutlich: »Geh nicht auf diese Fahrt. Verlass die Stadt nicht. Es wird etwas ganz Wichtiges passieren.« So lautete die ganz unmissverständliche Nachricht.

Ich erwartete keinerlei Ereignis und konnte mir nicht vorstellen, worum es sich handeln könnte. Doch schließlich, dachte ich, wurde mir dies aus einem wichtigen Grund mitgeteilt, aus welchem auch immer. Also sagte ich den Freunden, sie würden ohne mich fahren müssen. Sie konnten meine Absage nicht verstehen und waren ebenso enttäuscht wie ich.

Am Tag ihrer Abfahrt wurde ich allmählich ganz aufgeregt und freute mich auf das, was da kommen sollte. Doch nichts geschah. Auch am nächsten, übernächsten und dem Tag danach nicht. Ende der Woche war noch immer nichts passiert. Tags darauf sollten die Freunde zurückkommen. Es sah aus, als hätte ich den Urlaub für nichts und wieder nichts versäumt.

Doch an jenem Abend kam mich ein Mann um neun Uhr abends besuchen. Ich war ihm schon einmal begegnet, kannte ihn aber nur flüchtig. Er erkundigte sich, ob ich noch immer interessiert sei, an die Uni zu gehen. Wenn ja, hätte ich eine Chance. Er teilte mir mit, am nächsten Vormittag finde eine Uni-Eintrittsprüfung in einer benachbarten Stadt statt. Es sei noch ein Platz für die Prüfung frei. Wenn ich mich gleich auf den Weg machte, würde ich noch rechtzeitig hinkommen.

Also machte ich mich sofort auf und konnte die Prüfung ablegen. Dabei erzielte ich sehr gute Noten, wurde aber im selben Jahr nicht zugelassen. Doch die Gelegenheit, an jenem Tag die Prüfung ablegen zu können, öffnete mir die Tür. Zwei Jahre später wurde ich an der Hochschule zugelassen.

Wäre ich auf die Fahrradtour gegangen, hätte ich diese Chance verpasst. Wäre ich über meine Intuition hinweggegangen und hätte die Nachricht meines sechsten Sinnes ignoriert, hätte ich wahrscheinlich nie etwas über diese Prüfung erfahren und auch nicht, dass ich sie ablegen konnte. Die Intuition ist manchmal wirklich sehr hilfreich.

Als ich mehr über Qigong lernte und mehr Erfahrung damit sammelte, lernte ich auch, voll und ganz auf meine Intuition zu vertrauen und sie jederzeit still zu beachten. Sie hat mir täglich auf unendlich viele Arten geholfen. Sie kann auch Ihnen helfen.

Ihre Intuition ist immer da, wenn Sie nur lernen, auf sie zu hören. Qigong schärft Ihren sechsten Sinn. Es hilft Ihnen, still und genügend achtsam zu werden, um die inneren Mitteilungen zu hören. Das ist eine weitere von vielen Arten, wie Qigong Ihnen helfen kann.

慈

Das Qi der Liebe, Güte und Vergebung

Beim Qigong ist die Technik zwar wichtig, noch wichtiger aber ist Ihr Selbstgefühl und das Gefühl, das Sie Ihrer Umwelt gegenüber haben. Doch das Wichtigste, was Sie zur vollkommenen und vollständigen Heilung durch Qigong brauchen, ist ein auf Liebe, Güte und Vergebung beruhendes Leben.

Liebe

Liebe ist das mächtigste und schönste aller Gefühle. Liebe ist eine der stärksten Kräfte im All. Unsere Gedanken und Äußerungen der Liebe schwingen auf einer Frequenz, die bei der Heilung die größte Wirkung erzielt, sei es bei der Selbstheilung oder wenn man anderen zur Heilung verhilft. Die Schwingung der Liebe ist beruhigend, tröstlich, kräftigend und stärkend. Liebe ist Heilung. So einfach ist das.

Diese heilende Liebe hat nichts mit Leidenschaft zu tun und auch nichts mit Verlangen. Es geht nicht um Nehmen oder Bekommen. Es geht nur um Geben. Diese heilende Liebe ist wahre Liebe. Wahre Liebe ist absolut selbstlos. Wahre Liebe ist sanft. Es ist eine reine, bedingungslose, allumfassende Liebe. Wahre Liebe sucht nur nach dem Besten und trifft kein Urteil darüber, was das Beste sein könnte oder nicht. Ein wahrer Heiler zu sein erfordert wahre Liebe im Herzen und in der Seele.

Hat diese wahre Liebe in Herz und Seele Einzug gehalten, beginnt jede Zelle in Ihrem Körper mit dieser Heilenergie zu schwingen und sie auszustrahlen. Diese liebende Energie ist die einzige, die Sie als Hilfe an andere aussenden können, weil es die einzige ist, deren Schwingung sich auf der richtigen Frequenz befindet. Je größer die Liebe in Ihnen ist, desto stärker die Heilkraft der Schwingung.

Wahre Liebe bringt Ihnen wunderbare Erfahrungen und verleiht Ihnen ein Verständnis, das Sie sich ohne diese nie hätten vorstellen können. Die größten Heiler sind diejenigen mit der reinsten, bedingungslosesten Liebe in ihrem Herzen und in ihrer Seele. Die Ebene der Heilkraft hängt von der Ebene der Liebe und des Vertrauens ab.

Wir sind alle nur Menschen und somit nicht vollkommen. Einem Menschen mag wahre Liebe wie ein unerreichbares Ziel erscheinen. Es hilft vielleicht, sich die wahre Liebe wie den Glanz der Sonne vom Gipfel eines großen, wunderschönen Berges vorzustellen.

Vielleicht kommen wir nie auf dem Gipfel an. Solange wir uns aber darauf konzentrieren und zu ihm hinbewegen, kommen wir ihm ständig näher. Und je näher wir ihm kommen, desto deutlicher sehen wir ihn und desto mehr schätzen wir ihn.

Seien Sie ein Vorbild der Liebe für andere. Die wohlwollende, wahre Liebe kann Wunden in einem Menschenherzen heilen, wie es keine Arznei je vermöchte. Sie ist die beste

Medizin bei Ängsten, Eifersucht, Trauer, Wut, Sorgen und unendlich vielen negativen, schädlichen Gefühlen.

Mit Liebe schaffen Sie sich eine friedliche Umgebung, in der Sie Qigong üben können, um sich und andere zu heilen. Was Sie aussenden, kehrt zu Ihnen zurück. Wenn Sie andere lieben, werden andere Sie ebenfalls lieben. Stellen Sie sich nur vor, wie wunderbar stark die Energie von so viel Liebe ist.

Die Erfolgsrate meiner Heilungen bei Herzleiden ist sehr hoch. Ich denke, das liegt daran, dass ich Menschen wirklich liebe. Jede Heilsitzung für andere sehe ich als Gelegenheit, die universelle Energie mit ihnen zu teilen. Es ist mir eine große Ehre, dass sie mich um Hilfe bitten. Ich sehe sie als meine Brüder, Schwestern, Eltern, Großeltern oder Kinder an. Ich betrachte ihr Leiden als mein eigenes Leiden.

Das Herz ist das Haus der Seele, und die Seele kann die Energie anderer aufnehmen. Wenn Sie andere wirklich lieben, nimmt deren Seele dies auf und öffnet Ihrer Energie die Tür, die ihnen zur Genesung verhilft.

Der große indische Friedensheld Mahatma Gandhi beschrieb Liebe einst wie folgt: »Liebe ist die größte Kraft in der Welt und dennoch die demütigste, die man sich vorstellen kann.« Dank der Kraft der Liebe trug Gandhi zur Veränderung der Welt bei. Die Liebe ist in der Tat demütig und dennoch stärker, als wir uns je vorstellen können.

Güte

Ich möchte Ihnen eine kleine Geschichte erzählen.

Vor vielen Jahren geriet ein Junge in der Schule immer wieder in Schwierigkeiten, weil er den Mitschülern Streiche spielte. Der Junge war sehr gescheit und nutzte seine Intelligenz, die anderen herabzusetzen und sich über sie lustig zu machen. Eines Tages demütigte er ein Mädchen bei einem Vortrag vor der Klasse derart, dass es in Tränen ausbrach.

An jenem Abend rief der Vater, als er von der Arbeit nach Hause kam und vom Vorgefallenen hörte, seinen Sohn in sein Arbeitszimmer. Bevor der Vater den Mund aufmachen konnte, sagte der Sohn: »Ich habe niemanden verletzt. Ich habe nur die Wahrheit gesagt. Es ist nicht meine Schuld, dass sie dumm ist. Ich habe nichts Falsches getan.«

Der Vater hatte schon viele Male mit dem Sohn über sein Verhalten gesprochen und hatte einen Plan, wie er ihm seinen Standpunkt klar machen könnte. Der Vater, ein großer Mann, stand auf, bückte sich und hob ein Brett hoch.

Das Brett war aus dunklem, schwerem und spiegelglatt poliertem Holz. Er gab es seinem Sohn und sagte: »Schau das Brett an, und sag mir, was du siehst.«

Der Sohn antwortete: »Ein Brett.« Der Vater fragte: »Und was noch?« Der Sohn sah wieder hin und sagte: »Ich sehe mein Spiegelbild.«

»Gut«, antwortete der Vater. »Ich möchte, dass du dieses Brett nimmst und jedes Mal, wenn du etwas tust oder sagst, was jemand anderen verletzt oder ihm schadet, einen Nagel in das Brett schlägst. Aber jedes Mal, wenn du es dir überlegst, dich beherrschst und diese Dinge nicht tust, ziehst du einen

Nagel heraus. Du kannst den ersten Nagel für das einschlagen, was du heute getan hast. Wenn keine Nägel mehr drin sind, sprechen wir uns wieder. Bis dahin sind deine Privilegien aufgehoben, und du hast Hausarrest.

Der Junge war nicht begeistert, aber er wusste, dass sein Vater meinte, was er sagte. Also ging er in sein Zimmer und schlug den ersten Nagel in das Brett. Im Lauf der Tage kamen mehr Nägel dazu, andere wurden herausgezogen und neue eingeschlagen, aber schließlich waren alle Nägel entfernt.

Am Abend, an dem der Sohn zum Vater ging, um ihm sein Brett zu zeigen, war er sehr zufrieden. Der Vater sah sich das glänzende Holzstück genau an und fuhr mit der Hand über die Narben, in denen die Nägel gesteckt hatten. Als er das Brett seinem Sohn zurückgab, sagte er: »Das ist sehr gut, mein Sohn, sehr gut. Sieh dir jetzt an, was du da gemacht hast.«

Der Sohn starrte auf die vielen Löcher im Brett, die am Anfang sein eigenes Gesicht gespiegelt hatten. Jetzt verstand er, was der Vater hatte sagen wollen. Er wandte sich langsam dem Vater zu und fragte: »Was mache ich jetzt mit den vielen Löchern?«

Der Vater antwortete: »Sei gütig.«

Jedes Mal, wenn wir anderen etwas Schädliches oder Verletzendes antun, schadet es nicht nur ihnen, sondern uns selbst. Güte ist das Mittel, mit dem wir den Schaden wieder gutmachen und die Löcher füllen.

Die Liebe hat keine physische Form. Aber jedes Mal, wenn Sie anderen gegenüber gütig sind, schaffen Sie einen Raum, in dem sich die Liebe zeigen kann. Jedes Mal, wenn Sie rücksichtsvoll, hilfreich und verständnisvoll mit anderen umgehen, jedes Mal, wenn Sie gütig mit ihnen umgehen, können die andern Ihre Liebe sehen und fühlen. Güte ist offenbarte Liebe.

Ein echter Qigong-Übender ist allen Lebewesen gegenüber gütig. Güte geht ihm in Fleisch und Blut über und wird ganz natürlich. Wenn Sie gütig sind, schaffen Sie einen Vorrat an Heilenergie.

Güte strahlt gute, gesunde Botschaften aus, die eine gute, gesunde Umgebung für Ihren Körper und Ihre Seele bilden. Wenn Sie in dieser gesunden Umgebung leben und krank werden, können Sie sich leichter heilen. Wenn Sie Qigong üben und meditieren, kommen Sie rascher in die Leere, stellen einen besseren Kontakt zur allumfassenden Heilenergie her und können Ihre Sorgen, Ihre Lasten, Ihre Ängste und Ihren Stress leichter loslassen. Sehen Sie also zu, dass Sie möglichst immer im Zustand der Güte bleiben und spüren, dass Ihre Seelenbahnen offen sind. Dann werden Sie im Innern stets glücklich sein.

Vergebung

Bei meiner ersten Amerikareise machte der Reichtum des Landes einen großen Eindruck auf mich. Die Parks waren so schön, die Straßen so sauber. Und alle waren frei. Überall fuhren Autos herum. Die Schulen waren hervorragend mit modernen Geräten ausgerüstet. Die meisten Menschen brauchten nicht zu befürchten, nicht genug zu essen zu haben. Mit Geld gab es alles zu kaufen, was das Herz begehrte. In China hatten wir das nicht. Ich war sehr froh über die Gelegenheit, in dieses Land zu reisen und dort die moderne Zivilisation der Welt zu erleben.

Doch nach einigen Monaten hatte ich das Gefühl, dass dem Land etwas fehlte, auch wenn ich nicht sagen konnte, was.

Anscheinend lebten sehr viele Menschen, die so viel besaßen, in großer Angst: Angst, die Arbeit zu verlieren, Angst, ihren Besitz zu verlieren, Angst vor Betrug, Angst, angezeigt zu werden, Angst vor Fremden – unendlich viel Angst.

Ich merkte auch, dass nicht viele anderen vertrauten. Geschäftsleute vertrauten einander nicht. Alles musste schriftlich festgehalten werden. Sogar Familienmitglieder trauten einander nicht. Es gab sehr viele Scheidungen. Viele Kinder lebten bei nur einem Elternteil. Und trotz des vielen Redens kommunizierten die Leute nicht miteinander, sondern redeten nur aufeinander ein. Sie redeten, hörten aber nicht zu. Niemand hörte jemand anderem wirklich zu.

Nach einigen Jahren ging mir auf, was dem Land fehlte: Vergebung.

Vergebung ist etwas Schönes. Vergeben ist wie ein schönes Kunstwerk. Schöne Kunst öffnet das Herz auf eine Art und Weise, die sich mit Worten nicht beschreiben lässt. Ihre Schönheit berührt uns, wie wir es nie erleben würden, versuchten wir die Erfahrung bewusst herbeizuführen. Vergebung bewirkt dasselbe.

Vergebung schließt uns auf und verwandelt uns auf eine kaum vorstellbare Weise. Wie wahr das ist, erleben wir erst, wenn wir es tun. Diese Schönheit und diese Kunst sind im eigenen Leben, im Leben aller nötig. Sehr vieles kann durch Vergebung geregelt werden, manchmal schon dadurch, dass man jemandem die Hand gibt. Was spielt es für eine Rolle, wer dem anderen zuerst die Hand reicht?

Suchen Sie in einem Konflikt immer eine friedliche Lösung. Lassen Sie die Angst und das verletzte Gefühl beiseite. Als Heiler werden wir ohne vergebende Energie weder uns selbst noch anderen je helfen können, die Seele zu heilen.

Tut Ihnen jemand etwas nicht gerade Nettes an, vergeben Sie der betreffenden Person. Wenn Sie anderen vergeben, schenken Sie ihnen Ihre Liebe und sich selbst die Chance, daran zu wachsen. Aber auch dem anderen bieten Sie dabei eine Wachstumsgelegenheit.

Liebe entsteht durch Vergebung. Je mehr Sie anderen vergeben, desto mehr wird Ihnen vergeben. Dann wächst die Liebe in Ihnen ebenso wie im anderen und in der Welt. Das ist die Umgebung, in der uns bestimmt ist zu leben.

Vergessen Sie dabei nicht, sich selbst zu vergeben. Das ist ebenfalls wichtig. Wir sind menschlich und machen Fehler. Tun Sie etwas, das Sie lieber nicht getan hätten, so vergeben Sie sich dafür, und versprechen Sie sich, es künftig möglichst besser zu machen.

Jemand fragte mich einmal, ob wir auch jemandem vergeben sollten, der andere umbringt. Sollten wir auch denen vergeben, die einen Krieg anzetteln? Meine Antwort lautet: Ja, natürlich sollten wir das. Vergeben heißt nicht, dass wir aufgeben. Es heißt nicht, dass wir uns ergeben, auch nicht, dass wir zulassen, dass andere noch mehr Menschen umbringen. Natürlich sollten wir ihnen Einhalt gebieten. Aber wie tun wir das mit Zorn und Hass im Herzen? Dazu sage ich nein.

Verstößt jemand gegen das Gesetz, so zahlt er einen Preis dafür, ob er von den Obrigkeiten erwischt wird oder nicht. Sicher haben Sie schon gehört, dass ein Bumerang zurückkommt. Was Sie aussenden, kommt zurück. Das ist so.

Wenn Sie anderen Gutes tun, kehrt Gutes zu Ihnen zurück. Wenn Sie liebevoll und freundlich sind und vergeben, bekommen Sie mehr Liebe, Freundlichkeit und Vergebung zurück. Vielleicht nicht von den gleichen Menschen, aber sie kehren immer zu Ihnen zurück – immer.

Tun Sie anderen etwas Böses an, geschieht Ihnen etwas Böses. Früher oder später trifft es ein. Das ist das Gesetz des Universums.

Ich höre Leute sagen, sie hassten Anhänger anderer politischer Parteien oder Politiker, mit deren Meinung sie nicht einig sind. Ich höre Menschen sagen, sie hassten Anführer anderer Länder, die Schreckliches und Böses tun. Hassen Sie das Schlechte, das sie tun, und wenn Sie sich dazu berufen fühlen, arbeiten Sie hart daran, ihnen Einhalt zu gebieten, aber hassen Sie nicht die Menschen. Sie zu hassen schadet Ihnen. Es blockiert die Liebesenergie in Ihrem Herzen. Lassen Sie sie in Ihr Herz ein. Das hilft ihnen viel mehr, sich zu ändern, als es Ihr Hass bewirkt, und es macht Sie dazu noch zu einem liebevolleren Menschen.

Manche versuchen, ihrer Gefühle ungeachtet zu vergeben, und stellen fest, dass sie es nicht können. Ist dies der Fall und kommen Sie nicht an Ihrer Wut oder Verletzung vorbei, dann denken Sie zuerst an alle Menschen, die Sie lieben, und an alles, was Sie im Leben mögen. Lassen Sie Ihr Herz alles Gute in der Welt empfinden.

Dann stellen Sie sich diejenigen, denen Sie nicht vergeben können, mitten in dieser ganzen Güte und der vollkommen liebevollen Energie des Universums vor. Lassen Sie sich von der Liebe des Universums helfen. So lässt sich sehr gut an der Vergebung arbeiten.

Möchten Sie ein Beispiel, dem Sie folgen können, so kann ich mir niemand Besseren vorstellen als Mahatma Gandhi. Er widmete sein Leben dem gewaltlosen Freiheitskampf für unterdrückte Völker, zuerst in Südafrika, danach fast sein ganzes Leben in seinem Heimatland Indien. Gandhi war ein sehr religiöser Mensch, aber wenn man ihn nach seiner Religion fragte, pflegte er zu sagen: »Ich bin Christ. Ich bin Moslem. Ich bin Hindu. Ich bin Jude. Alle Menschen sind meine Brüder.«

Im Laufe seines lebenslangen Einsatzes für die Rechte anderer wurde er immer wieder bedroht und von den Machthabern, die ihn bekämpften, brutal geschlagen und ins Gefängnis geworfen. Dennoch hat er nie mit Wut oder Hass darauf reagiert und nie nach Vergeltung gesucht. Er war ein Mann der Tat, aber stets ein vergebender, gewaltloser Mensch.

Das alles hat er dank etwas erreicht, was er seine »Seelenkraft« nannte. Gandhi drückte es so aus: »Es ist nicht etwa so, dass ich nicht zornig sein könnte, aber es gelingt mir fast in jedem Fall, meine Gefühle unter Kontrolle zu halten. Ungeachtet des Ergebnisses ringe ich in mir ständig bewusst darum, konsequent und ausnahmslos dem Gesetz der Gewaltlosigkeit nachzukommen. Aus diesem Ringen geht man stärker hervor. Je mehr ich nach diesem Gesetz arbeite, desto stärker spüre ich die Freude an meinem Leben, die Freude am Plan des Universums. Es schenkt mir einen unbeschreiblichen Frieden und Sinn für die Geheimnisse der Natur.«

Dank der Macht der Liebe und Vergebung, der »Seelenkraft«, führte Gandhi ein ganzes Land in die Freiheit. Dank ebendieser grenzenlosen Macht der Liebe und Vergebung können auch Sie denselben Frieden erfahren und den unbeschreiblichen Sinn in den Mysterien des Lebens entdecken.

Dank der Macht der Vergebung eröffnen Sie sich zudem künftige Möglichkeiten. Dazu möchte ich Ihnen eine Geschichte der Vergebung aus dem alten China erzählen.

Vor langer, langer Zeit lebte einmal ein König, der in seinem Palast ein großes Fest für seine Heeresführer abhielt. Es war eine riesige Feier mit zahllosen Speisen und viel Wein. Es wurde viel getrunken, und manche Gäste des Königs tranken über den Durst.

Der König hatte eine wunderschöne Frau, die auch an dem Fest teilnahm. Mitten beim Essen blies ein heftiger Windstoß alle Lichter aus. Bevor sie wieder angezündet werden konnten, schrie die Königin auf, jemand habe an ihrem Rock gezupft.

Ein Diener eilte herbei und zündete eine Kerze für die Königin an. Sie wandte sich mit flammenden Augen an ihren Mann und sagte noch einmal, jemand habe in der Dunkelheit ihren Rock berührt. Sie hatte ihn nicht erwischt, jedoch die Quaste von seinem Helm in die Hand bekommen. Alle königlichen Befehlshaber hatten solche Quasten auf den Helmen. Die Königin zu berühren war ein ernsthaftes Vergehen, und die Königin verlangte, der Schuldige solle unverzüglich hingerichtet werden.

Der König nahm der Königin die Quaste ab, blies die Kerze aus und ordnete an, keine Kerzen mehr anzuzünden. Er warf die Quaste mitten in den Raum, befahl den Heerführern, die Quasten von ihren Helmen zu reißen und sowohl Quasten wie Helme mitten in den Raum zu werfen.

Erst als das geschehen war, befahl der König, die Kerzen wieder anzuzünden. Als der Saal in Licht erstrahlte, lag ein großer Haufen Helme und Quasten in der Mitte. Es war unmöglich, den Schuldigen zu bestimmen. Die Befehlshaber müssen gedacht haben, es handle sich um eine Art Spiel oder Witz. Sie hatten gar nicht gehört, wie sich die Königin bei ihrem Mann beklagte, und wussten nicht, was der König mit seinen Anordnungen bezweckte.

Viele Monate später wurde das Land des Königs von einer einfallenden Armee angegriffen. Sein Heer war auf den plötzlichen Überfall nicht vorbereitet. In der Schlacht zur Rettung seines Landes wurde der König von seinem Pferd gestoßen. Sein Heer war in Auflösung begriffen, und der König musste vor den Angreifern um sein Leben laufen.

Plötzlich tauchte einer der Generäle des Königs an seiner Seite auf. Er kämpfte tapfer um die Rettung seines Königs und wehrte ganz alleine einen Angriff nach dem anderen ab. Seine Tapferkeit flößte allen anderen Befehlshabern in des Königs Heer Mut ein. Sie nahmen den Kampf wieder auf und schlugen die Eindringlinge.

Nach der Schlacht rief der König den General in sein Zelt und sagte diesem, für den Mut, den er zur Rettung seines Königs bewiesen habe, könne er sich jeden Lohn erbitten. Er würde ihm alles gewähren, er brauche nur darum zu bitten.

Der General kniete vor dem König nieder, nahm seinen Helm ab, riss die oberste Quaste ab und hielt sie dem König hin. Dann sagte er: »Das größte Geschenk hast du mir bereits gemacht: mein Leben.«

Der König sah die Quaste an und erinnerte sich an die Nacht, in der ein betrunkener General es gewagt hatte, das Kleid der Königin zu berühren. Offensichtlich war der Übeltäter von damals der Mann, der jetzt vor ihm kniete. Dank seiner Vergebung an jenem Festabend hatte der König auch sein eigenes Leben gerettet. Man kann eben nie wissen, was die Vergebung bringen wird.

Vielleicht haben Sie auch schon sagen hören: »Vergeben tut der Seele gut.« Dem stimme ich aus ganzem Herzen zu. Es tut nicht nur der Seele gut, sondern auch dem Geist und Körper. Vergeben Sie also und bieten Sie anderen Gelegenheit, ihre Energie und Seele zu läutern. Dabei tun Sie dasselbe für sich.

Manche sagen: »Ich möchte liebevoller und freundlicher sein und vergeben. Ich versuche es, aber ich kann es einfach nicht. Manchmal tut jemand etwas, das mich auf die Palme bringt! Ich kann einfach nicht anders.« Dann lächle ich jeweils und sage: »Üben Sie mehr Qigong.«

Die Energie der Liebe, Güte und Vergebung trägt dazu bei, Energieblockaden in Ihrem Körper aufzulösen und Ihre Energie ins Gleichgewicht zu bringen, damit sie frei und ruhig fließt. Ebenso lösen Qigong-Übungen Energieblockaden in Ihrem Körper auf und sorgen dafür, dass Ihre Energie ins Gleichgewicht kommt und frei und ruhig fließen kann. Beides funktioniert.

Wenn Sie Qigong üben, werden Sie feststellen, dass Sie liebevoller und freundlicher werden und mehr vergeben, ob Sie darüber nachdenken oder nicht. Ob Sie wollen oder nicht. Es geschieht einfach und geht Ihnen in Fleisch und Blut über. Das All funktioniert einfach so. Unzählige meiner Schüler und Schülerinnen haben diese Erfahrung in ihrem Leben gemacht. Ho Jun Kims Geschichte auf Seite 231 ist ein gutes Beispiel dafür.

福

Frühlingswald-Qigong

Vor einigen Jahren habe ich einen Vortrag über Qigong gehalten. Danach kam ein Mann zu mir und erzählte, er übe seit Jahren Qigong. Er sei dafür sogar nach China gereist. Er wisse, dass Qigong zu lernen sehr schwierig sei. Er verstehe einfach nicht, weshalb ich gesagt habe, Frühlingswald-Qigong sei einfach. »Qigong lernen ist schwierig«, sagte er.

Ich schlug vor, er solle es einmal mit Frühlingswald-Qigong versuchen, dann sehe er selbst, wie einfach Qigong sein könne.

Ich verstand sehr gut, was er meinte. Jahrelang hatte auch ich geglaubt, Qigong zu lernen sei sehr schwierig. Meine Meister hatten mich sehr streng unterrichtet, und in der Art, wie sie unterrichteten, war Qigong schwer zu erlernen. Manche schätzten, man brauche fünfzig Jahre, bis man es meistere, andere sagten, man brauche zwanzig Jahre dazu. Wieder andere nannten mindestens zehn Jahre dafür. Für sie selbst traf das auch zu, so hatten sie es gelernt.

Ich hatte fast seit Beginn meiner Beschäftigung mit Qigong immer wieder das deutliche Gefühl, dass Qigong nicht so schwierig sein sollte. Je länger ich Qigong lernte, übte und Fortschritte machte, desto deutlicher wurde dieses Gefühl.

Schließlich wurde mir ganz klar, dass das Wesen des Qigong ganz einfach ist: Es ist schön, stark und dennoch ganz einfach.

Das hat mich bewogen, Frühlingswald-Qigong zu entwickeln. Ich wollte ein Qigong unterrichten, das alle lernen können, damit alle den wunderbaren Nutzen daraus selbst erfahren.

Es gibt Tausende von verschiedenen Qigong-Techniken auf der Welt. Es sind wunderbare Techniken. Sie haben alle das gleiche Ziel: die Heilkraft in jedem Lebewesen zu wecken. Sie unterscheiden sich jedoch darin, wie schnell und wie leicht das Ziel zu erreichen ist und in welchem Maß wir die Blockaden im Körper auflösen können. Darin gibt es himmelweite Unterschiede.

Die Kraft des Frühlingswald-Qigong liegt in Folgendem:

1. Frühlingswald-Qigong schenkt Ihnen Ihre Heilkraft wieder

Ich habe eine Menge Schüler und Schülerinnen in meinem Unterricht aus verschiedenen Staaten des Landes und aus anderen Ländern kennen gelernt, die mir erzählten, sie seien bei unzähligen Qigong-Meistern und -Lehrern gewesen. Die Meister, deren Technik sie erlernten, erklärten selten, weshalb und wie die Bewegungen den Körper heilen. Und selten brachten sie ihren Schülern bei, wie sie anderen zur Heilung verhelfen können.

Als sie diese Lehrer fragten, ob sie anderen die Übungen zeigen dürften, waren sie damit einverstanden. Fragten sie hingegen, ob sie anderen zur Heilung verhelfen könnten, verneinten die Lehrer dies: Es brauche viele Jahre Übung, bevor man anderen helfen könne. Nur sie, die Lehrer selbst, könnten heilen, und sie sollten die Leute zu ihnen schicken. In meinem Unterricht hingegen sage ich stets, es sei einfacher, anderen zu helfen, als die Übungen zu lernen, um die eigene

Energie ins Gleichgewicht zu bringen. Anderen helfen können Sie in genau zwei Minuten lernen!

Das klingt am Anfang zu gut, um wahr zu sein. Wenn meine Schüler es aber im Unterricht selbst erleben, sehen sie, dass es stimmt. Jeder hat diese Heilkraft. Wir sind mit dieser Gabe geboren. Wir haben sie lange ungenutzt gelassen. Frühlingswald-Qigong legt sie jetzt wieder in Ihre Hände. Frühlingswald-Qigong hilft Ihnen, sie wiederzuentdecken, zu entfalten und gut einzusetzen.

2. Frühlingswald-Qigong geht rascher und bringt mehr

Qigong besteht aus vier Bestandteilen: Atmung, Haltungen, geistiger Einstellung und Lauten, die alle vier zusammenwirken sollten. Manche Qigong-Methoden konzentrieren sich nur auf einen oder zwei dieser Bestandteile. Dann braucht es viel länger, um das Gewünschte zu erreichen. Frühlingswald-Qigong fügt die vier Bestandteile zusammen und setzt sie gut ein, dann brauchen Sie weniger Zeit und erreichen mehr.

Viele haben mir in meinen Kursen erzählt, sie hätten jahrelang Qigong geübt, aber nur wenig Fortschritte gemacht. Als sie mit Frühlingswald-Qigong anfingen, hätten sie die Energie und Heilung sofort gespürt. Ich weiß, was sie meinen. Ich bin denselben Weg gegangen, den sie gegangen sind. Ich möchte nicht, dass andere unzählige Stunden, Monate oder Jahre aufwenden und nur wenig Nutzen daraus ziehen.

3. Frühlingswald-Qigong offenbart eine Tatsache – beim Qigong sind Bewegungen nicht richtig oder falsch, nur gut, besser und am besten

Viele Qigong-Meister und -Lehrer fordern ihre Schüler auf, ihren Anweisungen genau zu folgen, sonst könnten die Übungen ihnen körperlich schaden. Will man Qigong gut erlernen, muss man also zu einem Meister gehen und direkt bei ihm lernen. Viele haben mich in meinen Kursen darüber befragt. Ich lächle jeweils und antworte, das treffe nicht zu.

Sie brauchen keine »vollkommene« Technik, um Nutzen aus Qigong zu ziehen. Wenn Sie Qigong üben, um sich selbst zu helfen, gibt es weder richtig noch falsch, sondern nur gut, besser und am besten. Sie machen es einfach so gut, wie es im Augenblick möglich ist, und es wird Ihnen nützen. Wenn Sie Qigong einsetzen wollen, um anderen zu helfen, dann sind die reine Liebe in Ihrem Herzen und Ihr Wunsch zu helfen wichtiger als eine »richtige« Technik. Sie geben einfach das im Moment Bestmögliche, im Vertrauen darauf, dass es Ihrem Freund oder Ihrer Freundin helfen wird.

Wollen Sie jedoch höhere Qigong-Stufen erklimmen und Erfahrungen machen, die viele »übernatürlich« nennen würden, dann ist es allerdings sehr wichtig, mit einem Meister zu arbeiten und seinen Anweisungen genau zu folgen. Dann gilt es, keinen einzigen Fehler zu machen. Das zu erreichen dauert Jahre. Wenige steigen zu diesen höheren Ebenen auf. Bedenken Sie aber: Dieser lange Weg ist nicht nötig, wenn Sie die Heilkraft des Qigong an sich erleben und sie einsetzen möchten, um auch anderen zu helfen.

Auf der ersten Stufe behandeln wir beim Frühlingswald-Qigong die Energiebahnen im Körper. Im ganzen Körper gibt es zwölf Haupt- oder Leitbahnen und unzählige entsprechende Energiepunkte. So gehören beispielsweise zu sechs Energiebahnen Energiepunkte in Händen und Füßen. Wenn Sie die Hände öffnen, tragen Sie zur Öffnung der entsprechenden sechs Kanäle bei. Schließen Sie die Hände, schließen Sie auch die Energiebahnen. Dasselbe geschieht beim Bewegen der Füße.

Heben Sie die Hände über den Kopf, werden Lungen-, Herz- und Dickdarmkanal und viele andere geöffnet. Auch beim Heben und Senken der Fersen werden zahlreiche Bahnen geöffnet, einschließlich der Nierenbahn, in der sich die Vitalkraft befindet. Solange Sie also die Hände öffnen und die Füße bewegen, öffnen Sie die entsprechenden zwölf Leitbahnen im Körper, ungeachtet dessen, was Sie sonst tun. Wie rasch die Energie ins Fließen kommt und die Kanäle sich öffnen, hängt davon ab, wie Sie Hände, Füße und Körper bewegen, wie rasch die Bewegungen sind und wie lange Sie das tun. Deswegen führen Sie Qigong-Bewegungen am besten richtig, langsam und möglichst lange aus.

Auf der ersten Stufe lernen wir als eine der ersten Übungen das »Bewegen von Yin und Yang«. Halten Sie die rechte Handfläche mit leicht gespreizten Fingern oben vor den Brustkorb, die linke Handfläche auf Nabelhöhe vor den Bauch. Dann bewegen Sie die Hände im Kreis: Die rechte Hand wird nach vorne und unten bewegt, die linke heben Sie bis zur Stirn. Die Handflächen sind zum Körper gerichtet und werden entlang der senkrechten Körperachse bewegt. So heben und senken Sie die Hände eine Weile.

Hier könnten Sie etwa fragen: »Was ist, wenn ich die Hände nicht entlang der senkrechten Körperachse bewege? Ist das in Ordnung?« Ja, es ist in Ordnung. Die Übung wird Ihnen dennoch gut tun. Nur ist es nicht die beste Art. Wenn Sie die Handflächen vor der senkrechten Körperachse nach oben und unten bewegen, öffnen Sie im selben Zeitraum mehr Energiebahnen.

Das liegt an Folgendem: Im Körper gibt es zahlreiche Energiepunkte, die bestimmten Organen und anderen Körperbereichen entsprechen. Auf den folgenden Abbildungen sind die

Energiepunkte in Kopf, Rumpf, den Händen, Armen und Beinen abgebildet. Werden diese Punkte mit Energie versorgt oder massiert, werden Energieblockaden aufgelöst.

Energiepunkte im Kopf

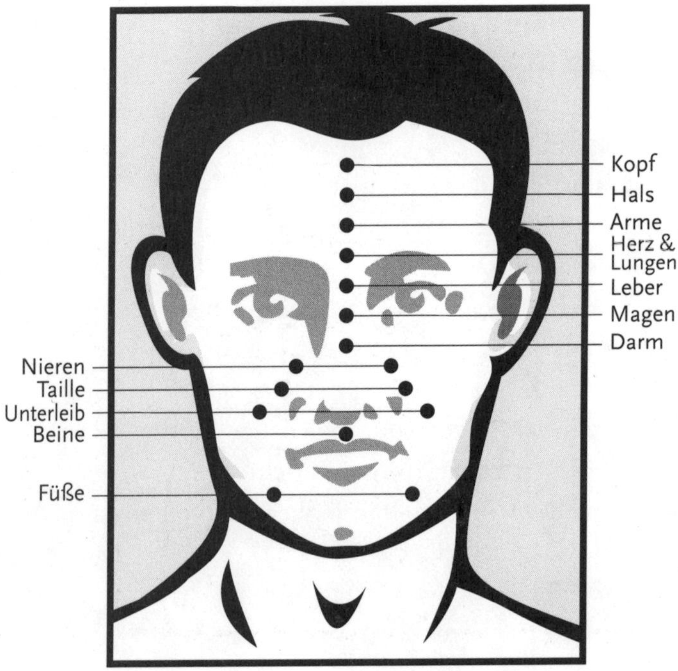

Energiepunkte im Rumpf

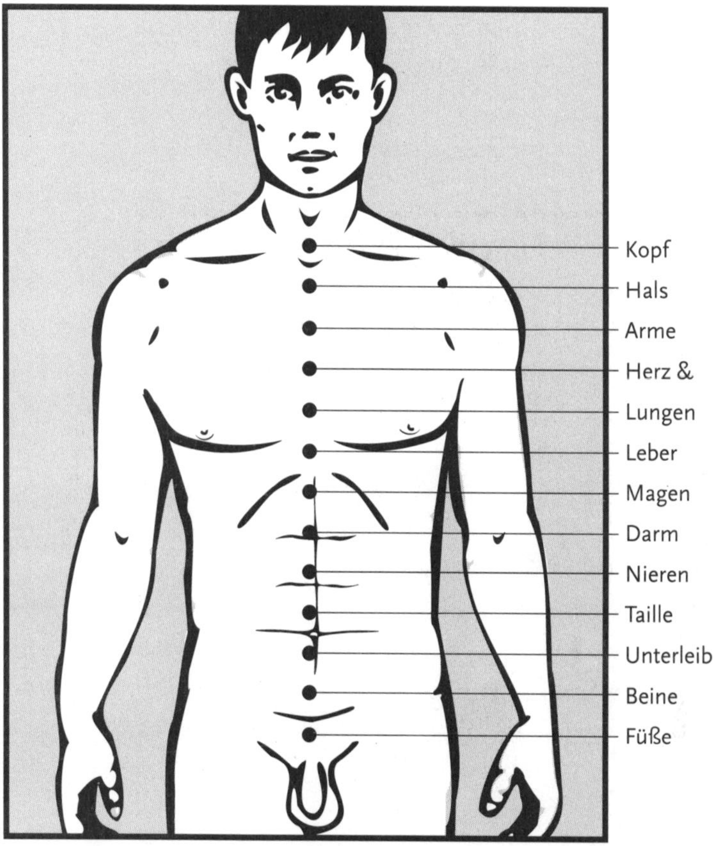

Energiepunkte an den Händen, Armen und Beinen

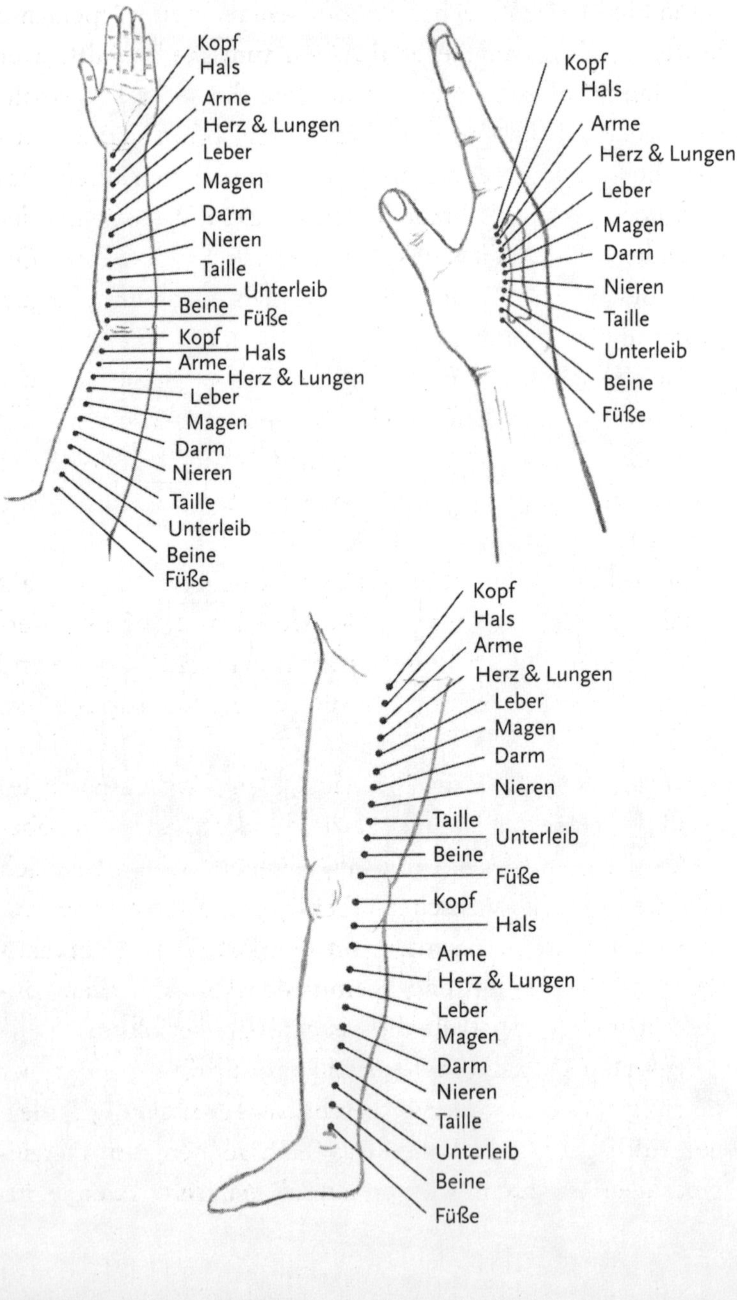

Daraus wird ersichtlich, weshalb Sie mehr Punkte öffnen, wenn Sie die Handflächen vor der senkrechten Körperachse bewegen, als wenn Sie es daneben tun. Beides hilft, aber das eine ist besser. Zudem öffnen Sie die sechs Fingerbahnen, wenn Sie die Finger leicht spreizen. Dann sind die entsprechenden Punkte in Hand und Arm ebenfalls offen. Das hilft noch mehr und braucht weniger Zeit. Das ist einer der Gründe, weswegen ich zu sagen pflege, es gebe bei Ihren Qigong-Bewegungen weder richtig noch falsch, sondern nur gut, besser und am besten.

Die Bezeichnung Frühlingswald-Qigong habe ich der Wortbedeutung wegen gewählt. Stellen Sie sich einen Wald im Frühling vor. Er strotzt von neuem Leben und Wachstum mit vielen Neuanfängen und Möglichkeiten. Das ist der eine Grund.

Der andere Grund ist der, dass ein Baum noch keinen Wald ausmacht. Es braucht sehr viele verschiedenartige Bäume verschiedener Formen und Größen für einen Wald. Manche sind sehr alt, andere noch jung. Das alles braucht es, damit es ein Wald ist.

So stelle ich mir Frühlingswald-Qigong vor: als Baum im Wald der Hilfe zur Heilung, dazu, die Welt zu einem liebevolleren Aufenthaltsort für unser Leben zu machen. Ich möchte mit allen Menschen arbeiten, mit Ärzten, Krankenschwestern und Therapeuten, mit allen Arten von Heilpraktikern und Wellnessanwendern, mit Menschen aus allen Ländern überall auf der Welt, die dasselbe Ziel verfolgen.

Ich unterrichte vier Stufen Frühlingswald-Qigong. Darüber hinaus gibt es eine weiter fortgeschrittene Ausbildung. Sie lernen jedoch auf Stufe I alles, was Sie brauchen, um Energieblockaden in Ihrem Körper aufzulösen, Ihre Energie ins

Gleichgewicht zu bringen und sie frei und ruhig in Gang zu halten. Sie lernen zudem eine ganz einfache und wirksame Technik kennen, um anderen zu helfen, die ich Ihnen nachfolgend aufzeigen will.

Dieses Buch ist ein ausgezeichneter Anfang. Darin bringe ich Ihnen einige wichtige Übungen bei. Zum Qigong gehören aber auch geführte Meditationen und andere Elemente, die Sie kennen und üben sollten und die sich in einem Buch nicht gut darstellen lassen. Deswegen gebe ich Unterricht, rege andere zum Lehren und Weitergeben ihrer Kenntnisse an Freunde an und habe als begleitende Lernhilfen für zu Hause Videos und Kassetten aufgenommen.

Die folgenden Übungen sind eine Hilfe für den Anfang und können Ihnen großen Nutzen bringen.

爱

Die drei Grundübungen des Frühlingswald-Qigong

Jede dieser Übungen, der *Anfang des Universums, Yin & Yang bewegen* und das *Atmen des Universums*, tragen dazu bei, die Leitbahnen im Körper zu öffnen und Ihnen ein Gefühl für Energiefluss und -bewegung durch Ihren Körper zu geben.

Es gibt viele Energiebahnen im Körper. Die wichtigsten sind die vordere und die hintere Leitbahn. Die hintere Leitbahn ist die lenkende Bahn.

Alle anderen hängen von diesen beiden Hauptleitbahnen ab. Die eine endet im Gaumen, die andere in der Zungenspitze. Deshalb sollten Sie jedes Mal, wenn Sie Frühlingswald-Qigong üben, die Zunge an den Gaumen legen. Die Zunge ist wie der Schalter, der die beiden Hauptleitbahnen miteinander verbindet.

Sie können die Übungen im Stehen, Sitzen oder Liegen durchführen.

Der Anfang des Universums

Diese Übung richtet die Aufmerksamkeit auf den Körper und weckt die innere Energie.

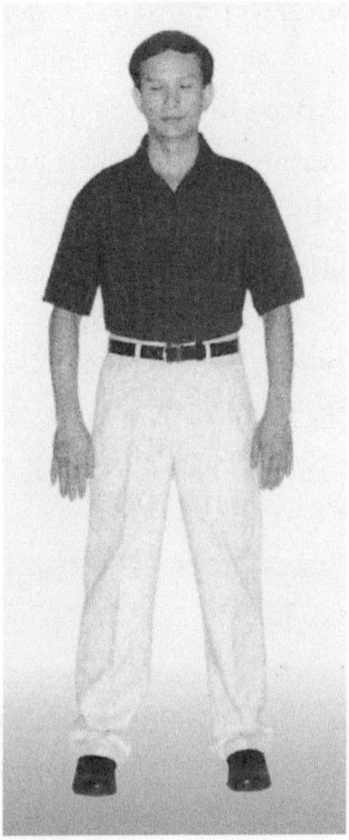

- Wenn Sie im Sitzen üben, setzen Sie sich mit möglichst gerader Wirbelsäule aufrecht hin.
- Wenn Sie die Übung im Liegen durchführen, legen Sie sich mit möglichst gerader Wirbelsäule auf den Rücken.
- Wenn Sie im Stehen üben, stellen Sie sich mit nach vorne gerichteten Zehen und leicht gebeugten Knien gerade hin. (Möchten Sie abnehmen, beugen Sie die Knie etwas mehr.)
- Stellen Sie die Füße etwas weiter als schulterbreit auseinander, damit Sie einen guten Stand haben.
- Der Blick ist nach vorne gerichtet.
- Lächeln Sie. Das entspannt jeden Körperteil und regt das Gehirn zur Endorphinausschüttung an.
- Ziehen Sie das Kinn leicht an, damit die Wirbelsäule bis oben hin gerade ist. Die Energie bewegt sich bei gerader Wirbelsäule leichter in der Hauptleitbahn auf und ab.
- Lassen Sie die Schultern fallen und drehen Sie die Ellbogen leicht nach außen.
- Öffnen Sie die Hände und spreizen Sie die Finger etwas.

Wenn Sie die Finger spreizen, werden viele Energiebahnen im Körper geöffnet. Schließen Sie die Finger, schließen sich die Bahnen.

- Atmen Sie tief, ruhig und sanft durch die Nase ein. Beim Einatmen ziehen Sie den Unterbauch ein wenig ein. Beim Ausatmen lassen Sie den Bauch los. Das fördert die Kommunikation der Yin- und Yang-Energien und schafft Harmonie.
- Stellen Sie sich vor, dass der ganze Körper atmet. Sehen Sie vor Ihrem inneren Auge, wie die Energie des Universums in jede Zelle Ihres Körpers dringt und sich im unteren Dantian, einem Hauptenergiezentrum Ihres Körpers, sammelt. Das untere Dantian liegt hinter Ihrem Nabel.
- Stellen Sie sich beim Ausatmen vor, wie sich alle Schmerzen und Krankheiten in Rauch oder Luft verwandeln und aus jeder Körperzelle bis ans Ende der Welt verfliegen.
- Machen Sie sanft Augen und Mund zu.
- Jetzt sagen Sie sich innerlich den folgenden Schlüsselsatz:
  »Ich bin im All; das All ist in meinem Körper;
  das All und ich verbinden sich miteinander.«
- Atmen Sie langsam, tief und sanft weiter und spüren Sie die Leere, Ruhe und Stille des Weltalls.

Führen Sie diese Übung zwei oder drei Minuten lang durch – wenn Sie Zeit haben, auch länger.

Yin & Yang bewegen

Dies ist eine sehr gute Übung zur Heilung der inneren Organe. Dank der geistigen Lenkung und der Handbewegungen verbinden sich dabei Herz- und Nierenenergie und lösen viele Blockaden im Körper auf.

Auch diese Übung können Sie im Stehen, Sitzen oder Liegen durchführen. Nehmen Sie dieselbe Körperhaltung ein wie beim *Anfang des Universums,* und denken Sie daran, die Zunge leicht an den Gaumen zu legen.

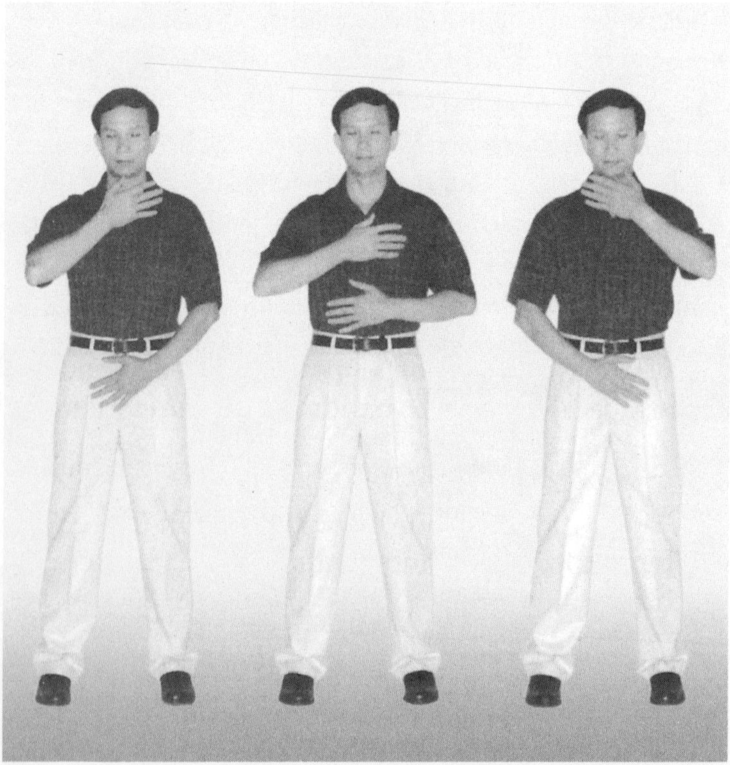

- Atmen Sie tief und sanft weiter und heben Sie die rechte Hand – die männliche Yang-Energie – den Brustkorb entlang nach oben. Gleichzeitig bewegen Sie die linke Hand – die weibliche Yin-Energie – bis vor den Unterleib.
- Hände und Finger bleiben leicht gespreizt, um Energie aufzunehmen. Die Handflächen sind zum Körper gerichtet, berühren ihn aber nicht, um ein Gefühl der Leere zu schaffen.
- Stellen Sie sich bei dieser Handbewegung mitten im Rumpf eine in wunderschönen Farben leuchtende, durchsichtige Energiesäule vor, die von Ihrem Scheitel bis zum untersten Punkt des Rumpfes verläuft. Wie groß die Energiesäule wird, hängt von Ihrer Vorstellungskraft ab. (Fällt es Ihnen schwer, sich eine Säule vor Augen zu halten, dann erzwingen Sie nichts. Sagen Sie sich lediglich innerlich einmal, die Energiesäule sei da, und vertrauen Sie darauf, dass sie es ist.)
- Verharren Sie etwa 30 Sekunden in dieser Haltung, wenn Sie möchten auch länger, und beginnen Sie dann, die Hände langsam zu bewegen. Die rechte Hand entfernt sich vom Körper und senkt sich zum untersten Punkt des Rumpfes. Unterdessen hebt sich die linke Hand am Körper entlang bis zum Gesicht. Die Hände berühren den Körper nicht.
- Bewegen Sie die Hände langsam so im Kreis, dass Sie drei bis fünf Kreise pro Minute beschreiben.
- Während Sie die Hände bewegen, stellen Sie sich vor, wie sich die Energie in der durchsichtigen Säule nach oben und unten bewegt. Stellen Sie sich dabei vor, wie sich die Energiebahnen im Rumpf vollständig öffnen. (Fällt es Ihnen schwer, sich dies bildlich vor Augen zu führen, sagen Sie

es lediglich innerlich einmal für sich. Dann vertrauen Sie darauf, dass die durchsichtige Energiesäule da ist, und konzentrieren sich darauf, die Energie mit den Händen zu lenken. Spüren Sie, wie sich die Energie bewegt. Sie achten ganz entspannt darauf. Es sollte sich nicht wie ein Zwang anfühlen.)

Führen Sie diese Übung fünf bis zehn Minuten lang aus, wenn möglich länger. Je länger Sie diese Übung machen, desto tiefer gelangen Sie in die Leere.

Das Atmen des Universums

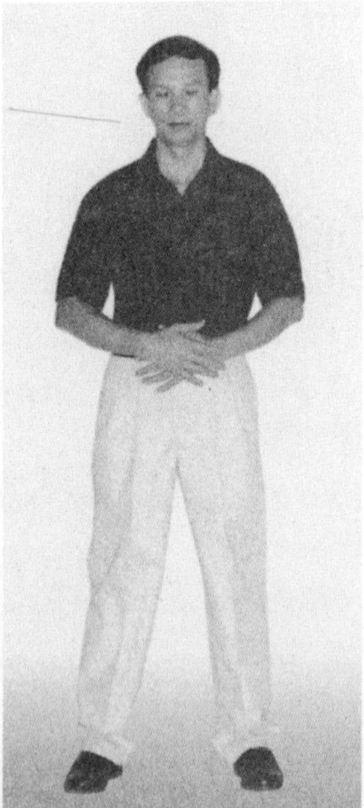

Dies ist eine ausgezeichnete Übung sowohl zum Heilen von Lungen und Haut wie zum Ausbalancieren der Energie im Körper und außerhalb des Körpers.

Wenn Sie vor dem *Atmen des Universums* die Übung *Yin und Yang bewegen* gemacht haben, können Sie wie folgt von der einen zur anderen Übung übergehen.

- Beenden Sie die Yin-und-Yang-Kreisbewegung, indem Sie beide Hände langsam vor dem Nabel im Bereich Ihres unteren Dantian übereinander legen.

- Männer legen die linke unter die rechte Hand. Frauen legen die rechte unter die linke Hand.
- Auch hier berühren die Hände weder einander noch den Körper. Der Zwischenraum erlaubt Ihnen, die Leere zu erspüren.

- Beim vierten Einatmen lösen Sie die Hände und öffnen sie zu beiden Seiten hin.
- Beim Ausatmen führen Sie die Hände zueinander, aber ohne dass sie sich berühren.
- Führen Sie diese Bewegung bei jedem Ein- und Ausatmen langsam und stetig aus.

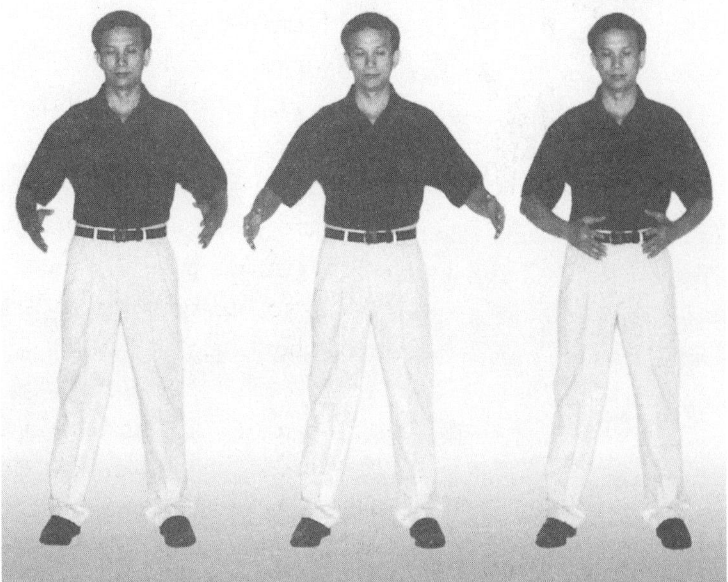

- Stellen Sie sich vor, dass Sie mit dem ganzen Körper atmen.
- Spüren Sie beim Auseinandernehmen der Hände, wie sich die Energie im Raum zwischen Ihren Händen ausdehnt.
- Spüren Sie beim Zusammenführen der Hände, wie sich die Energie im Raum zwischen den Händen verdichtet.
- Mit etwas Übung, möglicherweise schon bald, werden Sie deutlich spüren, wie sich die Energie ausdehnt und verdichtet.
- Spüren Sie die Energiebewegung mit den Händen und dem Körper, während Sie die Bewegungen mit den Ellbogen lenken.
- Stellen Sie sich beim Einatmen vor, wie die reine Energie des Universums durch jeden Körperteil fließt und sich in Ihrem unteren Dantian sammelt.
- Stellen Sie sich beim Ausatmen vor, wie sich alle Schmerzen und Krankheiten in Rauch oder Luft verwandeln und aus jedem Körperteil bis ans Ende der Welt verfliegen.
- Wiegen Sie den Körper bei diesen Bewegungen nicht hin und her. Er soll ruhig und entspannt bleiben, und lächeln Sie dabei immer.

Führen Sie diese Bewegung fünf bis zehn Minuten durch oder länger, falls Sie Zeit haben.

Diese Handbewegung in Verbindung mit der Atemtechnik löst Blockaden im ganzen Körper und besonders in den Lungen auf.

Zum Abschluss der Bewegung führen Sie die Hände vor sich zusammen, als hielten Sie einen Energieball vor Ihrem Nabel – dem unteren Dantian. Atmen Sie dreimal langsam, sanft und tief durch die Nase.

Abschließen

Zum Abschluss der Frühlingswald-Qigong-Übungen sollten Sie stets die Hände reiben und das Gesicht wie folgt massieren:

Streichen Sie mit den Händen vom Kinn aus sanft über das Gesicht, neben der Nase zur Stirn hoch und von dort aus kreisförmig nach außen und den Wangen entlang hinunter bis wieder zum Kinn. Dann streichen Sie wieder nach oben. Massieren Sie das Gesicht mehrmals auf diese Weise. Das holt Ihre Aufmerksamkeit wieder aus der Leere zurück.

Sie können die Übungen alle nacheinander durchführen oder aber jeweils nur eine. Versuchen Sie zu üben, wenn Sie das Bedürfnis haben, sich völlig zu entspannen und zu erneuern. Auch wenn Sie nur wenige Minuten Zeit haben, sind die Übungen hilfreich. Je öfter und länger Sie die Frühlingswald-Qigong-Übungen machen, desto besser werden Sie die Energie spüren und desto tiefer in die Leere eingehen können.

Denken Sie immer daran, jedes Mal, wenn Sie mit den Übungen beginnen, den Schlüsselsatz zu wiederholen. Wenn Sie sagen: *»Ich bin im All; das All ist in meinem Körper; das All und ich verbinden sich miteinander«*, öffnen Sie sich dem All und seinem grenzenlosen Vorrat an Heilenergie.

Das kleine Universum

Diese Meditationsübung zielt darauf ab, Energieblockaden in der vorderen und hinteren Leitbahn aufzulösen, die körperlichen Ursachen von Krankheiten zu beseitigen und die Energiezentren an diesen Leitbahnen entlang zu öffnen.

Diese Übung empfehle ich sehr. Wenn Sie nur Zeit für eine einzige Frühlingswald-Qigong-Übung haben, so üben Sie das *kleine Universum*. Sie ist eine ausgezeichnete Hilfe, um Blockaden aufzulösen und die Gesamtenergie im Körper ins Gleichgewicht zu bringen.

Im Körper gibt es viele Energiebahnen und -zentren. Wenn Energie von einem Punkt ausgeht, durch alle Bahnen und Zentren im Körper fließt und wieder an den Ausgangspunkt zurückkehrt, dann ergibt dies, wörtlich aus dem Altchinesischen übersetzt, das *große Universum*.

Die Hauptleitbahnen verlaufen vorne und hinten im Rumpf. Wenn die Energie von irgendeinem Punkt auf diesen Leitbahnen ausgeht, den entsprechenden Funktionskreis durchläuft und wieder zum Ausgangspunkt zurückkehrt, ergibt dies das so genannte *kleine Universum*. Wenn Sie sich darauf konzentrieren, die Energie in den beiden Leitbahnen im *kleinen Universum* zu bewegen, wirkt sich dies äußerst positiv auf das *große Universum* des ganzen Körpers aus.

Die hintere Leitbahn beginnt im Bereich des unteren Dantian hinter dem Nabel. Sie verläuft bis zum tiefsten Punkt des Rumpfes, der Wirbelsäule entlang bis zum Scheitel, über die Stirnmitte nach unten und endet im Gaumen. Sie regelt sämtliche Yang- oder männlichen Energiebahnen im Körper.

Auch die vordere Leitbahn beginnt im Bereich des unteren Dantian, verläuft bis zum tiefsten Punkt des Rumpfes, den Rumpf hinauf durch Herz und Hals und endet unter der Zunge. Sie beherrscht sämtliche Yin- oder weiblichen Energiebahnen im Körper.

Diese beiden Bahnen verbinden sich automatisch vier Stunden täglich: in der Mittagszeit zwischen 11 und 13 Uhr und um Mitternacht zwischen 23 und 1 Uhr. Wer Qigong praktiziert, meditiert am besten mittags und um Mitternacht, weil es weniger Energie braucht und mehr nützt.

Fast alle wichtigen Energiezentren sind entlang der hinteren und vorderen Leitbahn angeordnet. Infolgedessen kann eine Blockade im Herzenergiezentrum nicht nur Herzbeschwerden, sondern auch Probleme in Lungen und Brust oder gar Gemütsleiden auslösen. Eine Blockade im Steißbein könnte Beschwerden in den Fortpflanzungsorganen, schwindende sexuelle Energie oder sogar Kopfschmerzen bewirken. Eine Blockade im siebten Wirbel kann Kopfschmerzen, Fieber, Diabetes oder sogar Lungen- und Herzbeschwerden verursachen.

Das *kleine Universum* ist die einfachste Meditationstechnik zum Öffnen der beiden Hauptbahnen. Ich habe eine Audiokassette und CD mit schöner Hintergrundmusik aufgenommen, auf denen Sie auf jedem Schritt dieser Meditation begleitet werden.* Für Anfänger ist es eher schwierig, diese Meditation alleine durchzuführen.

Führen Sie die Meditation ohne Anleitung durch, so intonieren Sie beim ersten Einatmen »o o h m« und stellen sich vor, wie die Energie des Alls in Ihren Körper einströmt und sich in Ihrem unteren Dantian hinter dem Nabel sammelt. Lenken Sie beim Ausatmen die Energie mit Ihrer Vorstellungskraft in das nächste Körpersegment (siehe Abbildung). Beim zweiten Einatmen summen Sie »m u a h« und stellen sich wieder vor, wie die Energie in Ihren Körper fließt und sich im nächsten Punkt sammelt. Beim Ausatmen bewegen Sie die Energie mit Ihrer Vorstellungskraft in den nächsten Körperbereich. Wiederholen Sie diese Abfolge die ganze Meditation hindurch.

* Siehe Hinweis am Ende des Buches.

Das kleine Universum

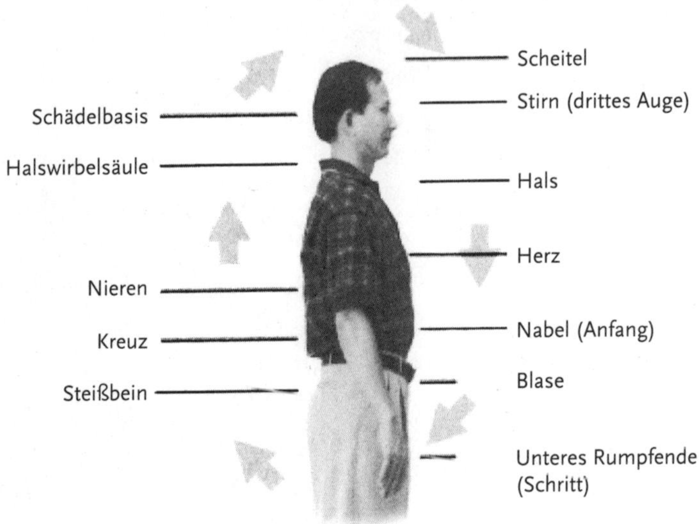

Anderen zur Heilung verhelfen

Sie können Qi (Energie) zur Selbstheilung nutzen, aber Sie können Qi auch einsetzen, um anderen zur Genesung zu verhelfen. Anderen zu helfen ist das Spannendste und Lohnenswerteste im Qigong. Es ist ganz leicht und einfach zu erlernen und ist dennoch von enormem Nutzen. Anderen zu helfen ist für mich das Schönste beim Frühlingswald-Qigong.

Wenn man zum ersten Mal hört, man könne anderen mit dem eigenen Qi helfen, klingt dies wohl zu gut, um wahr zu sein. Zudem haben ja viele Meister gesagt, man müsse jahrelang intensiv geschult werden, bevor man lehren könne, das Qi zur Unterstützung anderer einzusetzen.

Als ich meine Qigong-Meister fragte, wie bald ich so wie sie werde heilen können, nannten die einen zehn, andere zwanzig und einer sogar fünfzig Jahre. Meine innere Stimme sagte mir aber, andere zu heilen sei noch einfacher, als die Qigong-Übungen zu erlernen. Ich folgte meiner inneren Stimme und habe mich auf die Suche gemacht. Ich glaube, das Richtige gefunden zu haben.

Diese Grundtechnik zum Heilen anderer zu lernen wird Ihnen so leicht fallen, dass zwei Minuten dazu ausreichen.

Die Technik heißt *Schwertfinger*. Auf den höheren Stufen unterrichte ich weiter fortgeschrittene Heilmethoden, aber die *Schwertfinger*-Technik ist die Grundlage und sehr wirksam.

Folgen Sie einfach meinen Anleitungen und versuchen Sie es noch heute.

Schwertfingerübung

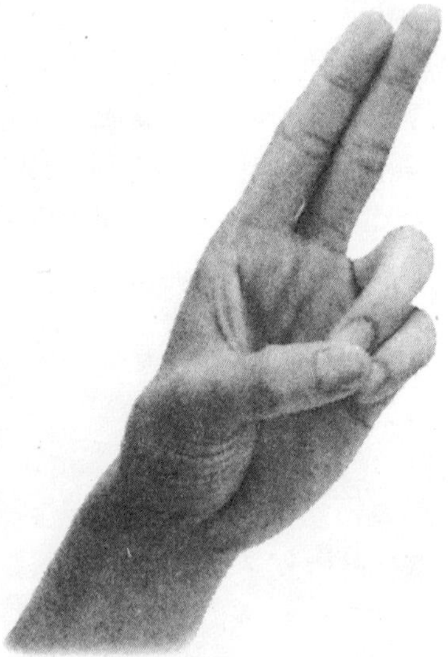

- Bringen Sie die Finger einer Hand in die Schwertfingerhaltung. Dazu legen Sie Mittel- und Zeigefinger zusammen und weisen damit geradeaus. Der Ring- und kleine Finger werden zur Handfläche gebogen, und der Daumen wird über die beiden Fingerspitzen gelegt.
- Heben Sie die andere Hand und halten Sie die Schwertfinger etwa 2–3 cm davor, sodass sie in die Handfläche dieser Hand zeigen.
- Sagen Sie sich innerlich: »Energie fließt aus den Schwertfingern in meine Handfläche.«
- Zeigen Sie weiterhin in die Handfläche und beschreiben Sie mit den Schwertfingern eine Kreisbewegung.

Was spüren Sie? Spüren Sie die Energie? Bei manchen klappt es sofort, bei anderen dauert es etwas länger. Haben Sie Geduld.

- Stellen Sie sich nun die Energie wie ein wunderschönes, starkes Licht vor, das aus Ihren Schwertfingern schießt. Richten Sie dieses auf die Handfläche und machen Sie wieder eine Kreisbewegung.
- Nehmen Sie die Schwertfinger bis auf etwa 15 Zentimeter zurück und machen Sie weiter die Kreisbewegung.
- Sie spüren die Energie noch immer und brauchen gar nicht so nahe zu sein. Versuchen Sie es durch eine Tischplatte oder eine Stuhllehne hindurch. Bewegen Sie die Schwertfinger auf der einen Seite und halten Sie die Handfläche der anderen Hand auf die andere Seite. Sie können die Energiebewegung noch immer spüren.

Die Schwertfinger einsetzen

- Bringen Sie die Finger einer Hand in die *Schwertfingerhaltung.* (Die Fingerspitzen von Ring- und kleinem Finger liegen unter der Daumenspitze. Mittel- und Zeigefinger liegen beieinander und sind gerade nach vorne gerichtet.)
  Lächeln Sie.
- Sagen Sie sich innerlich den Schlüsselsatz: »*Ich bin im All; das All ist in meinem Körper; das All und ich verbinden sich miteinander.*« Das öffnet die Tür zum Aufnehmen der Energie des Alls.
- Bitten Sie die Heilung suchende Person, dreimal langsam und sanft tief einzuatmen und sich einfach zu entspannen. (Wenn sie sich gerne an etwas Schönes erinnert oder

an einen schönen Ort oder etwas anderes denken möchte, was sie glücklich und friedlich stimmt, ist auch das in Ordnung.)

- Richten Sie Ihre Schwertfinger auf die schmerzende Stelle oder den Bereich, der ihr Beschwerden macht. (Auf dieser Stufe werden Sie fragen müssen, wo das ist. Auf weiter fortgeschrittenen Stufen lernen Sie, Energieblockaden im Körper selbst aufzuspüren.) Sie berühren die Behandelte nicht und arbeiten 15–45 Zentimeter von ihrem Körper entfernt. Bewegen Sie die Schwertfinger, um die Energieblockaden aufzulösen. Sie können Kreisbewegungen oder Schneide- oder Hackbewegungen machen.
- (Richten Sie die Schwertfinger nicht direkt auf das Herz der behandelten Person. Beim Herzen verwenden Sie die Schwertfinger von der Seite aus. Das ist am wirksamsten.)
- Stellen Sie sich vor, wie ein Strahl wunderschöner Lichtenergie aus Ihren Schwertfingern strömt und die Energieblockade aufhebt.
- Wenn Sie spüren, dass die Blockade aufgehoben ist (was nur etwa 15–20 Sekunden in Anspruch nehmen sollte), muss die Blockade noch entfernt werden.
- Sie entfernen die Blockade mit der Hand und zwar so, dass Sie die Hand öffnen und sich vorstellen, wie Energie aus jedem Finger schießt. Sie können eine oder beide Hände verwenden. Ich empfehle, nur eine Hand dazu einzusetzen.
- Stellen Sie sich vor, wie Energie aus Ihren Fingern in denjenigen Körperteil der Behandelten strömt, wo sie Schmerzen hat oder eine Krankheit sitzt, was auch immer das Problem sein mag.
- Stellen Sie sich vor, wie die Energie die Blockade in Luft

oder Rauch verwandelt. (Sie können auch ganz kreativ sein und andere Visualisierungen anwenden, die Ihnen helfen, Ihre Geisteskraft zu konzentrieren.) Ziehen Sie die Luft (oder den Rauch) aus dem Körper ab und werfen Sie sie fort. Die Energieblockade ist nur überschüssige Energie im Körper, die Sie dem All zurückgeben. Es ist keine schlechte Energie, so etwas gibt es nicht. Es ist bloß Energie am falschen Ort.

- Ziehen Sie die Luft oder den Rauch so lange ab, bis Sie merken, dass die Blockade aufgelöst ist. (Ziehen Sie jedoch keine Energie aus dem Scheitel oder von vorn aus dem Herzen ab. Das funktioniert nicht. Am Kopf und Herzen arbeiten Sie von der Seite oder von hinten.)
- Wenn Sie die Energieblockade herausziehen, fühlt diese sich möglicherweise wie Fäden oder Spaghetti an oder ist klebrig wie Karamellbonbons. Sie kann sich warm oder kalt anfühlen. Jeder Mensch hat hierbei andere Empfindungen. Ziehen Sie weiter, bis sich die Empfindung verändert oder Sie das Gefühl haben, jetzt sei alles entfernt. Das sollte etwa eine bis zwei Minuten dauern; manchmal braucht es etwas länger.
- Wiederholen Sie beim Herausziehen der Blockade still für sich: »Die Blockaden sind aufgelöst, die Schmerzen sind weg, du bist vollständig geheilt.« *Sagen Sie sich dies ganz klar und zuversichtlich.*
- Wenn Sie spüren, dass die Blockade aufgelöst ist, füllen Sie den Bereich, aus dem Sie diese entfernt haben, mit Heilenergie. Das gleicht die Energie aus und lässt sie frei und ruhig fließen.
- Nehmen Sie dazu die Handfläche, um Heilenergie auszusenden. (Die Frequenz der Energie aus den Handflächen

ist nicht dieselbe wie die Frequenz der Energie aus den Schwertfingern.)

- Stellen Sie sich die Energie als wunderschönes Licht vor, das aus Ihrer Handfläche strömt. Sie schicken Energie in den betreffenden Bereich, indem Sie die Hand neunmal vor- und zurückbewegen. Bewegen Sie die Hände stets sachte. Das beruhigt die Energie der Behandelten besser.
- Zum Abschluss bitten Sie die behandelte Person, dreimal langsam, sanft und tief einzuatmen, die Hände zu reiben und ihr Gesicht zu massieren: Dazu beginnt sie beim Kinn, fährt seitlich der Nase zur Stirn, dann kreisförmig nach außen und wieder zum Kinn. Das ist die beste Art, aber machen Sie keine große Sache daraus. Jede sanft massierende Bewegung ist gut, um sie aus der Entspannung zurückzuholen, damit sie sich nicht benommen fühlt.
- Dann sagen Sie ihr: »Jetzt fühlst du dich besser! – Jetzt geht es dir wieder gut!« Genauso, wie Sie ihr Ihre Heilenergie schenken wollten, möchten Sie auch Ihre positive Energie und Ihr Vertrauen an sie weitergeben. Das hilft ebenfalls sehr. (Fragen Sie nicht: »Spürst du den Schmerz noch?« Das könnte falsch ankommen und sie dazu bringen, nach dem Schmerz zu graben und ihn wieder herbeizuholen.)

Das war's. So einfach ist das. Versuchen Sie es – Sie werden sehen!

Je zuversichtlicher Sie sind und je besser Sie sich konzentrieren, desto mehr erreichen Sie. Der Schlüssel sind Ihr Wunsch zu helfen sowie die Liebe und das Mitgefühl in Ihrem Herzen. Daher stammt die Heilenergie.

Die Gabe zu heilen haben Sie schon immer besessen. Jetzt kennen Sie eine Technik, die Sie anwenden können, um dieses Talent mit Ihrer Familie, Ihren Freunden und der ganzen Welt zu teilen. Von jetzt an werden Sie stets wissen, dass Sie etwas tun können, um zu helfen. Und je mehr Sie diese Technik einsetzen, je öfter Sie diese Gabe zur Hilfe anderer einsetzen, desto besser wird es Ihnen gelingen.

Wichtige Hinweise

- Je mehr Energie Sie bei einer Frühlingswald-Qigong-Heilung aussenden, damit andere gesund werden, desto mehr bekommen Sie zurück.
- Beim Frühlingswald-Qigong üben wir, die unerschöpfliche Energie des Universums einzusetzen, die Ihnen jederzeit zur Verfügung steht.
- Sind Sie ein vergeistigter oder religiöser Mensch, so können Sie die Energie Ihrer inneren Führer (Gott, Jesus, Allah, Buddha oder wessen auch immer) anrufen. Die Verbindung mit deren Energie erhöht die Wirkung der eigenen Energie.
- Lächeln Sie stets, wenn Sie Frühlingswald-Qigong anwenden, ob für sich oder um anderen zu helfen.
- Je besser Sie fokussieren und visualisieren, desto mehr Erfolg haben Sie bei einer Heilung.
- Stellen Sie sich bei der Heilung vor, wie die Energie des Universums durch jede Zelle in Ihren Körper strömt und

sich in Ihrem unteren Dantian sammelt. (Sie brauchen sich nicht ständig darauf zu konzentrieren. Stellen Sie sich das Bild einmal vor oder sagen Sie es sich einmal, das reicht.) So nehmen Sie während der Heilung mehr Energie auf, als Sie aussenden.

- Denken Sie stets daran, dass Sie jemandem helfen, sich selbst zu heilen. Die Heilung selbst kommt aus der Energie des Alls.
- Haben Sie Vertrauen. Denken Sie an Ihre Liebe zu den Menschen, nicht an Erfolg oder Misserfolg. Wir haben keine Kontrolle über das Ergebnis, nur über unsere Bemühung und über das, was wir weitergeben.
- Vergessen Sie nicht: Das heilende Element ist die Schwingung der Energie der Liebe, Güte und Vergebung.
- Wünschen Sie sich von Herzen, dem/der anderen zu helfen. Denken Sie nur daran, wie großartig es ist, anderen helfen zu können, während Sie sich selber helfen, zu wachsen und die eigene Energie zu läutern.
- Sie können die *Schwertfingertechnik* anwenden, um anderen zu helfen. Sie können sich mit den *Schwertfingern* aber auch selbst helfen.
- Es ist eine Technik, die sich bei Verstauchungen, Kopfschmerzen, steifen oder schmerzenden Gelenken oder Schultern, steifem Rücken oder Verkrampfungen in sonstigen Körperteilen, Muskelschmerzen, Stirnhöhlenkatarrh, Husten, Wachstumsschmerzen bei Kindern, Bauchschmerzen und sehr vielen anderen Beschwerden als sehr hilfreich erweisen kann.

Auf dieser ersten Stufe werden Sie die behandelte Person fragen müssen, wo es schmerzt oder wo das Problem liegt, damit

Sie genau an dieser Stelle arbeiten können. Möglicherweise sind auch noch andere Energieblockaden im Körper am Problem beteiligt.

Auf Stufe II und in meinen weiter fortgeschrittenen Kursen lernen Sie, alle Energieblockaden im Körper selbst zu lokalisieren. Sie lernen, diese zu entfernen und den Behandelten zu helfen, die Gesamtenergie in ihrem Körper in Harmonie zu bringen. Trotzdem: Schon die *Schwertfingertechnik* allein ist sehr hilfreich und nützlich.

Ich habe diese Heilmethode an Tausende von Menschen weitergegeben. Diese wiederum haben sie eingesetzt, um vielen anderen zu helfen, Freunden, Familienmitgliedern und sogar Haustieren und Pflanzen.

Jemand schrieb mir aus Texas. Er hatte die Technik in meinem Heimlehrgang Stufe I gelernt und an Schultern und Knien seiner Mutter angewendet. Eine halbe Stunde später waren ihre Schmerzen allesamt vergangen.

Meine Schülerin Tina erzählte im Unterricht, sie sei am Abend, nachdem sie diese Technik gelernt hatte, nach Hause gegangen und habe ihre siebenjährige Tochter mit einer Ohrenentzündung vorgefunden. Sie versuchte es mit Medikamenten, die jedoch nicht wirkten. Ihr Kind litt noch immer große Schmerzen, und es ging ihm schlecht.

Also versuchte Tina aufgeregt, das Ohr ihrer Tochter mit den Schwertfingern zu behandeln. Zwanzig Minuten später hatte sie keine Schmerzen mehr und schlief die ganze Nacht tief und fest. Am nächsten Morgen stand sie auf und ging zur Schule, als sei am Vorabend nichts gewesen.

Eine andere Schülerin, Gwen, half ihrem Mann sogar, sehr schmerzvolle Warzen an den Füßen loszuwerden. Sie wandte die Technik am ersten Tag an, an dem sie diese in meinem Unterricht gelernt hatte. Sie erzählte, die Warzen hätten ihrem Mann über ein Jahr lang schreckliche Schmerzen bereitet.

Eine junge Frau berichtete, eine meiner Schülerinnen habe diese Technik eingesetzt, um ihr zu helfen. Am nächsten Tag sei ein Fleck auf ihrer Nase vollständig verschwunden. Dieser Fleck hatte sie sehr gehemmt, weil er nicht verschwinden wollte und kein Make-up ihn verdeckte. Er war klein, für sie aber riesig. Es war für sie wie ein Wunder. Danach kam sie in meinen Unterricht.

Auch Joan lernte die Heilmethode in meinem Unterricht. Sie ging nach Hause und wandte sie bei ihrem Hund an, der an Arthritis in den Beinen litt. Als sie fertig war, stand der Hund auf und konnte wieder gehen, ohne zu hinken.

Viele Schüler haben diese einfache Technik eingesetzt, um ihren Haustieren zu helfen. Tiere sind für diese Energie sehr empfänglich und finden sie sehr beruhigend.

Ob Sie es glauben oder nicht, anderen helfen ist ganz einfach. Es ist auch in Ordnung, wenn Sie es nicht glauben. Viele sind am Anfang skeptisch. Wenn Sie die Technik anwenden, werden Sie sehen, was geschieht.

Ich könnte Ihnen noch viele Geschichten von Schülern erzählen, die zuerst sehr skeptisch und deren Freunde und Familien noch misstrauischer waren – einige werden Sie nachfolgend lesen können. Als sie jedoch selbst eine Qigong-Heilung erlebten, waren die Zweifel vorbei. (Die Berichte von Denise Douglass-White auf Seite 205 oder von Cres Schramm auf Seite 254 sind gute Beispiele dafür.)

Es ist in Ordnung, wenn Ihre Freunde Zweifel haben. Versuchen Sie nicht, irgendjemanden zu überzeugen. Wenn man Sie um Hilfe bittet, ist das wunderbar. Wenn nicht, dann ist auch das in Ordnung. Sie können ihnen dennoch in Gedanken oder im Gebet die Energie Ihrer Liebe, Güte und Vergebung senden.

Teil III

Berichte von Schülern

慈

Ich plane im Unterricht immer etwas Zeit ein, damit meine Schülerinnen und Schüler ihre Erfahrungen mit Frühlingswald-Qigong erzählen können. Ich höre solche Berichte sehr gerne, und sie sind für die anderen sehr hilfreich. Sie erfahren dabei, dass Qigong tatsächlich bei allen wirkt, nicht nur bei Qigong-Meistern.

Ich habe so viele Erfahrungsberichte von Schülern bekommen, dass alle anzuführen ein weiteres Buch in Anspruch nähme. Es sind lauter wunderbare Geschichten, und ich wünschte, wir könnten sie alle abdrucken.

Ich habe einige Berichte in der Hoffnung ausgewählt, einen guten Überblick zu vermitteln. Manche sind kurz, andere lang. Die Schüler haben die Berichte selbst verfasst, die so viel oder so wenig enthalten, wie sie bereit waren mitzuteilen. Sie sind in alphabetischer Reihenfolge der Autoren abgedruckt.

Ich hoffe, dass Sie Freude daran haben und sie für Ihr Leben sinnvoll sind.

PATRICK DOUGHERTY: *Stressabbau*

Frühlingswald-Qigong ist die bemerkenswerteste und tiefgreifendste Erfahrung, die ich im Bereich der Gesundheit und Heilung je kennen gelernt habe. Ich habe jahrelang ebenso für mich persönlich wie aus beruflichen Gründen einen Weg gesucht, um mir und anderen zu helfen und sowohl Harmonie wie ganzheitliche Gesundheit in unser aller Leben zu bringen. Mit Frühlingswald-Qigong habe ich gefunden, wonach ich so lange auf der Suche war.

Ich bin in einem Vorort von Minneapolis in einer Familie mit viel Missbrauch und Alkoholismus aufgewachsen. Nach der Oberschule bin ich dem Marine Corps beigetreten und nach Vietnam in den Krieg gezogen. Als ich nach Hause kam, verbrachte ich fünf Jahre auf dem Bau und lernte die harten Seiten des Alltags kennen. In den ersten 25 Jahren meines Lebens habe ich sehr viel menschliches Leid miterlebt.

Der ganze Aufruhr meines Lebens wurde ständig von einer inneren glühenden Leidenschaft begleitet. Ich interessierte mich für Menschen und wollte ihnen dringend helfen, aber mein Leben war in einem solchen Durcheinander, und ich brauchte selbst so viel Hilfe, dass ich mir nicht vorstellen konnte, je anderen eine Hilfe sein zu können. Erst als ich mich 1976 einem Alkohol- und Drogenentzug unterzog, öffnete sich eine Tür, damit ich etwas für andere tun konnte.

Ende der Siebzigerjahre arbeitete ich unter anderem im Bereich der Drogensucht. 1981 verbrachte ich ein halbes Jahr in Nordirland und arbeitete in einem Friedens- und Versöhnungs-Retreatzentrum. Dort brachte ich die wichtigsten Ideen für meinen Magister zu Papier. Als ich zurückkam, schloss ich mein Studium in Entwicklungspsychologie ab und eröffnete meine Privatpraxis.

Ich habe meine Arbeit schon immer geliebt, aber festzustellen, wie lange es dauert, bis jemand gesund wird, frustrierte mich auch sehr. Die Leute kommen mit Myriaden von Problemen zu mir, von Eheschwierigkeiten über Traumen, Angstzustände und Depressionen bis hin zum Gefühl, ihren Lebenssinn völlig verloren zu haben. Meistens wollen sie im Stil der traditionellen Psychotherapie darüber reden, und oft muss man sich ihr ganzes Leben ansehen.

Meine Klienten kommen zwar wegen psychischer Leiden zu mir, aber meistens sorgen sie auch nicht gut genug für ihre körperliche und seelische Gesundheit. Oft sind sie geistig, körperlich und seelisch völlig aus dem Gleichgewicht geraten. Sie kommen in der Hoffnung, wenn sie über ihre Probleme reden, sie verstehen und vielleicht Zugang zu ihren Gefühlen in Bezug auf diese Probleme gewinnen, dann bringe sie das auch in Kontakt mit ihrer Lebenskraft und Gesundheit sowie auf einen spirituellen Weg. Offensichtlich ist das in der Regel nicht der Fall. Die Psychotherapie ist leider häufig ein sehr langsamer und meistens unvollständiger Heilungsprozess für das, was der Klient sucht.

Sehr viele Probleme, um derentwillen die Leute zu mir kommen, könnten viel rascher behoben werden, würden sie ihren Körper energetisch richtig behandeln und an ihrem Seelenleben arbeiten. Klienten, die sich zusätzlich zur Arbeit an ihrer psychischen Gesundheit auch um ein körperliches und seelisches Gleichgewicht bemühen, erzielen in der Regel auch die schnellsten Fortschritte und die umfassendste Heilung. Daher rege ich sie seit Jahren an, Tai Chi, Yoga, Körperarbeit, Meditation oder sonst irgendetwas zu machen und nicht nur zu reden.

Ich habe jahrelang viele Methoden selbst ausprobiert und geübt. Dabei war mir stets klar, weshalb mein Vorschlag vielen Klienten nicht behagte. Sie waren nicht bereit, jahrelang zu üben, was die meisten Disziplinen erfordern, bis sich ein merklicher Nutzen im Leben bemerkbar macht. Ich gebe zu, in dieser Hinsicht hatten sie Recht, zumindest bis ich auf Frühlingswald-Qigong stieß.

Eines Dezembermorgens, als ich besonders müde und wegen der Arbeit, zwei kleinen Kindern, meiner Ehe und der vielen Probleme des Lebens unter Druck war, rief ich einen Freund an, der auch überall nach Möglichkeiten für ein besseres Leben suchte, und wir verabredeten uns zum Mittagessen. Ich gestand ihm: »Jim, ich bin müde und völlig gestresst. Meine Praxis ist eher langweilig. Ich bin ständig erschöpft und habe das Gefühl, als sei mein Leben eine einzige Tretmühle. Aber ich habe eben etwas über Qigong gelesen. Im Gemeindezentrum gibt es einen Kurs darüber. Jemand bietet zweimal zwei Stunden an und behauptet, es könne das Leben verändern. Hast du je von diesem Zeugs gehört?«

Jim sagte: »Weißt du, wenn du Qigong lernen willst, dann könntest du ebenso gut zu einem chinesischen Qigong-Meister gehen.« Worauf ich meinte: »Gut, Jim, und wo soll ich so jemanden hier in der Eistundra von Minnesota finden?« Er aber antwortete: »Im Anoka-Ramsey-College, etwa zwanzig Minuten von hier.« Ich brauchte keinen Seelenführer, um mir klar zu machen, dass dieser Weg für mich richtig war.

Also gab er mir Chunyi Lins Telefonnummer. Ich rief ihn an, worauf er sagte: »Ja, Mittwoch beginnt ein Kurs.« Ich klagte:

»Ach, da bin ich unterwegs. Kann ich nicht nächste Woche anfangen?« Das ginge nicht, meinte er: »Aber Sie können nächsten Monat anfangen.« Ich seufzte: »Oje, ich sollte wirklich jetzt damit beginnen. Was soll ich bloß tun?« Er aber sagte: »Tut mir leid.« Als ich an jenem Mittwoch die Stadt verließ, wurde sie kurz darauf von einem Schneesturm heimgesucht, und Chunyi Lin musste die erste Stunde ausfallen lassen. Also rief ich ihn wieder an, als ich zurück war, und er bestätigte: »Ja, der Unterricht beginnt am nächsten Mittwoch. Kommen Sie.« Das tat ich, und seither ist mein Leben nie wieder wie zuvor gewesen.

In der ersten Unterrichtsstunde wurde mir gleich klar, dass Qigong eine Wirkung hat, die anderen Übungsformen fehlt, weil ich deutlich etwas Neues empfand. Nach bloß zwei oder drei Wochen konnte ich die Energie richtig spüren, noch dazu sehr viel davon. Zuerst dachte ich, es wehe eine Brise um meinen Kopf. Meister Lin aber erklärte, das sei Energie. Sie kreiste jeweils um meinen Kopf, dann im Kopf, und danach glitt sie die Wirbelsäule entlang nach unten. Ich merkte deutlich, dass meine Qigong-Übungen eine energetische Wirkung auf mich hatten und mich tatsächlich stärkten. Es funktionierte, und ich spürte es. Also begann ich, möglichst viel zu üben.

Auch zu Hause merkte es meine Familie. Immer wieder fragte meine Frau: »Was ist bloß mit dir los? Du bist viel entspannter!« Ich war nicht mehr gestresst.

Praktisch jeder weiß, wie sich Stress anfühlt. Es ist, als ziehe es einen irgendwie in sechs verschiedene Richtungen. Man schläft nicht genug, und beim Nachhausekommen möchte man nur noch vor den Fernseher sinken und an nichts mehr denken. Das war vorbei. Ich war einfach nicht mehr gestresst. Es war beschämend für mich, im Rückblick zu sehen, welches

Niveau psychischer Gesundheit für mich normal gewesen war. So kann man nicht leben.

Interessant war es auch bei einer Party oder beim Ausgehen mit Freunden, wenn sie anfingen zu erzählen: »Na ja, ich bin so unter Druck, weil ich dies und das tue, und meine Kinder sind bei jener Veranstaltung dabei, und ihr wisst ja, wie das ist«, und alle sagen: »Mhhhhmm, ja klar.« Und dann komme ich mit: »Tut mir leid – ja, ich mache das alles auch, aber ich bin einfach nicht mehr gestresst.«

Das war schon bald der Fall, nachdem ich angefangen hatte zu üben. Etwa drei Monate nach Beginn des Lernens und Übens von Frühlingswald-Qigong merkte ich deutlich, wie sich alles veränderte. Statt früher schlafen zu gehen, ging ich später zu Bett, weil ich aufblieb und übte. Ich stand auch früher auf und übte. Ich konnte gar nicht genug davon bekommen. Ich übte jeden Morgen und jeden Abend. Das war sehr, sehr gut, und ich schlief sehr viel besser.

Ich habe schon immer einen unruhigen Schlaf gehabt. Ich gehörte zu den zwanzig Prozent Amerikanern, die unter irgendeiner Form von Schlaflosigkeit leiden. Jetzt aber schlafe ich wie ein Baby und brauche weniger Schlaf. Qigong ist ganz ausgezeichnet für den Schlaf. Das alles ist nur dem Üben von Frühlingswald-Qigong zu verdanken.

Ich glaube, der Schlüssel zum Ganzen ist das Atmen. Wenn Sie lernen, richtig zu atmen, und wenn Sie mit den richtigen Bildern vor Ihrem inneren Auge atmen, verändert sich Ihr Atem, und dann kann sich auch Ihr Leben ändern. Würden die Leute nur die Atemübungen machen und gäbe man ihnen nur drei Qigong-Übungen, die sich auf den Atem konzentrieren, könnte schon dies allein ihr Leben bedeutend ändern. So einfach ist das.

Inzwischen unterrichte ich Berufskollegen in Frühlingswald-Qigong für Psychotherapeuten. Sie können ihren Klienten so sehr helfen, indem sie ihnen nur ein wenig Qigong beibringen. Natürlich müssen sie selbst Qigong üben, damit sie ein gutes Vorbild abgeben. Aber sie erleben wie ich, dass die Harmonisierung der eigenen Energie die Tür zur Heilung anderer auf allen Ebenen öffnet, auf der Ebene des Körpers, des Geistes und der Seele. Dann kann man den Klienten eine oder zwei einfache Atemübungen und einige Visualisierungstechniken beibringen und auf diese Art deren Heilung fördern.

Unter anderem habe ich von Meister Lin und Frühlingswald-Qigong gelernt, dass es ganz einfach ist, sein Leben zu verändern. Er sagt uns auf der ersten Stufe, alles, was wir zu wissen brauchten, sei in diesem Unterricht enthalten. Es ist ganz einfach. Ich habe alle Stufen besucht, die er anbietet, und muss sagen: Was er auf Stufe I sagte, stimmt. Eine konzentrierte, regelmäßige und einfache Übung kann sich sehr tiefgreifend auf Körper, Geist und Seele auswirken.

Denise Douglass-White:
Mich, meine Kinder und andere heilen

Ich bin irgendwie in meine erste Frühlingswald-Qigong-Unterrichtsstunde hineingerutscht. Meine Freundin hatte eben mit Stufe I bei Meister Lin begonnen und sagte, ich solle doch mitgehen. Ich wusste nichts über Qigong. Ich dachte, es seien irgendwelche chinesischen Übungen, die mir wegen der Bewegung gut tun würden, und vielleicht sei auch ein bisschen Meditation dabei. Ich hatte nie mit Energie gearbeitet und kann auch nicht behaupten, dass ich überhaupt so etwas wie Energiearbeit kannte, und ich hatte auch noch nie meditiert.

Nachdem ich mit dem Unterricht begonnen und gemerkt hatte, dass Frühlingswald-Qigong mit Heilung zu tun hat, sowohl mit Geheiltwerden wie mit Heilen, gab ich mir Mühe, aufgeschlossen zu bleiben, aber meine typisch westlich-rationale Einstellung hatte eine hartnäckige Skeptikerin aus mir gemacht. Ich hatte keine Ahnung, dass ich eben die ersten Schritte auf einem Weg gegangen war, der mein Leben verändern sollte.

Die Veränderungen in mir wurden nicht durch ein Schlüsselerlebnis in meinem Denken ausgelöst, sondern durch eine Reihe von Ereignissen, durch die ich nicht nur meine Einstellung in Bezug auf meine Gesundheit und die Gesundheit anderer änderte, sondern auch meine ganze Sicht- und Betrachtungsweise der Welt. Ich will Ihnen einige Vorfälle erzählen, die das Universum mir in den Weg legte.

Als ich den Kurs Stufe I besuchte, ging mir der Gedanke durch den Kopf, eine Heilung durch Frühlingswald-Qigong könnte so etwas wie ein Placebo sein. Vielleicht funktionierte es in Fällen, in denen jemand nicht »wirklich« krank war, sondern sich nur eingeredet hatte, krank zu sein. Und da die betreffende Person überhaupt nicht wirklich krank war, konnte diese Art Heilung erfolgreich bei ihr eingesetzt werden, wobei sie sich die Krankheit »ausredete« und damit eine »echte« Heilung vortäuschte.

Mein Sohn hatte seit einigen Jahren alljährlich eine Bronchitis, die sich jeweils rasch zu einer Lungenentzündung auswuchs. Das Ganze verlief nach einem voraussehbaren Muster.

Zuerst hatte er Erkältungssymptome wie etwa eine verstopfte Nase, dann überfiel ihn rasch und heftig so etwas wie eine Grippe, die mit starker Schleimbildung in Bronchitis überging, und schließlich entwickelte sich daraus eine ausgewachsene Lungenentzündung.

Eines Abends, als ich in meinen Qigong-Unterricht Stufe I ging, hatte dieses Krankheitsbild bei meinem Sohn wieder eingesetzt. Er fühlte sich elend. Die starke Verschleimung war bereits Richtung Lunge gewandert. Ich kam aus dem Unterricht nach Hause, und mein Sohn lag schlafend in seinem Bett. Sein Atem ging schwer. Ich setzte mich zu ihm, ohne ihn zu wecken, »brachte sein Yin und Yang ins Gleichgewicht«, wie wir es am selben Abend im Unterricht geübt hatten, und legte mich schlafen.

Als ich am nächsten Morgen erwachte, rief er von unten hoch: »Mami, meine Lungen sind ganz frei«, und das waren sie auch. Ich war überrascht und hoch erfreut, dass mein Sohn wieder gesund war. Frühlingswald-Qigong konnte wohl doch nicht nur ein Placebo sein, da mein Sohn nicht wissen konnte, was ich im Unterricht geübt hatte und auch nicht wach war, als ich an ihm arbeitete. Ich konnte mir wirklich nicht erklären, was passiert war. Ich war erfreut, aber es war mir auch etwas unbehaglich zumute.

Die Idee machte mir zu schaffen, Qigong könnte mich mit etwas Größerem verbinden, das ich weder verstehen noch kontrollieren konnte und das möglicherweise nicht nur einen guten, sondern auch einen schlechten Einfluss auf mich haben würde. Ich fragte mich, ob Qigong dem entsprach, was ich unter Sekte verstand. Ich fragte mich, ob Meister Lin unter Umständen mit allem, was er auf mir unbekannten Gebieten wusste, die Kontrolle über meinen Geist oder Willen erlangen könnte.

Seit mehreren Jahren hatte ich Probleme mit meiner Leber. Die Ärzte konnten mir nicht genau sagen, was nicht stimmte. Bei mehreren Tests wurden erhöhte Leberwerte festgestellt. Die Ärzte hatten den Verdacht, es könnte sich um das Gilbert-Syndrom, eine recht unangenehme Störung der Leberfunktion, handeln. Außer meine Leberwerte regelmäßig zu prüfen, um sicherzugehen, dass diese nicht noch höher stiegen, konnten sie nicht viel unternehmen. Mein Hauptsymptom war Ermüdung.

Eines Tages übten wir im Unterricht Bewegungen der Stufe II. Meister Lin arbeitete dabei meistens an der Energie aller Schüler. Diesmal stellte er sich hinter mich und arbeitete an der meinen. Plötzlich spürte ich über der Leber so etwas wie eine Riesenblase voller Druck, die platzte und durch meinen Rücken verschwand. Es fühlte sich unendlich gut an, keinen Druck mehr an der Stelle zu haben, dabei hatte ich vorher nicht einmal gewusst, dass er da war. Aber glauben Sie mir: Das neue Gefühl war ganz real.

Kurz nach dieser Stunde ging ich zu meiner üblichen Untersuchung. Ich meinte zu wissen, was sie feststellen würden. Tatsächlich fiel der eine Test ganz normal, der andere fast normal aus. Der Arzt konnte es sich überhaupt nicht erklären. Ich war begeistert und kein bisschen überrascht. Doch was da geschehen war, passte weder in mein Weltverständnis noch in mein Glaubenssystem. Rückblickend kann ich mich nur wundern, dass etwas so Wunderbares geschehen und ich es trotzdem nicht als das annehmen konnte, was es war. Ich war noch nicht bereit dafür.

Während des Unterrichts der Stufe III erlitt eine liebe Freundin, die in einem anderen Bundesstaat lebte, einen Schlaganfall. Die Ärzte nahmen eine von mehreren Möglichkeiten an:

einen Tumor, eine Embolie oder eine Entzündung im Gehirn. Ich sprach Meister Lin eines Tages nach der Stunde darauf an. Er meinte, es sei ein Gehirntumor, eigentlich seien es zwei, und er zeichnete ganz sachlich auf, wo die Tumore saßen. Das verblüffte mich total. Die Vorstellung, dass jemand aus der Entfernung eine Krankheit feststellen konnte, war so überwältigend, dass sie mich erschreckte.

Die Liebe zu dieser Frau bewog mich jedoch, Meister Lin um eine Fernheilung für sie zu bitten. Er erklärte sich einverstanden und sagte mir, wie ich mithelfen könne. Ich rief sie an, sprach mit ihr und fragte sie, wo im Gehirn das Problem sitze. Sie beschrieb genau einen der Orte, den Meister Lin aufgezeichnet hatte. Ich tat, was er gesagt hatte. Als die Ärzte meine geliebte Freundin wieder untersuchten, konnten sie keinerlei Probleme mehr in ihrem Gehirn feststellen.

Mit der Zeit lernte ich, der Führung dieses sanften und außerordentlich guten Menschen zu vertrauen. Er half mir, das Neue allmählich anzunehmen. Doch kaum hatte ich etwas akzeptiert, erwartete mich eine Überraschung auf der nächsten Stufe.

Praktisch ohne Vorwarnung wurde bei meiner Mutter ein bösartiger Hirntumor diagnostiziert. Auf mein Bitten hin versuchte Meister Lin mehrmals eine Fernheilung bei ihr, aber sagte dann klar und deutlich, seine Hilfe könne sie nicht von der Krankheit heilen, da sie zu weit fortgeschritten sei. Es war eine schwierige Zeit für meine Familie. Obschon meine Mutter einer Qigong-Behandlung gegenüber sehr aufgeschlossen war, kam diese bei anderen Familienmitgliedern nicht gut an. Es war schwierig, mit zwei grundverschiedenen Überzeugungen konfrontiert zu sein und gleichsam zwischen den beiden zu arbeiten, den Überzeugungen, mit denen ich aufgewachsen war, und der neuen Sicht, die sich mir eröffnete.

Wir sorgten dafür, dass Mutter am Ende ihres Lebens bei uns zu Hause gepflegt wurde. Ihr Tod bei uns verlief nicht, wie ich es erwartet hatte. Das Ende war sehr schwer. Stundenlang rang sie wie ein am Ende eines Wettlaufs ausgelaugter und erschöpfter Marathonläufer um Atem. Es war eine Qual, zuzusehen, wie diese bemerkenswerte, gütige, wunderbare Frau ihre letzte Kraft zusammennahm, um noch einen Endkampf auszufechten.

Während ich bei diesem langsamen Übergang zusah, hatte ich das Gefühl, ich sollte ihr mit Qigong helfen, war mir aber nicht sicher, ob das angemessen war. Meine Geschwister waren ebenfalls im Raum, und deswegen wollte ich keine Bewegungen anwenden. Es wäre wie ein Übergriff gewesen. Also beschloss ich, ihr die Hand auf die Brust zu legen und still um Hilfe für sie zu bitten. Gleich darauf ging ihr Atem langsamer, sie entspannte sich und starb.

Mein armes kleines Glaubenssystem wurde wie ein Nadelkissen durchlöchert. Etwas musste sich ändern. Immer wieder kam ein Anstoß vom Universum, ich solle offener werden. Also öffnete ich meinen Geist allmählich für eine völlig neue Denkweise über Körper, Geist und Seele.

Ich lernte meditieren. Ich las Anatomie- und Physiologiebücher. Ich lernte, Energieblockaden im Körper anderer zu entdecken. Ich begann meinen eigenen Körper neu zu achten, auf eine Art, die mich bewog, mich mehr zu bewegen, besser zu ernähren, schädliche Stoffe auszuscheiden, regelmäßig zu meditieren und mein Leben so zu ändern, dass es von weniger Druck und mehr Harmonie erfüllt war.

Letzten Herbst bat mich eine Freundin, die als Geburtshelferin arbeitet, um Hilfe für eine ihrer Wöchnerinnen, deren Kind sich in Steißlage befand. Ich bat eine Freundin aus dem Qigong-Kreis, dabei mitzuhelfen, und am Wochenende arbeiteten wir aus der Entfernung mit dieser Frau. Meine Freundin und ich hatten beide das starke Gefühl, das Kind sei ein Mädchen. Montag früh ging die Schwangere zum Arzt, um das Kind manuell wenden zu lassen, doch dieser stellte fest, dass es sich bereits gedreht hatte.

Die Geburtshelferin bat mich bei einer anderen Klientin mit einem Baby in Steißlage um Hilfe. Wieder arbeiteten meine Freundin und ich an der Frau, und wieder drehte sich das Kind. Auch hier erahnten wir das Geschlecht, ohne es zu wollen: Es fühlte sich an wie ein Junge. Die Kinder kamen zur Welt. Das erste war ein Mädchen, das zweite ein Junge, genau wie wir es gespürt hatten.

In den Weihnachtsfeiertagen fuhren meine Familie und ich meine Schwägerin in einem anderen Bundesstaat besuchen. Sie litt seit Jahren unter Migräne. Während wir bei ihr waren, hatte sie einen besonders schlimmen Anfall. Sie nahm ihre Arznei am Morgen, die aber nicht half. Ich bot ihr eine Qigong-Sitzung an, die sie gerne annahm. Nachdem ich mit ihr gearbeitet hatte, waren ihre Kopfschmerzen völlig verschwunden. Sie war wie vom Donner gerührt – und ich lächelte.

Zurzeit arbeite ich mit einem Jungen, der einen angeborenen Herzfehler hat. In einer höchst eindrücklichen Meditation sah ich ein deutliches Bild eines Vorfalls aus einem seiner früheren Leben. Ich hatte kaum begonnen, über die Möglichkeit früherer Leben nachzudenken, als mir auch schon dieses Bild gezeigt wurde. Ich war verblüfft, etwas erschüttert, konnte es aber akzeptieren.

Meine Geschichte ist noch lange nicht fertig, aber ich bin sicher, dass ich an dem Ort bin, an dem ich sein sollte. Ich bin gesünder und stärker als seit Jahrzehnten. Ich bin seelisch gewachsen. Ich bin dankbar für die liebevollen Beziehungen mit meiner Familie und meinen Freunden. Meister Chunyi Lin bin ich ewig zu Dank verpflichtet. Er hat mir Augen, Geist und Seele geöffnet, damit mir die Verbundenheit aller Wesen, das Wunder des Lebens und das grenzenlose Potenzial, das wir als Menschen besitzen, aufgehen konnte.

Inzwischen mache ich Freiwilligenarbeit für den Frühlingswald-Qigong-Verband. Ich höre Berichten anderer Menschen wie mir zu und bin immer wieder zu Tränen gerührt, wie viele Chunyi Lin sowohl direkt als auch indirekt beeinflusste, indem er ihnen zu einer besseren Gesundheit und einem besseren Leben verholfen hat. Im kurzen Zeitraum von fünf bis sechs Jahren hat der bescheidene, anspruchslose, ruhige, sanfte, gut gelaunte Meister Lin Frühlingswald-Qigong in dieses Land gebracht und nicht nur mein Leben, sondern das Leben Hunderter von Schülern verändert. Seine Arbeit breitet sich dank der Mithilfe seiner Schüler immer weiter aus und hat einen heilsamen Einfluss auf das Leben Tausender.

Nach fünf Jahren Umgang mit Frühlingswald-Qigong kann ich sagen, dass ich Zeugin von unendlich viel Gutem geworden bin, das aus der Heilung mit Frühlingswald-Qigong entsteht. Ich habe nichts Böses entdeckt, sondern fühle mich vielmehr durch meine Verbindung mit Frühlingswald-Qigong vor dem Bösen geschützt. Chunyi Lin hat keine bösen Absichten, und Frühlingswald-Qigong ist alles andere als eine Sekte.

Frühlingswald-Qigong hat mir Gelegenheit gegeben, über mein Verständnis der Welt, in der ich lebe, hinauszuwachsen und die Grenzen meines menschlichen Potenzials auszuloten.

Ich bin ein lebender Beweis dafür, dass jeder Durchschnittsmensch diese Heilweise lernen kann, egal wie langsam er die Lektionen lernt, die ihm angeboten werden. Ich fühle mich bevorzugt, gesegnet und bin beglückt, dass ich damals in jene erste Frühlingswald-Qigong-Stunde gestolpert bin und bei Meister Chunyi Lin lernen konnte.

TOM GOW:
Knochenmarkserkrankung

Im Dezember 1998 diagnostizierten die Ärzte bei mir aplastische Anämie und Myelodisplasie, zwei schwere Knochenmarkserkrankungen. Ich versuchte es mit vielen verschiedenen Behandlungen, und mein Arzt empfahl mir eine Knochenmarktransplantation. Wir unternahmen viele Fahrten dafür, fanden aber keinen geeigneten Spender. Von 500 getesteten Menschen passte nur das Knochenmark meiner Halbschwester und meines Halbbruders zur Hälfte, doch das ergab lediglich eine 40-prozentige Erfolgschance.

Ich bin seit 17 Jahren Briefträger. Auf meiner Tour gehe ich acht Kilometer täglich. Nach der Diagnose ging ich erst einmal sechs Monate nicht wieder zur Arbeit. Als ich meine Tour wieder aufnahm, war ich jeweils völlig geschlaucht, wenn ich nach Hause kam, und konnte nur noch aufs Sofa sinken.

Eines Samstags im Oktober 1999 begegnete ich auf meiner Tour Tom Sullivan. Er fragte mich, ob ich schon einen Spender gefunden habe, was ich verneinte. Da erzählte er mir von diesem Mann, Chunyi Lin, der eine Heilmethode mit der Bezeichnung Frühlingswald-Qigong lehre. Tom hatte Stufen I bis IV bereits abgeschlossen.

Ich hatte nie etwas davon gehört. Er erklärte mir also, worum es ging, und gab mir Chunyis Telefonnummer. Ich rief ihn an. Der westliche Verstand kann so etwas nicht leicht akzeptieren, denn was man nicht sehen, berühren oder messen kann, ist nicht wirklich. Ich bin aber so ziemlich allem gegenüber aufgeschlossen. Als ich hörte, dass es Qigong seit Tausenden von Jahren gibt, dachte ich mir, es müsse wohl etwas dran sein.

Ich machte einen Termin aus und fuhr zu ihm. Ich trat ein, erklärte, was los war, setzte mich, und er gab mir eine Behandlung. Beim Gehen sagte er dann, als ich die Hand schon auf der Türklinke hatte: »Übrigens, Tom, Ihr Rücken wird sich morgen besser anfühlen.«

Ich hatte ihm nichts von meinem Rücken erzählt. Das war mein kleinstes Problem. Aber tatsächlich ging es besser, und ich war seither nicht wieder beim Chiropraktiker, zu dem ich vorher ständig gehen musste. Ich hatte meinen Rundgang jeweils am Vormittag unterbrochen, war um 10 Uhr beim Chiropraktiker, und um halb eins war der Rücken wieder im Eimer. So ging das zwei oder drei Jahre lang. Aber seit jener ersten Behandlung bei Chunyi nicht mehr. Inzwischen mache ich natürlich selbst Frühlingswald-Qigong. Ab und zu verspüre ich einen Stich, aber dann mache ich einfach mein Qigong, und es ist sofort vorbei.

Nach den ersten beiden Malen bei Chunyi stellte ich keinen großen Unterschied fest, außer dass mein Rücken in Ordnung war. Aber beim dritten Mal – wow! Das war vielleicht ein Energieschub! Ich fühlte mich großartig.

Als ich an jenem Abend nach etwa fünf Stunden Autofahrt

hin und zurück nach Hause kam, arbeitete ich noch bis etwa elf Uhr abends in der Scheune. Seither habe ich fast immer sehr viel Energie. Das wäre vorher nicht möglich gewesen. Mein Onkologe wundert sich, dass ich meine Briefträgertour noch immer mache. Das beeindruckt ihn so sehr, dass er schon Patienten zu Chunyi geschickt hat. Und seit ich Qigong übe, sinke ich auch nicht mehr erschöpft aufs Sofa. Ich bin einfach immer voller Energie.

Meine Tage sind recht ausgefüllt. Ich bin als Leiter einer Jugendgruppe noch immer sehr aktiv. Dieses Jahr betreue ich 34 Jugendliche. Zudem bin ich Präsident des Sattelclubs, Vorstandsmitglied und Verwalter unseres Verbandes und Ausschussmitglied der Bezirksmesse. Im Winter bin ich Baseballcoach.

Wir haben zwei Kinder im Alter von 16 und 12 Jahren. Wir haben eine kleine Farm von etwa fünf Hektar und halten vier Pferde. Wir interessieren uns sehr für Pferde, schnelle Pferde und Sportspiele mit Pferden. Ich gebe den Kindern in meiner Jugendgruppe unentgeltlich Reitstunden und lasse sie zwei Jahre lang auf meinen Pferden Rennen reiten. Es gibt ständig viel Arbeit. Ich habe hier auch einiges umgebaut – diesen Winter war ein neues Badezimmer dran. Meine Tage sind also lang.

Inzwischen habe ich alle Frühlingswald-Qigong-Stufen absolviert und versuche, mir jeden Tag mindestens eine halbe Stunde für die Meditation oder Übungen freizuhalten. Ich habe festgestellt, dass ich mit Qigong Energie tanken kann, wann immer ich sie brauche.

Inzwischen führe ich hier auch Heilsitzungen durch und habe eine ziemlich regelmäßige Kundschaft. Ich verlange nichts dafür und habe recht guten Erfolg. Immer wieder kommen

Menschen mit allerlei Problemen zu mir, von Fibromyalgie bis zu Schlaganfällen. Immer wieder kommen Leute mit kaputten Rücken und Stress. Ich schätze, etwa 97 Prozent geht es jeweils nach drei Tagen bis drei Monaten besser. Vor einem Rennen behandle ich auch meine Pferde mit Qigong, und es nützt.

Ich war kürzlich bei meinem Rückenmarkarzt, der gar nicht glauben kann, wie gut es mir geht. Er findet es sowieso unglaublich, dass ich noch lebe. 90 Prozent der Patienten mit meinem Leiden, mit einem Schaden desselben Chromosoms wie ich, sterben im ersten Jahr. Außer mir hat noch kein Patient meines Rückenmarkspezialisten mehr als drei Jahre überlebt. Bei mir sind es nun vier Jahre seit der Diagnose, und es geht mir noch immer gut.

Wenn Sie mich fragen, wo ich heute ohne Frühlingswald-Qigong wäre – wahrscheinlich gäbe es mich nicht mehr. Und wenn ja, könnte ich wahrscheinlich nicht mehr arbeiten. Auf jeden Fall steht fest, dass ich alles, was ich heute mache, nicht tun könnte. Qigong war für mich wirklich genau das Richtige.

Dank Qigong habe ich körperlich, geistig und seelisch weiterhin eine sehr gute Lebensqualität. Ich freue mich immer, Chunyi zu sehen. Er versorgt meine Batterien mit frischer Energie wie ein Aufladegerät.

Allen, die das anzweifeln, rate ich: Versucht es einfach. Ihr habt nichts zu verlieren.

Darcie G. Grim:
Lähmende chronische Schmerzen

Am 30. Oktober 1993 rief ich endlich bei einem Arzt an, um mit ihm über meine ständigen Kopfschmerzen zu sprechen. Zuerst wandte ich mich mit meiner Bitte um Hilfe an die Arzthelferin, weil ich starke Schmerzen litt. Sie riet mir, über die Kopfschmerzen Buch zu führen, und wollte mir einen Termin für zwei Wochen später geben. Darauf sagte ich, ich hätte bereits aufgeschrieben, wann die Kopfschmerzen einsetzten, und sie dauerten inzwischen von sieben bis zehn Tage, wenn nicht noch länger. Ich hatte die Tage erst so richtig am 1. Oktober zu zählen begonnen, und meine jetzigen Kopfschmerzen hatten mich ganze dreißig Tage geplagt. Da verband mich die Arzthelferin mit der Ärztin. Zwei Tage später konnte ich hin.

Die ganze Familie litt unter Kopfschmerzen, daher akzeptierte ich sie einfach als etwas, was zum Leben gehört, und nicht als Körpersignal, dass etwas nicht stimmte. Seit meinem dreizehnten Lebensjahr hatte ich regelmäßig immer wieder längere Zeit Kopfschmerzen gehabt. Ich erinnere mich, in der zehnten Klasse jeweils eine Woche Kopfschmerzen, dann zwei schmerzfreie Wochen und wieder eine Woche Kopfschmerzen gehabt zu haben, was sich schließlich auf zehn Tage Kopfschmerzen mit einer Woche Schmerzfreiheit ausdehnte. Ich war bei Ärzten gewesen, aber Kopfschmerzen gehörten einfach zu meinem Lebenslauf und demjenigen der Familie, genauso wie eine hohe Schmerzschwelle, und ich war zäh.

Natürlich wurden meine Kopfschmerzen als Stresskopfschmerzen diagnostiziert. Meine Nackenmuskeln waren so angespannt, dass sie ohne Weiteres als Saiten eines Streichinstruments hätten dienen können. Die Unmengen Aspirin und Ibuprofen, die ich nach eigenem Gutdünken geschluckt hatte, nützten nichts.

Ich wurde einem achtwöchigen Biofeedbacktraining unterzogen, wobei man feststellte, dass ich mich trotz rasender Kopfschmerzen entspannen konnte. Danach ging ich mindestens sechs Monate lang zur Physiotherapie und hatte das Gefühl, die Schmerzen ließen nach, was im Glücksfall etwa eine halbe Stunde nach der Sitzung anhielt. Ich bekam eine Flasche mit einer Substanz, mit der ich meinen Nacken buchstäblich einfrieren konnte, um die Schmerzen bei Dehnübungen zu betäuben. Leider blieben die Kopfschmerzen.

Die Hausärztin hatte mich an eine Neurologin überwiesen, die mir die Physiotherapie und zudem eine Reihe von Medikamenten verschrieb. Eines davon musste ich mir ins Bein spritzen. Es half nicht besonders und verursachte Herzrasen. Ich erinnere mich, eine Nacht lang völlig elend im Wohnzimmer sitzen geblieben zu sein, um mich in der Nähe eines Menschen zu wissen, der die Notrufnummer anrufen könnte, falls ich einen Herzinfarkt bekommen sollte. Mein Herz schlug so schnell, dass ich in Panik geriet.

Schließlich bekam ich eine ganz unheimliche, hochgradig süchtig machende Arznei. Ich nahm die höchstmögliche Dosierung – ohne jede Erleichterung. Als das auch nichts fruchtete, hatte ich den letzten Termin bei meiner Neurologin, die mir mitteilte, ich hätte jede mögliche Hilfe auf dem Gebiet der Schulmedizin bekommen. Sie könne weiterhin nach einem Medikament suchen, das meine Kopfschmerzen betäuben würde, aber man habe keine Ursache dafür gefunden. Es sei mir nicht zu helfen.

Zum Glück machte mich diese aussichtslose Diagnose wütend. Ich wollte nicht mein Leben lang solche unerträglichen Schmerzen leiden und hatte bereits genau überlegt, was ich tun würde, wenn keine Hoffnung mehr für mich bestünde. Doch bis dahin wollte ich keine Möglichkeit unversucht lassen. Da die Schulmedizin mir nicht helfen konnte, würde ich anderswo nach Hilfe suchen müssen. So fing meine Suche auf dem Gebiet der alternativen Medizin an.

Ich las ein Buch von Deepak Chopra und rief einen Mann an, der in St. Paul arbeitete und dessen Anschrift im Anhang des Buches angeführt war. Er war Chiropraktiker. Er sah sich meine Röntgenaufnahmen an und meinte, meine Schmerzen seien sehr verständlich. Ich machte einige Maharishi-Ayurveda-Übungen, und mein gutherziger Chiropraktiker brachte mich sanft ins Lot. Endlich erlebte ich nach einer Behandlung bei ihm meinen ersten völlig schmerzfreien Augenblick des Jahres. Nach diesen Behandlungen war ich jeweils den restlichen Tag schmerzfrei, manchmal sogar noch einen Teil des folgenden Tages. Ich ging zweimal wöchentlich hin.

Über die nächsten Monate reduzierten sich meine ständigen Kopfschmerzen auf tägliche Attacken von etwa fünf Stunden. Mein übriger Körper fing aber allmählich an, verrückt zu spielen, und ich konnte nur noch mit Schwierigkeiten gehen. Es war, als lehnten sich meine ganze Wirbelsäule und alle Stützmuskeln auf. Also ging ich zweimal wöchentlich noch zu einer Massagetherapie. Ich hatte solche Schmerzen, dass ich beim Gehen wie eine alte Frau dahinschlurfte.

Es war eine große Anstrengung, meine Schüler den Korridor entlang zum Essen oder in ein anderes Schulzimmer zu führen. Meine Hand zitterte wie bei einem Epilepsieanfall, wenn ich im Rechnen Lernkarten hochhielt. Ich fürchtete mich vor dem intensiven Schmerz, der mich täglich um ein Uhr überfiel und das nächste Kopfschmerzmarathon einläutete. Meine Lebensqualität war inzwischen auf null gesunken. Ich brauchte meine letzte Energie, um die Schmerzen auszuhalten, und war komplett erschöpft. Im Dezember 1994 war ich endlich am Ende und musste mich aus Gesundheitsgründen vom Lehramt beurlauben lassen.

Der Vertrauensarzt untersuchte mich und empfahl mir, einen Antrag auf Arbeitslosenunterstützung zu stellen. Außerdem ging ich zu einem Orthopäden und diplomierten Chiropraktiker, der nach gründlicher Untersuchung einen fünfseitigen Bericht über meine körperlichen Beschwerden verfasste und eine Neigung zu Fibromyalgie diagnostizierte. Einer meiner Termine bei ihm fiel auf meinen dreißigsten Geburtstag. Ich hatte unaussprechliche Schmerzen, und es strengte mich ungemein an, die Untersuchung über mich ergehen zu lassen.

Mein ganzer Hinterkopf war entzündet. Der Arzt wusste genau, welche Schmerzen ich litt, und schlug vor, mir eine Arznei mit einer langen Nadel unter die Schädeldecke ins Gehirn zu spritzen, um den Schmerz zu betäuben. Er war völlig geschockt, als ich diese Hilfe ausschlug, und wiederholte sein Angebot drei oder vier Mal.

Es war ja nicht das erste Mal, dass ich an so intensiven Schmerzen litt. Nur war es das erste Mal, dass ich mitten in einer solchen Schmerzattacke bei einem Arzt war. Ich war schon viele Male allein und ohne Hilfe mit diesen Schmerzen fertig geworden. Auf jeden Fall empfahl der Arzt eine lebenslange staatliche Rente, weil er die Schwere meiner Erkrankung sah und kein Mittel kannte, um sie zu lindern. Dabei war ich erst dreißig Jahre alt.

So konnte es nicht weitergehen. Also sah ich mich nach einer anderen Hilfe um. Eine liebe Freundin empfahl mir die Netzwerk-Chiropraktikerin Carol Jillian, die eine Antwort auf mein Gebet war. Inzwischen schuldete ich meiner Familie Tausende von Dollars, weil meine Versicherung weder Massagen noch ständige Behandlungen beim Chiropraktiker übernahm. Doktor Jillian arbeitete mit einer Pauschale. Ich konnte jede Woche so oft zu ihr kommen, wie es nötig war. In den ersten zwei bis drei Jahren ging ich viermal wöchentlich hin.

Im neuen Schuljahr nahm ich meine Arbeit trotz gegenteiliger Empfehlung des Orthopäden und Chiropraktikers wieder voll auf. Die Schüler waren sehr mitfühlend, und ich schenkte ihnen meine ganze Energie. Abends hatte ich jeweils entsetzliche Schmerzen und betete jeden Morgen darum, den Tag heil zu überstehen. Ich habe diese Zeit in meinem Leben nur dank eiserner Entschlossenheit und himmlischer Hilfe überstanden.

Zum Glück reagierte mein Körper auf die neue Heilmethode, die Dr. Jillian einsetzte, und die intensiven Schmerzen nahmen über die Jahre ab. Sie entwickelte ein Therapieprogramm für mich und vermittelte mir ein neues Verständnis für eine richtige Lebensführung und Unterstützung der Selbstheilungskräfte des Körpers, aber ich wollte mehr. Ich fragte Dr. Jillian, ob sie diesen Mann Chunyi Lin kenne, der damals in einem College in der Nähe Qigong-Unterricht anbot. Sie lobte ihn sehr und empfahl mir dringend, hinzugehen.

Ich war chinesischen Heilmethoden gegenüber bereits aufgeschlossen, da ich unter anderem bei einem chinesischen

Kräuterheiler gewesen war, der meinte, meine Leidensgeschichte lasse sich nach der Philosophie der chinesischen Medizin leicht erklären. Was ich durchgemacht habe und womit ich im Augenblick kämpfe, ergebe durchaus einen Sinn. Mein Fall sei weder geheimnisvoll noch hoffnungslos, sondern aus der Sicht der chinesischen Medizin recht klassisch. Ich sprach auch gut auf seine Kräuter und Empfehlungen an. Es gelang mir, eine Gallenblasenoperation zu vermeiden, und ich war nicht mehr ständig so erschöpft. Allerdings war ich noch immer ziemlich angeschlagen, als ich im August 1997 in die erste Unterrichtsstunde zu Meister Lin ging, hatte jedoch schon große, wenn auch mühsame gesundheitliche Fortschritte gemacht, um überhaupt so weit zu kommen. Ich war unglaublich bedürftig, und er machte mir Hoffnung. Mein Herz... meine Seele schmerzte. Ich sehnte mich nach einer besseren Lebensqualität. In der Highschool hatten mich meine Freunde oft geneckt, weil ich immer lächelte. Ich war überschäumend positiv eingestellt gewesen und ihnen gerne um den Hals gefallen. Diese Haltung hatte ich völlig verloren. Der Schmerz hatte mich völlig niedergedrückt, und ich hatte Mühe, den Leuten in die Augen zu schauen. Ich hatte das Gefühl, in einem ganz tiefen, dunklen Loch zu stecken, aus dem ich herauszukrabbeln versuchte.

Heißhungrig verschlang ich, was Meister Lin lehrte. Es war mir neu, aber die chinesische Lebensphilosophie machte Sinn, und ich konnte sie leicht auf meine Lebenserfahrungen übertragen. Ich wurde stärker und glücklicher. Es gelang mir sogar, den furchtbaren Schmerz, der mich oft mitten in der Nacht überfiel, mit einer Übung der Stufe I zum Verschwinden zu bringen. Ich hörte mir die Übung *kleines Universum* liegend an und übte sie im Liegen, weil es sitzend zu schwierig war. Ich kam mir wie eine schreckliche Schülerin vor, aber ich schaffte viel mehr, als mir damals bewusst war. Ich weiß inzwischen, dass meine Nierenenergie so erschöpft war, dass gerade die Meditation *kleines Universum* für mich genau das Richtige war.

Ich meldete mich sofort für die zweite Stufe an. Damals hatte meine Mutter Brustkrebs. Sie entschied sich für die Entfernung beider Brüste, hatte aber große Angst davor, weil sie sich von einer traumatischen Nierenoperation noch nicht erholt hatte. Mutter hatte meiner Schwester eine Niere gespendet, und für sie war die Operation nicht gut gelaufen. Noch drei Jahre danach hatte sie häufig schmerzhafte Beschwerden. Sie wusste nicht, wie sie mit diesem *und* dem Schmerz der bevorstehenden neuen Operation umgehen sollte. Sie war vorher immer gesund gewesen, aber die letzten Jahre waren sehr schwierig für sie gewesen.

Ich machte mir große Sorgen um Mutter und hatte das dringende Bedürfnis, sie mit Qigong zu behandeln. Eine Woche vor der Operation arbeitete ich jeden Abend mit ihr. In der Zeit verschwanden die Schmerzen völlig, die sie in den letzten Jahren fast immer gehabt hatte. Das tröstete sie ungemein, und sie ging nun viel entspannter zur Operation. Im Krankenhaus arbeitete ich täglich mit ihr, und als sie nach der Entlassung eine Woche zu meiner Tante wollte, wandte ich Fernheilung an. Meine Mutter wurde meine stärkste Fürsprecherin für das Frühlingswald-Qigong. Ich hatte die Gelegenheit bekommen, das umzusetzen, was ich über die Heilung anderer gelernt hatte, und das Ergebnis war sichtbar. Es war wirklich verblüffend.

Manche Familienmitglieder fanden mich völlig abgedreht und zogen mich wegen diesem Voodoo-Zeugs auf, das ich da machte. Ich lächelte nur. Ich wusste, was ich wusste. Ich war durch die Mangel gedreht worden und hatte einen Heilungsweg gefunden, der mein Leben schon drastisch verändert hatte und noch verändern würde. Obwohl ich nicht versuchte, meine Geschwister von meiner Sicht zu überzeugen, Mutter sich aber begeistert über ihre wunderbaren Erfahrungen äußerte, wurde meine Familie alternativen Möglichkeiten gegenüber aufgeschlossener, und ich lernte weiter.

Eine der ersten Rückmeldungen nach der Heilung eines anderen bekam ich von meinem Neffen Jakob. Er war damals etwa neun Jahre alt. Wir verbrachten den Tag zusammen, aber leider hatte Jakob Kopfschmerzen. Er hatte Wasser dabei, also sandte ich Energie mit der Botschaft in das Wasser, ihn von seinen Kopfschmerzen zu befreien. Ich bat ihn, etwas davon zu trinken, dann sollte er die Augen schließen und sich entspannen. Als er ruhig dalag, konzentrierte ich mich darauf, die Blockaden in seinem Kopf aufzulösen. Ich versuchte ihn zu heilen, ohne dass er merkte, dass ich etwas tat. Da schlug er die Augen auf und wandte mir den Kopf zu. Er habe keine Schmerzen mehr, sagte er, und wollte unbedingt von mir wissen, was ich gemacht hatte, damit sie verschwanden. Ich hatte eben erst mit Frühlingswald-Qigong begonnen und war ebenso verblüfft wie mein Neffe. Es war aber offensichtlich, dass das Gelernte wirklich funktionierte.

Danach hatte ich genügend Vertrauen, den Wunsch und auch die Gelegenheit, meine Mutter wie oben erwähnt zu heilen. Also lernte und übte ich weiterhin Frühlingswald-Qigong. Ich war gerade dabei, mich mit den Vorstellungen der Geistchirurgie zu befassen, als mich Mutter in Tränen aufgelöst anrief. Sie hatte eben erfahren, dass bei ihrem einzigen Bruder Tumoren an den Nebennieren diagnostiziert worden waren. Es sah ganz danach aus, dass es sich um Krebstumoren handelte und der Krebs sich durch den ganzen Körper ausbreiten würde. Zudem sorgte sie sich, weil die Operation sehr heikel sei. Bei einer eventuellen Verletzung der Nebennieren würden chemische Stoffe im Körper freigesetzt, die dem Patienten sehr schaden könnten.

Beide Großeltern mütterlicherseits waren an Krebs gestorben, deswegen bangte Mutter um meinen Onkel. Sie rief völlig verängstigt und bekümmert an. Ich reagierte jedoch ruhig und fühlte mich stark, denn ich wusste genau, wie ihm zu helfen war. Also sagte ich Mutter, was ich vorhatte, und redete ihr gut zu, sie solle ebenfalls für Onkels Heilung meditieren. Ich schärfte ihr ein, Meditieren sei viel wirksamer als Tränen, und sie könne ihrem Bruder wirklich helfen, wenn sie es sich fest vornehme. Sie beruhigte sich und bat mich, ihre Schwester anzurufen und ihr dasselbe zu sagen, was ich auch tat. Danach meditierte ich.

In meiner Heilmeditation stellte ich mir die Nebennieren meines Onkels mit den Tumoren daran vor. Ich stellte mir vor, sie seien zu einem Ball zusammengerollt und mit einer Haut versehen, damit die Chirurgen gleich sähen, dass die Geschwulst nicht in die Nebennieren hineingewachsen war. Dann bat ich das Universum, etwas Fettgewebe zwischen die Geschwulst und die Nebennieren zu betten, damit die Chirurgen die Geschwulst leichter entfernen konnten. Und drittens bat ich um innere Heilung für meinen Onkel, damit er diese Erfahrung als Omen sähe und sich ein Jahr früher zur Ruhe setzte, statt sich noch einmal dem vielen Stress seiner Arbeit auszusetzen. Als ich fertig meditiert hatte, war ich ganz friedlich und zuversichtlich, dass es meinem Onkel jetzt gut gehen würde. Dann fuhr ich in die Ferien. Jedes Mal, wenn ich in der Meditation bei meinem Onkel vorbeischaute, hatte ich dasselbe Gefühl, es gehe ihm gut.

Als ich von den Ferien nach Hause kam, rief Mutter mich mit der Nachricht an, es gehe Onkel wirklich gut, die Operation sei glatt verlaufen und mit einigen Überraschungen verbunden gewesen. Als die Chirurgen die Operation begannen, waren die Tumoren wie in hübschen runden Paketchen in einer Art Haut verpackt, was sehr erstaunlich war. Noch erstaunlicher war eine hübsche Lage Fettgewebe zwischen jeder Geschwulst und der entsprechenden Nebenniere, sodass keine Gefahr bestand, die Drüsen bei der Tumorentfernung überhaupt zu verletzen.

Mutter erwähnte noch, mein Onkel habe beschlossen, die ganze Erfahrung als Omen zu betrachten und sich ein Jahr früher als normal zur Ruhe zu setzen. Toll! Alles, worum ich in meiner Heilmeditation gebeten und was ich mir vorgestellt hatte, war in Erfüllung gegangen. Mein Staunen darüber war so groß, dass es drei Monate dauerte, bis ich den Vorfall Freunden erzählte, und mit meinem Onkel habe ich noch immer nicht darüber gesprochen. Bevor ich Frühlingswald-Qigong lernte, hatte ich es noch nie mit Energieheilung zu tun gehabt, und während der Heilung fühlte ich mich auch nicht wie eine Art Guru oder wie eine Expertin. Deswegen bin ich sicher, dass alle diese Heilarbeit tun können, wenn sie von Liebe erfüllt sind.

Ich helfe anderen wirklich gerne. Mehrmals hatte ich Gelegenheit, mit Leuten als Heilerin zu arbeiten und habe wunderbare Ergebnisse erlebt. Einigen habe ich bei Kopfschmerzen geholfen. Einer meiner Mitarbeiter hatte seit 17 Jahren unter Kopfschmerzen gelitten. Nach zwei schweren Operationen, die er vor kurzem über sich ergehen lassen musste und die erfolglos geblieben waren, arbeitete ich eine Weile mit ihm. Seine Kopfschmerzen hörten auf.

Allerdings habe ich auch bei Heilungen mitgeholfen, die eher die innere Einstellung betrafen. Ich konnte eine Persönlichkeitsänderung beobachten, die dazu führte, dass der Betreffende das Leben mit mehr Gelassenheit und Harmonie betrachtete. Das ist auch in meinem eigenen Leben eingetreten.

Ich lerne nun schon seit 1997 Frühlingswald-Qigong. Dank den aktiven Übungen und der Meditation bin ich praktisch schmerzfrei. Ich glaube in meinem tiefsten Inneren, dass Frühlingswald-Qigong funktioniert, und habe die Heilung anderer miterlebt, mit denen ich gearbeitet habe. Ich bin sehr dankbar für das, was ich aus dem erlittenen Schmerz gelernt habe. Ich denke, fühle und handle ganz anders als früher.

Wenn ich jetzt mein eigenes Verhalten und Tun betrachte, so achte ich darauf, ob sie das Herz eines Heilers spiegeln, das von Liebe, Güte und Vergebung erfüllt ist. Es erübrigt sich zu sagen, dass ich mich meinen Mitmenschen und auch mir selbst gegenüber merklich anders verhalte. Frühlingswald-Qigong hat mich körperlich, emotional und seelisch geheilt. Ich mag mich jetzt und bin viel friedlicher geworden. Man sagt mir, ich strahle eine innere Begeisterung für Frühlingswald-Qigong und Zufriedenheit im Leben aus.

Das stimmt. Ich habe meine Freude und mein Lächeln wiedergefunden.

Michael Hackett: *Depression und Gleichgewicht*

Ich kann nicht genügend Gutes über Meister Chunyi Lin sagen. Er ist ein erstaunlicher Mann. Er ist der einzige Mensch, dem ich je begegnet bin, der andere bedingungslos liebt und über niemanden in seiner Umgebung urteilt. Er lebt das Glück und die Zufriedenheit, nach der wir meiner Meinung nach alle streben. Er trägt sie im Herzen, und sein Gesicht drückt sie aus. Ich danke Gott, dass ich das Glück habe, Meister Lin kennen gelernt zu haben.

Ich bin der Letzte, der es sich je hätte träumen lassen, die alte chinesische Übungsart Qigong zu lernen. Aber Gott sei Dank habe ich sie gefunden. Sonst gäbe es mich heute wahrscheinlich nicht mehr. Jedenfalls wäre ich ohne Frühlingswald-Qigong nicht so gesund, so gut in Form und so glücklich.

Ich bin auf einem Bauernhof in Irland aufgewachsen und habe eine gute irisch-katholische, gottesfürchtige Seele. Meine Arbeitsmoral und Kraft habe ich von meinem Vater, meinen Glauben an Gott und das Christentum von meiner Mutter. Mein Vater hat jahrelang unter Depression gelitten, was schrecklich mit anzusehen war.

Ich war bereits erwachsen und verheiratet, als mir endlich bewusst wurde, dass auch ich unter Depression litt. Ich fühlte mich jahrelang krank, bevor ich bereit war, mir einzugestehen, dass ich da ein Problem hatte. Etwa vor sechs Jahren machte ich mich auf die Suche nach einer Behandlung für meine Depression und die Panikattacken, unter denen ich litt. Ein Arzt verschrieb mir Medikamente, die zwar gut halfen, mein Problem aber nicht wirklich lösten. Mit meiner Ehe begann es abwärts zu gehen, und die Depression wurde schlimmer.

Ich war bei vielen verschiedenen Psychologen und Therapeuten. Zwar fand ich das alles hilfreich, aber es löste mein Problem noch immer nicht, und meine Ehe wurde geschieden.

Ich arbeite als Baumpfleger und verbringe den Großteil des Tages damit, auf Bäume zu klettern, um sie zu stutzen und in Form zu schneiden. Vor etwa zwei Jahren merkte ich, dass ich allmählich meinen Gleichgewichtssinn verlor und beim Hinaufklettern oft große Angst hatte. Ich wusste nicht, was tun. Dann sah ich einmal zufällig in einer Zeitschrift einen Artikel über Frühlingswald-Qigong. Darin stand etwas über »Gleichgewicht« oder »Leben im Gleichgewicht«. Ich dachte, ich könnte hingehen, wenn das mir helfen würde, mein Gleichgewicht wiederzufinden. Also meldete ich mich für den Frühlingswald-Qigong-Kurs an.

Als ich hinkam, war es überhaupt nicht so, wie ich erwartet hatte. Erstens waren die meisten Schüler Frauen, was mich sehr verlegen machte. Mir kam der Gedanke: »Himmel, das ist wohl nur für Frauen. Ich bin im falschen Kurs.« Aber sobald ich Meister Lin sah und er zu reden begann, wurde mir klar, dass ich am rechten Ort war.

Damals war ich verzweifelt auf der Suche nach einer Antwort, nach Harmonie und Gleichgewicht, nicht nur für die Arbeit in den Bäumen, sondern auch in meinem Leben. Eigentlich war ich auf der Suche nach Glück. Ich wollte wissen, woher das Glück kommt, und alles, was Meister Lin sagte, sprach mich im Innersten an. Beim Nachdenken über das Gesagte erschien mir alles wirklich sehr vernünftig.

Als Meister Lin lehrte, die Kraft des Qigong stamme aus Liebe und Vergebung und daher, diese Liebe und Vergebung an sich und alle anderen weiterzugeben, leuchtete mir das sofort ein. Genau darum geht es eigentlich im Leben. Damit findet man Glück und Zufriedenheit. Im Gesicht dieses Mannes waren das Glück und die Zufriedenheit direkt zu sehen. Er war ein lebendiger Beweis dafür.

Das Praktizieren der Frühlingswald-Qigong-Übungen, die ich von Meister Lin gelernt habe, hat mein Leben von Grund auf verändert. In mir blühten Glück und Zufriedenheit geradezu auf. Trotzdem glaubte ich nicht, je im Körper anderer Blockaden ausfindig machen und ihnen zur Heilung verhelfen zu können, wie er versicherte. Aber ich übte weiter, und es geschah. Ich kann es, und ich weiß, dass Sie es auch können. Ich will Ihnen sagen, wie es sich anfühlt. Es fühlt sich an, als hätten Sie nach einem ausgezeichneten Essen Vanilleeis zum Nachtisch bekommen, und es schmeckt einfach himmlisch.

Wenn ich heute die Übungen mache oder meditiere, mich in die Leere sinken lasse, wie Meister Lin es lehrt, und nichts erzwinge, einfach darauf warte, dass sie eintritt, dann stellt dieses friedliche Gefühl sich immer ein. Es ist fast, als lege sich der Verstand schlafen, und die Seele erwacht. Ich meditiere, und die Last der Welt fällt von meinen Schultern. Wenn ich dann die Augen öffne, bin ich einfach glücklich und zufrieden. Mir kommt es wie eine Himmelsleiter vor.

Wenn Sie mich fragen, wo ich ohne Frühlingswald-Qigong wäre: Ich wäre noch immer der hitzige Ire, der ich schon immer war. Wahrscheinlich hätte ich inzwischen mindestens zweimal den Arbeitsplatz gewechselt. Ich wäre wahrscheinlich ein cholerischer Workaholic wie vor zwei Jahren, der ständig die anderen für die eigenen Probleme und Fehler verantwortlich macht. Ich glaube, so erginge es mir, wenn ich überhaupt noch am Leben wäre, denn ich war dem Absprung ziemlich nahe und hätte mich gerne meiner selbst entledigt. Ohne Frühlingswald-Qigong wäre ich vielleicht noch hier oder auch nicht, aber jedenfalls wäre ich in einem schönen Schlamassel.

Ich hatte sehr viel gearbeitet, bevor ich Frühlingswald-Qigong kennen lernte, aber Frühlingswald-Qigong war wie der Zuckerguss auf dem Kuchen. Es ist, als halte man damit den Schlüssel zum Öffnen einer Tür in der Hand. Dahinter liegen zwei oder drei Werkzeuge, die man einfach nimmt und verwendet. Man wendet sie an und kann sich buchstäblich den Weg zum Glück selbst bereiten. Aber es sind nur Werkzeuge. Niemand kann sie für Sie einsetzen. Das müssen Sie selbst tun.

Ich hege nicht den geringsten Zweifel daran, dass Frühlingswald-Qigong bei jedem wirkt, der sich die Mühe macht, regelmäßig die dazugehörige Meditation anzuwenden und regelmäßig ein wenig für sich zu üben. Man hat nicht immer Lust dazu, aber bei Gott, wenn man es tut, wird man zehnfach belohnt.

Ho Jun Kim: *Vom Alkoholismus zur Erleuchtung*

Ich war nicht auf der Suche nach einem anderen Leben. Ich war auch nicht auf der Suche nach Qigong, aber ich lernte es kennen, und es hat mein Leben verändert. Ich wollte gar kein anderes Leben führen, aber es geschah einfach.

Ich trinke gerne und habe schon immer gerne getrunken. Ich mag Bier, Wein und Schnäpse. Ich habe in der Mittelschule angefangen zu trinken. Schon damals genehmigte ich mir einen oder zwei Schuss Schnaps vor der Schule. Ich trinke gerne viel.

Ich liebe auch scharf gewürztes Essen, je schärfer, desto besser. Ich bin Koreaner, in Seoul geboren und in Südtexas aufgewachsen. Also mag ich scharfes, gut gesalzenes Essen. Ich salze alles. Eine Freundin versuchte einmal, mich an Salz »light« zu gewöhnen. Da bin ich hingegangen und habe ihr richtiges Salz gekauft. Ich konnte das andere Zeug nicht essen.

Ich aß und trank liebend gerne. Es war nicht ungewöhnlich, dass ich mit meinem Freund Marshall zusammen einen ganzen Tag mit Grillen und Trinken verbrachte. Wir grillten zum Beispiel Rindfleisch und Hühnchen oder sonst etwas und fingen mit einer Zwölferpackung eisgekühltem Bier an, und wenn es alle war, holten wir uns wieder welches. Wir aßen und tranken dann jeweils den ganzen Tag und die ganze Nacht hindurch. Das war ganz normal. Mir kam damals nie in den Sinn, es könnte ein Problem sein, aber ich war Alkoholiker. Ich erinnere mich, dass ich oft bewusstlos geworden bin und nicht mehr wusste, was geschah. Es ist nie etwas passiert, aber ich war Alkoholiker.

Ich wurde auch schnell wütend auf andere, besonders beim Autofahren. In Houston ist der Verkehr schrecklich, und ständig nimmt einem jemand die Vorfahrt. Das kommt täglich vor. Ich gehörte zu denen, die das nicht einfach über sich ergehen lassen. Wenn jemand mir die Vorfahrt nahm, fluchte ich, beschimpfte ihn oder rammte ihn beinahe, damit er es auch ja merkte. Einmal fuhr mein Freund Marshall hinter mir und sah, wie mir jemand die Vorfahrt nahm. Da überholte er mich, weil er meine Reaktionen kannte und verhindern wollte, dass irgendetwas passierte.

Als ich mit dem Üben von Qigong anfing, wurde alles anders. Das hatte ich nicht erwartet. Ich wollte gar nicht, dass sich etwas änderte, aber es wurde anders. Ich hatte nicht einmal vorgehabt, Qigong zu lernen.

Am College schloss ich in den beiden Hauptfächern Chemie und Philosophie ab. Nach der Uni wollte ich mich im Gesundheitsbereich betätigen, wollte aber auf keinen Fall Schulmediziner werden.

Als ich noch klein war, hatte mir ein Kräuterheiler und Akupunkteur bei meinem schlimmen Asthma sehr geholfen. Das war mir also bereits vertraut, und ich beschloss, nochmals an die Uni zu gehen und östliche Medizin zu studieren.

Unter den Pflichtkursen war auch Qigong. Ich begann mit dem Unterricht. Dann erzählten mir einige Freunde von Meister Chunyi Lin und Frühlingswald-Qigong. Daraufhin beschloss ich, nach Minneapolis zu fahren und einen seiner Kurse zu besuchen.

Bald, schon nach wenigen Monaten, begann sich etwas zu verändern. Eines Tages trank ich beim Anschauen eines Films innerhalb von drei Stunden etwa neun Flaschen Bier und ein paar Schuss Whisky auf leeren Magen, und mir wurde übel. Für Durchschnittsmenschen ist das ganz normal. Wenn sie so viel auf leeren Magen trinken, wird es ihnen schlecht. Für mich war das nicht normal.

Als der Freund, bei dem ich gerade war, meinen Kumpel Marshall anrief und ihm den Vorfall erzählte, meinte der, da könne etwas nicht stimmen. »Entweder hat er viel mehr getrunken, als du glaubst, oder etwas ist nicht in Ordnung. Ho Jun verträgt viel mehr, und es wird ihm nie schlecht.« Mit

Marshall war ich seit der Highschool befreundet, als ich schon täglich trank. An der Uni war ich in Studentenverbindungen und sowas und trank auf Teufel komm raus.

Einige Monate später gingen Marshall und ich zu einer Super-Bowl-Party. Ich trank fünf Bier zum Essen, und mir wurde schlecht. Da wussten wir beide, dass etwas eindeutig nicht mehr stimmte.

Danach konnte ich einfach nicht mehr trinken. Schon nach einem Bier wurde mir übel. Dabei trinke ich wirklich gerne Wein oder ein paar Bier zum Essen, aber ich kann nicht mehr. Das ist die größte Veränderung. Aber alles hat sich geändert.

Alles, was ich früher übertrieben hatte, etwa viel Fleisch mit scharfen Gewürzen und viel Salz essen, kann ich jetzt nicht mehr tun. Heute salze ich gar nichts mehr, und ich kann auch nichts Scharfes und kein Fleisch mehr essen. Ein wenig geht schon noch, aber ich habe einfach keine Lust mehr drauf. Mein Körper nimmt es nicht an. Aber wissen Sie, das ganze Gemüse und Grünzeug, das ich früher verabscheut habe, das schmeckt wirklich prima. Jetzt esse ich sehr viel Gemüse.

Auch meine Reaktionen haben sich verändert. Mit der Zeit ist alles anders geworden. Rückblickend sehe ich, dass es ganz allmählich geschehen ist. Zuerst schimpfte ich noch auf jemanden, der mir den Weg abschnitt, aber es war keine so große Sache mehr wie früher. Mit der Zeit sagte ich mir, wenn mir jemand die Vorfahrt nahm, statt ihn anzuschreien: »Naja, vielleicht hat er mich nicht gesehen«, auch wenn ich wusste, dass das nicht stimmte. Dann wurde daraus: »Nun, hoffentlich baut er keinen Unfall.« Und schließlich wünschte ich ihm alles erdenklich Gute, statt mich aufzuregen, und sagte bei mir: »Hoffentlich kommt er wohlbehalten an.«

Allmählich hat mich das Qigong-Lernen dazu gebracht, dass

ich, statt sofort rot zu sehen, jetzt gute Energie und Liebe, Güte und Vergebung an andere ausstrahle und ihnen alles Gute wünsche. Ich bin viel ruhiger geworden.

Das sind nur einige offensichtliche Veränderungen, die schon bald in Gang gekommen sind. Inzwischen sind über zwei Jahre vergangen, und meine ganze Persönlichkeit, mein ganzes Leben hat sich geändert.

Ich bin vom Alkoholiker dazu gekommen, mich selbst zu erleuchten, wie Meister Lin es ausdrückt. Bitte verstehen Sie mich nicht falsch. Ich behaupte nicht, ich wäre schon erleuchtet, aber ich weiß, dass ich heute ein viel besserer Mensch bin. Dabei war ich gar nicht darauf aus.

Ich habe die Selbsterleuchtung nicht gesucht. Ich wollte meinen Charakter nicht ändern. Ich wollte nicht aufhören zu trinken. Ich wollte nicht aufhören, Fettes zu essen. Das alles habe ich nicht gesucht. Es ist alles irgendwie durch die Übung von Qigong über mich gekommen. Je mehr Qigong ich übte, desto mehr habe ich mich verändert.

Inzwischen ist mir klar geworden: Wenn Sie erst einmal mit Qigong anfangen, werden Sie durch das Üben von Qigong ganz von selbst ein besserer Mensch. Sie können nicht andere mit Qigong heilen, wenn Sie ein schlechtes Herz haben oder etwas Böses denken. Dann funktioniert Qigong einfach nicht.

Deshalb ist ein immer besserer Mensch aus mir geworden, je mehr Qigong ich übte. Es war eigentlich nur ein Nebenprodukt. Heute finde ich das großartig. Es gefällt mir ungemein. Ich finde, alle sollten Qigong üben.

Es ist genau so, wie Meister Chunyi Lin sagt: Stufe I Frühlingswald-Qigong ist eine Art Selbsthilfe. Auf der Stufe II geht es darum, anderen zur Heilung zu verhelfen, die dritte Ebene führt zur eigenen Erleuchtung, und auf der vierten Stufe geht es darum, andere zu erleuchten. Es braucht zwar Zeit und passiert allmählich, aber mit der Zeit funkt es, und es funkt immer mehr.

Jetzt verstehe ich auch die Besonderheiten der Menschen besser. Ich habe begriffen, dass ich besonders bin, genau wie jeder andere Mensch, und dass wir alle mit derselben Liebe und Achtung behandelt werden sollten. Es ist, wie der alte Spruch, die goldene Regel, besagt: »Tu anderen das an, was du möchtest, dass sie dir tun.« Genauso ist es.

Ich habe Qigong in meine Akupunkturtherapie mit aufgenommen, aber auch vielen Menschen nur mit Frühlingswald-Qigong geholfen. Und es klappt. Ich habe Menschen mit den verschiedensten Problemen geholfen. Es hat bei der Arthritis der Mutter meines Freundes Marshall geholfen. Es funktioniert bei allem, angefangen von einfachen Schmerzen über Reizdarm bis zu Brustknoten und vielerlei sonst. Es hat praktisch allen geholfen, bei denen ich es eingesetzt habe.

Das Qigong, das ich an der Uni gelernt hatte, ähnelt der Stufe I von Frühlingswald-Qigong. Das ist aber auch alles. Deshalb habe ich bei Meister Chunyi Lin weitergelernt und werde das auch weiterhin tun. Er ist sehr aufgeschlossen und bereit, sein Wissen anderen mitzuteilen. Meiner Erfahrung nach ist das auf diesem Gebiet eher selten.

Die meisten Qigong-Praktizierenden, die ich kenne, wollen es irgendwie für sich behalten, er aber nicht. Er ist genau das Gegenteil. Er will weitergeben, was er weiß, und sagt, dass es alle lernen können, und so ist es. Ich hoffe, sie lernen es. Ich finde, jeder sollte es machen.

Colleayn T. Klaibourne: *Schwere Allergien*

Eine Woche nach meinem Hochschulabschluss 1991 machte ich eine Nahtoderfahrung nach einer allergischen Reaktion auf ein Nahrungsmittel, die mein Leben für immer veränderte. Von da an war die Suche nach Besserung bis zum Wiedererlangen der Gesundheit lang.

Ich war für ein Praktikum von Minnesota nach Colorado gezogen, und meine Eltern und ich verbrachten unseren letzten gemeinsamen Tag in den Bergen, als ich so heftig reagierte. Hilfe gab es nur in einer Stunde Entfernung, aber als wir in meiner neuen Wohnung ankamen, war ich wieder bei Bewusstsein. Von dem Augenblick an war alles anders. Vor diesem Vorfall wollte ich mich als Innenarchitektin und Raumplanerin betätigen. Aber am nächsten Morgen war mir klar geworden, dass ich mich mit Heilkünsten und Spiritualität befassen sollte.

Dank meiner Erfahrung bekam meine Verbindung mit der geistigen Welt sehr viel mehr Sinn als je zuvor. Es ist unmöglich, die Gefühle auszudrücken, die ich während meines Aufenthalts bei den Engeln verspürte. Eben war da noch der Schmerz und die Wirkung der allergischen Reaktion, und einen Augenblick danach war ich im Licht. Ich befand mich an einem Ort vollkommener, bedingungsloser, umfassender Liebe, wie ich sie noch nie empfunden hatte. In meinem Geist geschah etwas Gewaltiges mit mir. In diesem Licht fand ich ein wunderschönes, strahlendes Leben und nur Liebe, in der alle vollständig angenommen sind.

Elf Jahre lang habe ich mit meinem inneren Selbst gearbeitet und verschiedene alte Weisheitslehren, Meditationstechniken und Heilkünste gelernt, unter anderem Healing Touch, Reiki und die Arbeit mit Blütenessenzen. Mein damaliger Tatendrang brachte mich dazu, vier Jahre lang in eine entsprechende Schule zu gehen.

Doch trotz allem, was ich lernte und übte, ging es mir gesundheitlich immer wieder schlecht, dann wieder etwas besser, bis ich wieder einen Rückfall erlitt. Schließlich fing ich an meinem gesundheitlichen Tiefpunkt vor ein paar Jahren an, darum zu beten, den richtigen Menschen zu finden, der mir helfen konnte, da meine Ärzte nicht mehr weiter wussten. Zwei Wochen später lernte ich Chunyi Lin kennen. Ich bin unendlich dankbar, dass er in mein Leben getreten ist.

Als ich mit Frühlingswald-Qigong begann, ging mir auf: Genau das hatte ich gesucht. Wenige Wochen, nachdem ich angefangen hatte, zweimal täglich Qigong zu üben, machten sich bereits positive Resultate bemerkbar. Nach fünf Jahren, die ich mit meinen 40 Kilo und Lähmungssymptomen praktisch flach auf dem Rücken verbracht hatte, gewann ich wieder etwas Energie und Kraft, um mich fortzubewegen. Außenstehende glaubten kaum, welche Fortschritte ich machte. Mein Neurologe in der Mayoklinik fragte mich vor kurzem, was ich zur Selbsthilfe tue. Dieser Arzt kann vielen Patienten nicht helfen, den Punkt zu erreichen, an dem ich jetzt bin. Ich kann es kaum erwarten, ihm zu zeigen, wie ich weiterhin stete Fortschritte mache und Hindernisse überwinde.

Ich wende Frühlingswald-Qigong auch bei Klienten an. Meine Erfahrungen ziehen Menschen an. Ihnen fallen der Frieden und die Ruhe auf, die ich ausstrahle, und sie wollen ebenfalls alles tun, was ich zur Selbsthilfe unternehme. Sie kommen aus verschiedenen Gründen zu mir. Manche wollen Stress abbauen, andere ihren Seelenfrieden finden, oder sie suchen Hilfe auf dem Weg, wenn sie innerlich große Kämpfe austragen, und sie kommen zu mir, um gesund zu bleiben und sich wohl zu fühlen.

Etwas Erstaunliches geschah im Sommer 2001. Eine Frau, die schon früher zu meinen Klienten gehört hatte, kam zu mir, weil sie stark unter Druck stand. Sie erzählte mir nicht, dass ihr Vater im Sterben lag. Als ich mit ihr arbeitete, stellte ich riesige Blockaden in den Lungen fest, was bei ihr nicht normal war. Ich habe nie etwas so Dickes, Schweres und Dichtes gespürt. Wann immer ich fühlte, dass ich irgendwo eine Blockade auflösen sollte, tat ich es, obschon es mir sehr ungewöhnlich erschien. In der Regel sage ich Klienten nicht, an welchen Blockaden ich arbeite. Ich denke immer daran, wie sehr Chunyi Lin uns ermahnt, die Klienten zu unterstützen und ihre Erfahrung positiv zu gestalten, damit keine Ängste aufkommen. Etwas drängte mich innerlich aber immer wieder, ihr zu sagen, welche Blockaden ich gefunden hatte. Also riet ich ihr: »Ich weiß nicht, ob Sie es mit Giften, Chemikalien oder Rauchern zu tun haben, aber achten Sie auf das, was Sie einatmen. Ich habe dicke Blockaden in Ihren Lungen gefunden.« Ich sagte ihr zudem, es scheine mir, als arbeite ich an ihrem Vater. Da erzählte sie mir, ihr Vater liege mit einem Emphysem und Lungenkrebs und als zusätzlicher Komplikation einer Lungenentzündung im Sterben. Er wohnte sieben Stunden entfernt, und sie war auf dem Weg zu ihm, weil kaum zu erwarten war, dass er die Nacht überlebte. Sie wollte nur vor dem Hinfahren selbst ins Gleichgewicht kommen.

Einige Tage später rief sie mich an. »Sie werden es nicht glauben«, sagte sie. Als sie ins Krankenhaus kam, war ihr Vater bei Bewusstsein, machte Witze und lachte. Die Ärzte konnten sich nicht erklären, wie sich sein Zustand so drastisch hatte ändern können, und entließen ihn. Er lebte völlig unerwartet noch sechs Monate.

Diese Klientin war zu mir gekommen, um Unterstützung in einer für sie schwierigen Zeit zu bekommen. Aber es war, als habe eine höhere Kraft sie hergebracht, um ihrem Vater zu helfen. Daraus habe ich gelernt, dass man nicht einmal zu wissen braucht, was mit jemandem los ist, und dass Wunder auch aus der Ferne geschehen können. Sie setzen einfach Ihre Fähigkeiten ein, um Menschen mit reiner Liebe, Güte und Vergebung zu helfen, und woran auch immer gearbeitet werden soll, wird sich ergeben. Es ist genau, wie Chunyi Lin sagt: Man arbeitet einfach an den Blockaden und überlässt das Ergebnis sich selbst. Es kommt von einer Macht, die größer ist als wir.

Früher dachte ich immer, Gott, die Engel und unsere Meister seien ganz weit weg irgendwo in den Wolken. Inzwischen weiß ich, dass sie nur einen Atemzug weit weg sind. Jedes Mal, wenn ich Qigong für mich oder andere mache, verbinde ich mich mit demselben Licht und derselben Liebe, die ich in meiner Nahtoderfahrung erfahren habe. Ich freue mich, dieses Licht mit Qigong weitergeben zu können, und weiß, dass sich alle mit dieser Energie verbinden können. Die Ruhe der Qigong-Meditation ist eine Zeit, in der man Kontakt mit der Seele, mit geliebten Menschen und mit sich selbst aufnehmen kann.

Stacy Langager:
Zystische Brustfibrose und anderes mehr

Ich litt jahrelang unter Fibrozysten in der Brust, Migräne, Allergien und anderen Krankheiten. Nachdem ich Frühlingswald-Qigong kennen gelernt hatte, bat mich Meister Lin 1999, vor laufender Videokamera etwas über die Veränderungen zu erzählen, die Qigong in meinem Leben bewirkt hatte. Meine Erfahrungen wurden in einem Werbeschreiben abgedruckt und an Hunderte von Menschen geschickt. Meine Anschrift war mit angegeben, sollte jemand Fragen oder Probleme haben.

Die Reaktion war erstaunlich. Ich bekam viele Briefe und Anrufe aus dem ganzen Land. Unter den Fragen und erwähnten gesundheitlichen Problemen waren:

- Ein Mann aus Chicago mit Arthritis, sehr schlechtem Sehvermögen und Magengeschwüren,
- ein Mann aus Redondo Beach (Kalifornien), der seit langem an Arthritis litt,
- ein Mann aus Berwin (Illinois) mit vergrößerter Prostata,
- ein Mann aus Stockton (Kalifornien) mit Allergien und zahlreichen alten Sportverletzungen,
- eine Frau aus Lansing (Michigan) mit Knoten in der Brust,
- eine Frau aus Colorado, die wissen wollte, wie Qigong ihr gesundes Leben noch verbessern könnte,
- ein Mann aus Mineral Point (Missouri), der die Wirkung von Qigong auf Menschen in Gefängnissen, Jugendhafteinrichtungen und in der Psychiatrie untersuchen wollte,
- eine Frau aus Chetek (Wisconsin) mit Schilddrüsenüberfunktion,

- ein Mann aus Seattle (Washington) mit starken Rückenschmerzen; seine Frau mit chronischen Allergien,
- zwei Kinder aus Rockford (Minnesota); der Junge mit Krupp (Anschwellung der Luftwege) infolge Allergie, seine Schwester mit Reisekrankheit.

Ich weiß, dass mindestens zehn der oben erwähnten Menschen mit Qigong geholfen wurde.

Die Frau aus Chetek ist meine Mutter. Sie ging im Oktober 2000 zu einer ärztlichen Kontrolle und kämpfte mit Gewichtsverlust.

Der Arzt führte einen Schilddrüsenfunktionstest durch. Die Ergebnisse waren anormal. Die Schilddrüse funktionierte nicht richtig. Der Arzt stellte stark abweichende Werte in allen Funktionsbereichen fest, und die Diagnose lautete auf Schilddrüsenüberfunktion mit T3-Toxikose. Im Arztbericht stand, dies könne zur Basedow- oder zur Hashimoto-Krankheit führen.

Einen Monat später untersuchte der Arzt Mutters Schilddrüse wieder. Ihr T3-Wert war noch weiter angestiegen. Das erschreckte meine Mutter sehr. Ihr Arzt wusste keine andere Behandlung vorzuschlagen als Bestrahlungen und Medikamente zur Regulierung der Schilddrüsenfunktion. Diese würde sie den Rest ihres Lebens einnehmen müssen.

Im Dezember desselben Jahres kam Mutter nach meiner Klausur für Stufe III Frühlingswald-Qigong zu mir. Sie berichtete mir von ihrem Schilddrüsenproblem und sagte, sie wolle auf keinen Fall bestrahlt werden. Auch bat sie mich um eine Qigong-Behandlung. Es freute mich ungemein, dass sie mich um Hilfe bat.

Ich gab ihr eine Qigong-Behandlung. Dabei hatte sie einige

Sekunden lang Mühe zu atmen. Sie sagte, es habe sich angefühlt, als sei etwas aus ihrem Körper entwichen. Nach der Behandlung fühlte sie sich anders: ganz entspannt und als sei die Krankheit verschwunden.

Im Mai 2001 ging sie für einen weiteren Schilddrüsenfunktionstest wieder zu ihrem Arzt. Erstaunlicherweise waren die Ergebnisse diesmal *normal!* Auch ihr T3-Wert lag im Normalbereich. Und das nach einer einzigen Qigong-Behandlung.

Meine Mutter übt jetzt jede Woche Frühlingswald-Qigong. Sie sagt, die heilende und beruhigende Wirkung des Qigong sei ganz wunderbar.

Bei den Kindern aus Rockford (Minnesota) handelt es sich um die meinen. Mein Sohn wurde zweimal in die Notfallstation gebracht, weil er nicht mehr atmen konnte. Er hatte schwere Staub- und Schimmelallergien und bekam Steroide, um das Anschwellen der Luftwege zu verhindern. Die Steroide machten ihn für andere Krankheiten anfälliger. Im Kindergarten hatte er dreißig Tage gefehlt und war ein kranker kleiner Junge gewesen.

Seit er Frühlingswald-Qigong übt, hat er drei Jahre lang keinen Krupp mehr gehabt. Er sagt, mit Qigong fühle er sich innerlich besser, was das Atmen leichter mache und ihn beruhige. Inzwischen ist er gesund. Letztes Jahr hat er nur drei Tage in der Schule gefehlt.

Meine Tochter hatte über ein Jahr lang mit Reisekrankheit zu kämpfen. Wir haben alles Mögliche versucht, um ihr zu helfen: Medikamente, Gummibänder am Handgelenk und Pflaster hinter den Ohren. Bei ihr wirkte nichts.

Dank Qigong ist sie seit fast drei Jahren nicht mehr reisekrank. Sie weiß jetzt, wie sie die Blockade in der Stirn auflösen kann, die die Reisekrankheit auslöst. Wenn sie Qigong übt, geht es Stirn und Magen besser. Sie sagt, sie spüre, wie die Blockade dem Körper entweiche. Danach ist es ihr nicht mehr übel.

Um mit meiner eigenen Geschichte fortzufahren: Ich habe keine Knoten mehr in der Brust! Auch keine Migräne mehr, und ich bin die Allergien los! Ich bin ganz gesund und fühle mich großartig.

Als ich 1999 bei den Videoaufnahmen mitmachte, war ich im vierten Monat schwanger. Qigong half mir beim Überwinden der morgendlichen Übelkeit. Meine Wehen von der ersten Wehe bis zu dem Augenblick, als ich mein Baby in den Armen hielt, dauerten nur drei Stunden. Und ich brauchte keine Schmerzmittel!

Ich war bei Meister Lin, als ich im fünften Monat schwanger war, und fragte ihn, ob er mir das Geschlecht des Kindes verraten könne. Er fuhr leicht mit der Hand über meinen Bauch und sagte, es werde ein Junge. So war es auch.

Mein Mann und ich haben drei Stufen Frühlingswald-Qigong abgeschlossen. Wir üben täglich mit der ganzen Familie Qigong. Qigong ist ein Weg, auf dem man körperlich, geistig und seelisch heil wird. Die Kraft des Qigong ist verblüffend.

LOUISE LUDFORD: *Lähmende Panikattacken*

Im Oktober 1986 arbeitete ich in der Schule, als ich plötzlich nicht mehr atmen konnte, Schwindel bekam und zu schwitzen begann, während mein Herz wie rasend schlug. Mein ganzer Körper fing unkontrollierbar an zu zittern. Ich glaubte zu sterben.

Ein Schüler brachte mich zur örtlichen Krankenstation, und von dort wurde ich mit der Ambulanz ins Krankenhaus gefahren. Diagnostiziert wurde eine Panikattacke. Aber die Symptome wurden schlimmer.

Ich begann zu stottern, bekam Migräne, und meine linke Körperseite wurde gefühllos. Gehen bereitete mir Schwierigkeiten, weil ich keinen Bezug mehr zum Boden unter mir hatte. Angst und Schrecken breiteten sich in meinem Geist und Körper aus. Ich verlor meine ganze Zuversicht und mein Selbstvertrauen und traute auch meiner Umwelt nicht mehr. In den folgenden elf Jahren sollten Panikattacken mein Leben bestimmen.

Ich dachte, die Ärzte hätten mein Leiden falsch diagnostiziert. Meiner Ansicht nach stimmte etwas mit meinem Herzen nicht, aber alle Tests ergaben, dass mit diesem alles in Ordnung war. Das Herz als Körperorgan arbeitete völlig richtig. Aber mein Herz als seelisches Organ war geschwächt. Die nährenden Kräfte von Liebe, Hoffnung, Freude, Vertrauen und Mut erwärmten und belebten meinen Körper nicht. Mein Herz, meine Sonne, war von Angst verfinstert worden. Ich brauchte dringend Hilfe.

Etwa sieben Jahre nach meiner ersten Panikattacke hörte ich zum ersten Mal etwas über die Lehre und Praxis der Qigong-Meditation in China. Mir war sofort klar: Das wollte ich lernen. Nur kam eine Reise nach China bei einem Leben in Angst und Panik rund um die Uhr nicht infrage. Ich hatte das dringende Verlangen, zu meditieren. Ich wusste in meinem Innersten, dass es einen Lehrer gab, der mir helfen könnte und mir beibringen würde zu meditieren, nur hatte ich keine Ahnung, wo er war oder wie ich ihn finden sollte.

Einige Zeit später zeigten mir meine Eltern einen Artikel über einen Mann, der in den Zwillingsstädten Minneapolis/St. Paul Qigong unterrichtete. Als ich das Bild des Lehrers und seiner Schüler sah, wurde mein Blick wie magisch zum Lehrer hingezogen, und ich erinnere mich an den Gedanken: »Ach, da bist du ja, aber so siehst du nicht aus.« Mein Blick wanderte weiter über den Artikel, aber wieder wurde er zu dem Mann vor seinen Schülern hingezogen. So stand ich da und starrte auf das Foto in der Zeitung. Nach einer Weile fragte ich mich, weshalb ich noch immer dastand und auf den Mann starrte. Dann wurde ich traurig. Ich wollte Qigong lernen, hatte aber nicht die Kraft, zu einem Kurs zu fahren.

Im August 1997 saß ich mitten in einer Panikattacke auf dem Sofa im Wohnzimmer meiner Eltern. Ich zappte durch die Kabelprogramme und erwischte gerade noch die letzten zwei Minuten eines Interviews mit Chunyi Lin. Als ich ihn sah, sprang ich buchstäblich vor Freude vom Sofa auf und rief: »Ah, da bist du! Du bist mein Lehrer, und du wirst mir alles beibringen, was ich wissen muss!«

Der Interviewer stellte ihm eine letzte Frage: »Können Sie unseren Zuschauern etwas zeigen, was sie zu Hause üben können?« Meister Lin führte die Handbewegungen und Atmung der *sieben Stufen des neuen Lebens* vor. Ich machte sie direkt nach, mit sofortiger Wirkung. Das Programm war zu Ende. Rasch schrieb ich die Telefonnummer auf, rief an, bestellte einen Prospekt und meldete mich für Stufen I, II und III und zwei Tai-Chi-Kurse an.

Stufe I begann im Oktober im Anoka-Ramsey-College in der Nähe von Minneapolis. Es war weiter von meinem Wohnort entfernt, als mir lieb war, aber ich war angemeldet und fest entschlossen, den Kurs zu besuchen. Ich schaffte es bis zum College, aber der Parkplatz war voll. Ich hatte keine Kraft, vom Parkplatz den Hügel hinunter- und dann zum Gebäude hinaufzugehen, also parkte ich regelwidrig und ging in den Kurs. Mir war sehr schwindlig, und ich war so schwach, dass ich dachte, ich würde hineinkriechen müssen. Es war nur noch ein einziger Platz zuvorderst in der Mitte frei. Dann konnte ich nur noch denken: »Lass Heilung geschehen…«

Während des Unterrichts merkte ich, dass ich mich immer dann stark fühlte und gerade sitzen konnte, wenn Meister Lin vor mir stand. Wenn er weiterging, wurde ich schwach, mir war übel, und ich drohte in Ohnmacht zu fallen. Er ging während des Unterrichts auf die eine Seite, dann stand er vor mir, und bevor mir klar wurde, dass ich mich kräftiger und besser fühlte, weil er vor mir stand, war er auch schon zur anderen Seite weitergegangen. Als ich merkte, wie mein Körper wieder über dem Tisch zusammensackte, bat ich ihn innerlich: »Bitte komm her und bleib bei mir stehen.« Nein, meine innere Bitte war nicht so höflich. Sie klang eher wie: »Komm um Himmels willen her!« Das tat er und blieb den Rest der Stunde vor mir stehen, lächelte mich an und blickte direkt in mein Herz.

An jenem Abend ging mir auf, dass ich etwas ganz Besonderes gefunden hatte: eine Meditationsform und einen Lehrer, der seinen Schülern sein Herz öffnet. Er ist wie ein Pate, der über die Seelen seiner Schüler wacht, dabei aber deren individuelle Freiheit achtet, sie ihren eigenen Weg der Meditation und Entdeckung gehen lässt. Sein Unterrichtsstil ist sanft, die Quelle seiner Lehre Liebe.

Bei meiner Anmeldung zum Frühlingswald-Qigong hatte ich keine Ahnung, dass Meister Lin Heiler ist und er uns außer Meditieren auch beibringen würde, uns und andere zu heilen. Geben und Empfangen ist ein Vorgang, der sich aus der Natur ableitet. Man sieht es beim Wasserzyklus als Wechsel von Verdunstung und nachfolgendem Niederschlag. In der Beziehung des Menschen zum Pflanzenreich sieht man es im Austausch von Kohlendioxyd und Sauerstoff. Wir stehen in der Tat in Beziehung zu allem, was uns umgibt. Meister Lin lehrt uns, beim Empfangen der allumfassenden Liebe auch daran zu denken, sie dem All und den Mitmenschen in Form von guten Taten, Güte, Liebe und Vergebung zurückzugeben.

Seit jener ersten Stunde übe ich Qigong. Die Meditationen sind mein tägliches Brot und die Arznei, die mein Herz brauchte, um gesund zu werden. Ich dachte, in einer totalen Herzfinsternis zu leben, aber vielleicht war da doch ein Lichtstrahl, den die Angst nicht verdecken konnte. Könnte ich diesem Lichtstrahl einen Namen geben, würde ich ihn Hoffnung nennen. Hoffnung hat mir die Kraft gegeben, die heilende Arznei zu suchen, die mein Herz so dringend brauchte. Diese Arznei ist Liebe. Sie siegt über alles.

Dank der Frühlingswald-Qigong-Meditation haben Panik und Angst nachgelassen und dem Ausströmen der Strahlen von Liebe, Frieden, Hoffnung und Vertrauen Platz gemacht.

Wie die physische Sonne heilende Lichtstrahlen, Wärme und Leben zur Erde sendet, will ich weiterhin danach streben, mein Herz offen zu halten, um zu dienen und die heilenden Strahlen der Liebe, des Friedens, der Hoffnung und des Vertrauens ins All zurückzuatmen.

Ich danke Ihnen, Meister Lin, in tiefer Verbundenheit für Ihre Lehre, Ihre Heilungen und Ihre Liebe.

Angie Meierding: *Fernheilung*

Ich wurde auf einem Bauernhof in der Nähe von Clements (Minnesota) geboren. Seit ich denken kann, habe ich mich für alternative Heilmethoden und die spirituelle Seite des Lebens interessiert. Freunde aus Minneapolis erzählten uns von diesem Chinesen im Anoka-Ramsey-College, der eine Art chinesischer Heilung praktiziere. Mein Mann Joseph und ich fragten im College nach und gingen zu einem Informationsabend, an dem Meister Lin und Qigong vorgestellt wurden. Das machte uns neugierig auf mehr, und wir beschlossen, uns für den Qigong-Unterricht anzumelden. Wir bereiteten gerade unseren Umzug nach Texas vor, wollten aber vorher noch Stufe I und II abschließen.

Der Unterricht war höchst interessant. Nach allem, was Meister Lin zu sagen hatte, klang Qigong logisch und vernünftig. Weshalb sollten wir als Schöpfungen Gottes die allgegenwärtige Energie nicht nutzen können, um andere und uns zu heilen? Weshalb sollten wir die Energie in uns nicht anerkennen und einsetzen? Ich fand es logisch, vernünftig und sinnvoll. Was Meister Lin lehrt, ergibt Sinn und stimmt für mich.

Sowohl mein Mann als auch ich versuchen, selbstverantwortlich für unsere Gesundheit zu sorgen. Wir machen Fitnessübungen und nehmen Nahrungsmittelergänzungen ein. Ursprünglich rührte meine vorbeugende Eigeninitiative im gesundheitlichen Bereich von einigen Problemen her, die ich mit der Schulmedizin hatte. Ich reagiere schrecklich allergisch auf Antibiotika und die meisten rezeptpflichtigen Medikamente. Mit Medikamenten dauerte es meistens länger, bis ich wieder gesund war, als ohne Medikamente. Vor einigen Jahren wurden mir Krampfadern in den Beinen entfernt, was angeblich eine einfache Operation ist. Ich hätte innerhalb von Stunden operiert und wieder entlassen werden sollen. Aber ich kam aus dem Operationssaal in die Abteilung für Herzkrankheiten. Mein Mann befürchtete schon das Schlimmste. Das alles nur, weil ich allergisch auf die Narkose reagierte. Auch auf Antibiotika und Schmerzmittel reagierte mein Körper negativ. Außerdem bekam ich zusätzliche Medikamente gegen die Nebenwirkungen der eingenommenen Arzneien. Meine Rekonvaleszenz dauerte mehrere Wochen länger.

Solche und einige andere Erfahrungen im Lauf meines Lebens haben mich bewogen, mich zu fragen, was ich selbst für mich tun kann, um nicht wieder in Schwierigkeiten zu geraten. Ich wusste in meinem Innersten, dass das, was Meister Lin sagte, stimmte und Frühlingswald-Qigong bei mir funktionieren würde. Wir schlossen den Unterricht ab und zogen im Herbst 1998 nach Texas.

Der Arbeitsbereich in meinem neuen Büro war einige Zeit nicht gebraucht worden. Auf dem Boden waren alte Papiere aufgestapelt, und der Raum musste geputzt werden, bevor ich mich bei der Arbeit wohl fühlen konnte.

Ich kniete auf dem Boden und sah einen Stapel alter Broschüren unter einem Schreibtisch durch. Zuunterst im Stapel befand sich eine kleine Spinne mit langen, seltsamen Beinen (wie besonders große Räder an einem Lastwagen). Sie lief ganz schnell wie bei einem Rennen auf mich zu, raste direkt auf meine Knie zu, und ohne zu denken erschlug ich sie mit der rechten Hand. Sie »starb« etwa um vier Uhr nachmittags. Als ich nach Hause fuhr, stellte ich eine etwa erbsengroße Beule am Mittelfinger der rechten Hand fest. Sie schmerzte, und der Finger fühlte sich steif an. Ich dachte, die Spinne habe mich wohl gebissen.

Als ich nach Hause kam, erzählte ich Joseph, was vorgefallen war, und erwähnte das seltsame Gefühl in Finger und Hand. Am nächsten Morgen war die Hand geschwollen, und Joseph schlug vor, vielleicht den Arzt anzurufen. Aber das wollte ich wegen meiner früheren Erfahrungen mit der Schulmedizin und Medikamenten nicht tun. Ich wollte nicht riskieren, den Fall zu verschlimmern. Schließlich war die Spinne so klein gewesen. Ich dachte, es sei wohl wie ein Bienenstich und werde in einem oder zwei Tagen wieder in Ordnung kommen.

Als ich an jenem Abend von der Arbeit nach Hause kam, war der Arm bis über den Ellbogen geschwollen und steif, und ich hatte Schmerzen unter der Achsel. Joseph fand, ich verhalte mich schon etwas unnormal. Er rief Meister Lin an und reichte mir den Hörer. Als ich Meister Lin sagte, eine kleine schwarze Spinne habe mich gestochen, warf er ein: »Nein, es war eine braune Spinne.« Da fiel mir ein, dass er Recht hatte, es war tatsächlich eine braune Spinne gewesen. Ich hatte bis etwa ein Jahr später keine Ahnung, dass es sich um die sehr giftige braune Einsiedlerspinne handelte. Sie verstecken sich am liebsten unter und hinter lange unberührten aufgestapelten Schachteln und Gerümpel.

Meister Lin meinte, ich sollte zusätzlich zur Qigong-Behandlung vielleicht doch herkömmliche Medikamente einnehmen, weil das außerordentlich bösartige Gift der braunen Spinne bereits um sich gegriffen habe. Aber das wollte ich nicht. Ich vertraute darauf, dass Qigong mir helfen würde, und machte mir größere Sorgen darüber, was normale Arzneien bei mir anrichten könnten.

Meister Lin wies mich an, ein Glas mit Wasser zu füllen und die Hand darauf zu legen. Dann sollte ich etwas von dem Wasser trinken und die Hand wieder auf das Glas legen. Er sandte mir aus der Ferne Heilenergie. Nach der Heilung folgte ich seiner Anweisung und blieb eine Viertelstunde lang ruhig sitzen. Danach machte ich die Meditation des *kleinen Universums*. Ich ging zu Bett, und als ich am nächsten Morgen aufstand, war die Schwellung unter der Achsel verschwunden; sie reichte nur noch vom Finger bis zum Ellbogen. Ich war für die Heilung sehr dankbar und zuversichtlich, dass ich den richtigen Behandlungsweg eingeschlagen hatte.

An dem Tag ging ich arbeiten und rief Meister Lin abends wieder an, da er mich darum gebeten hatte. Wir führten dieselben Schritte durch wie am Abend zuvor. Nachdem ich eine Viertelstunde ruhig sitzen geblieben war, machte ich wieder die Meditation *kleines Universum*. Am Morgen waren nur noch Hand und Finger geschwollen.

Am Abend rief ich Meister Lin zum dritten Mal an und bekam meine dritte Fernheilung. Meister Lin meinte, es werde noch etwa zehn Tage dauern, bis ich völlig wiederhergestellt sei. Er hatte Recht. Am nächsten Morgen war die Schwellung verschwunden, und ich hatte nur noch eine erbsengroße Beule am Finger, die nach knapp zwei Wochen auch verschwand.

Etwa ein Jahr später sprach ich mit einer diplomierten Krankenschwester aus Texas, die an einer Krankenschwesternschule unterrichtet. Wir unterhielten uns über Alternativmedizin und darüber, wie sich der Lehrplan an ihrer Schule über die Jahre verändert hatte. Inzwischen wurden auch alternative Heilweisen unterrichtet. Ich erzählte ihr von meinem Spinnenstich. Erst da erfuhr ich, dass mich sehr wahrscheinlich eine braune Einsiedlerspinne gestochen hatte. Sie hatte Ähnliches bei zwei Studentinnen aus dem Norden erlebt, die giftige Spinnen nicht kannten. Auch diese dachten sich nicht viel dabei, als sie gestochen wurden, und vermuteten, es würde wohl nach einem oder zwei Tagen vergehen. Die beiden Gestochenen landeten todkrank im Krankenhaus.

Ich bin Meister Lin für seine telefonische Qigong-Fernheilung sehr dankbar und auch dafür, dass wir seinen Qigong-Unterricht besuchen konnten.

Ich habe noch mehrere Heilerfahrungen mit Meister Lin und Frühlingswald-Qigong gemacht. Die letzte fand im März 2001 statt. Wir waren nach Minnesota zurückgekehrt. Es geschah am letzten Tag eines gewaltigen Eisregens. Ich ging früh ins Büro und musste um das Gebäude herum zum Eingang gehen. Da glitt ich auf dem Eis aus, die Beine flogen unter mir weg, und ich stürzte mit Wucht auf den Ellbogen. Ich ging mit dem Arm in der Schlinge und der Anweisung nach Hause, vier bis sechs Wochen nicht mehr Auto zu fahren. Ich bin im Verkauf tätig und lebe in meinem Auto. Es hieß, rasch eine Lösung zu finden.

Am nächsten Tag ging ich mit dem Arm in der Schlinge hinkend zu Meister Lin. Ich hatte Prellungen und Beulen am ganzen Körper. Den Arm konnte ich weder drehen noch heben. Nachdem Meister Lin mich mit Qigong behandelt hatte, forderte er mich auf, die Schlinge abzulegen. Das tat ich. Dann bat er mich, den Arm zu drehen. »Oh«, sagte ich verblüfft. Ich konnte den Arm drehen und heben. Meister Lin hatte die Blockaden aufgelöst, die infolge der Verletzung entstanden waren, und schon am nächsten Tag konnte ich den Arm wieder ganz ohne Schmerzen brauchen.

Es ist wirklich erstaunlich und ganz wunderbar, wie Meister Lin Frühlingswald-Qigong einsetzt. Er könnte sein Wissen für sich behalten, aber er will lieber weitergeben, was er tut, und andere unterrichten, dasselbe zu tun. Meister Lin lässt seine Gabe jedem zukommen, der um Heilung bittet und bereit ist, eine neue Sicht zu erforschen. Für mich ist Frühlingswald-Qigong das schönste Geschenk, das ich je bekommen habe. Ich bin sicher, dass Frühlingswald-Qigong und Meister Lin mir viel Schmerzen und Leiden erspart, um nicht zu sagen das Leben gerettet haben. Mit Frühlingswald-Qigong in meinem Arzneikasten und Meister Lin als Lehrer bin ich bereit, das Leben voll auszukosten.

Cres Schramm:
Erfahrungen einer Skeptikerin

Ich habe Meister Lins Frühlingswald-Qigong Stufen I bis IV im Anoka-Ramsey-College besucht. Im Juni 2001 begann ich mit Stufe I, und Stufe IV schloss ich im Februar 2002 ab. Ich habe Frühlingswald-Qigong gelernt, weil ich viele kenne, die Schmerzen oder Krankheiten haben, denen ich helfen wollte, statt einfach nur zuzusehen. Von der ersten Stunde Frühlingswald-Qigong an habe ich viele positive Erfahrungen gemacht. Ich kann Ihnen aber sagen: Wie ich zum Unterricht und dazu gekommen bin, an Qigong zu glauben, ist eine andere Sache.

Meine Schwiegermutter Bernice war eine Weile lang zu einem Heiler gegangen, der wahrscheinlich Reiki machte. In der Familie hielten wir das für einen ziemlichen »Hokuspokus«, aber sie ging trotzdem hin, weil sie fand, es gehe ihr nach jeder Behandlung besser.

Im Dezember 1998 hatte Bernice während der Feiertage einen schweren Schlaganfall. Bis dahin hatte sie allein gelebt und für sich gesorgt. Im Februar 1999 feierte sie ihren 81. Geburtstag in einem Pflegeheim, und nach fast drei Monaten Rekonvaleszenz wurde klar, dass sie nicht mehr allein leben konnte. Ihre rechte Seite war weitgehend gelähmt. Im März 1999 kam Bernice zu uns, um bei uns und den Kindern zu wohnen. Ich verbrachte viele Stunden damit, sie zur Physio- und Bewegungstherapie zu fahren. Am Ende des Sommers brauchte sie keinen Rollstuhl mehr, sondern bewegte sich mit einem Vierfußstock und einem Gehgestell fort. Sie konnte auch wieder besser sprechen, aber nicht wie früher.

Trotz ihrer Erfolge und unserer ständigen Unterstützung konnte sie sich nicht damit abfinden, was ihr zugestoßen war. Wir wiesen darauf hin, dass es vielen ihrer Altersgenossen nicht so gut gehe wie ihr, und das ohne Schlaganfall. Sie war aber trotz allem Erreichten nicht zufrieden, weil sie ihren früheren Gesundheitszustand nicht wieder erlangt hatte.

Die ganze Zeit hatte sie den Kontakt zu einigen Bekannten aufrechterhalten, die sie durch den Heiler kennen gelernt hatte, den sie vor dem Schlaganfall besucht hatte. Im August 2000 rief eine ihrer Freundinnen sie an, um sie vom Tod des Heilers zu unterrichten. Sie habe aber von einem anderen gehört.

Mutter bat mich, die Nummer aufzuschreiben. Ich verdrehte die Augen, kam aber ihrer Bitte nach. Es war Chunyi Lins Telefonnummer in Andover. Als ich aufgelegt hatte, dachte ich: »Ich weiß, wer das ist.« Chunyi ist mit jemandem in unserer Kirchengemeinde befreundet und war einmal dort gewesen, aber ich wusste nicht, dass er dieses Heilungszeugs machte.

Bei mir dachte ich: »Na, wenigstens kenne ich jemanden, der ihn kennt, und kann mich informieren«, was mir die Befürchtungen, mit wem ich es wohl zu tun haben würde, etwas nahm. Man hatte mich mein Leben lang vor Quacksalbern gewarnt. Von dem Bekannten aus unserer Gemeinde erfuhr ich, dass es sich um Qigong handelte.

Ich traf eine Verabredung mit Chunyi für Mitte September. Inzwischen war er nach Chanhassen gezogen. Für mich war das jetzt am anderen Ende der Welt, da wir in Ramsey in der Nähe von Anoka wohnen.

Der Tag rückte heran, und ich hoffte, es würde helfen, fürchtete mich aber auch vor der Fahrt nach Chanhassen mit einer Frau, die kaum gehen konnte.

Etwa sechs Leute warteten auf Chunyis Hilfe. Er war freundlich und höflich zu allen. Ich wusste, dass er sehr viel zu tun hatte und für viele wohl die letzte Hoffnung war. Schon als ich im August den Termin vereinbart hatte, war mir klar, dass er vollauf beschäftigt war und uns aus lauter Liebenswürdigkeit dazwischengeschoben hatte.

Als er Bernice und mich in seinen Wohnraum führte, fragte ich mich, was wir wohl zu erwarten hätten, da ich so etwas noch nie gesehen hatte. Wir besprachen kurz, was Bernice zugestoßen war, dann begann er, diese merkwürdigen Bewegungen mit seinen Fingern zu machen. Aus meiner Sicht sah es verrückt aus, und ich fand, das funktioniere bestimmt nicht. Er sagte, hätte ich Bernice gleich nach dem Schlaganfall zu ihm gebracht, hätte er ihr besser helfen können. So würde sie noch ein paar Behandlungen brauchen. »Nun«, dachte ich, »ich sehe nicht, wie wir das bei 60 Dollar die Behandlung und fast 160 km für Hin- und Rückweg schaffen sollen.« Wir dankten ihm, gingen und witzelten auf dem Heimweg, es habe sich wohl gelohnt – hahaha.

Ich erzählte den Vorfall meiner Freundin Shelli, die daraufhin berichtete, wie eine ihrer Freundinnen sie selbst einmal mit denselben merkwürdigen Bewegungen von furchtbaren Zahnschmerzen befreit hatte. »Tatsächlich?«, fragte ich, und bei mir dachte ich »hmmm«.

Die Zeit verging, und Mutter fühlte sich, soweit sie sich ausdrücken konnte, so gut wie noch nie. Als ich dann im Januar 2001 die Ankündigung des Anoka-Ramsey-Colleges mit den Daten für die Frühjahrs- und Sommerkurse 2001 erhielt, sah ich, dass auch Qigong angeboten wurde. Ich merkte mir das Datum und legte die Kursbroschüre beiseite. Ende Mai fiel sie mir wieder unter einem Stoß Zeitschriften in die Hände, und allmählich fing ich an, mich ernsthafter damit zu befassen.

Ich war im Zwiespalt zwischen östlicher Philosophie und christlichem Glauben. Ich wollte weder etwas lernen, das meinen starken christlichen Glauben ins Wanken bringen könnte, noch meine Seele gefährden, indem ich mich mit etwas beschäftigte, das meiner Seele und meinem Wesen schaden könnte.

Also begann ich intensiv zu beten, weil es mir irgendwie immer wieder begegnete und ich mich zu diesem Qigong hingezogen fühlte. In meinem Alltag höre ich möglichst auf meine innere Stimme. Für mich ist sie der Heilige Geist. Also wollte ich den wiederkehrenden Gedanken nicht ignorieren, mich aber auch nicht auf etwas Falsches einlassen.

Freitag vor Kursbeginn rief ich an und fragte, ob man sich noch anmelden könne. Ja, man könne. Immer noch meldete ich mich nicht an. Ich betete zu Gott: Wenn der Kurs für mich sei, solle es klappen, und wenn nicht, so würde er mir bestimmt Hindernisse in den Weg legen und mich nicht gehen lassen, wenn es nicht sein Wille war. Ich betete weiter.

Am Dienstag unmittelbar vor dem Kurs fuhr ich am Veranstaltungsort vorbei. Ich fand, ich sollte dem Lehrer wenigstens kurz davor Bescheid sagen. Also fragte ich, ob noch ein Platz frei sei. Ja, es war noch ein Platz frei. Da meldete ich mich an und dachte, wenn es doch nicht sein solle, würde es irgendwie nicht klappen. Offensichtlich sollte ich aber dabei sein, da ich an allen drei Tagen für Stufe I und II teilnehmen konnte.

Als ich im Lauf des Kurses mit Chunyi sprach, fragte ich mich, ob er sich an mich erinnerte. Ich bin sicher, dass er meine Skepsis gespürt hatte, als ich im September davor mit meiner Schwiegermutter zu ihm gekommen war. Während seines Unterrichts spürte ich Energie in Händen und Körper aufsteigen, wie ich es mir nicht hätte vorstellen können. Wenn er in der Stunde an uns vorbeiging, spürte ich die Heilenergie, die er einsetzte, um jedem Teilnehmer bei seinem jeweiligen Problem zu helfen. Inzwischen bin ich sicher, dass ich diese prickelnde Empfindung schon mal hatte, bevor ich mit

Qigong anfing, nur dachte ich damals, meine Füße schliefen ein oder so etwas. Ich hatte auch meinen Mann ganz schön mit dem Auswechseln von Glühbirnen im ganzen Haus auf Trab gehalten. Sie schienen oft kaputtzugehen, wenn ich den Schalter drehte oder auch nur daran vorbeiging. Im Scherz sagte ich zu meinem Mann, ich besäße offenbar eine elektrisierende Persönlichkeit.

Chunyi forderte uns auf, die gelernte Technik gleich einzusetzen. Nach der ersten Stunde der Stufe II fragte ich meine Tochter, ob sie irgendein Problem habe. Ihre Knie machten ihr häufig zu schaffen. Sie war 16 Jahre alt und seit dem vierten Lebensjahr zur Tanzstunde gegangen. In jenem Jahr tanzte sie zum ersten Mal nicht. Die Entscheidung war ihr schwer gefallen, weil sie es liebte, aber sie ließ es lieber bleiben, weil die Knie sie so schmerzten und sie ständig Schmerzmittel einnehmen musste.

Ich arbeitete mit der Schwertfingertechnik an ihren Knien. Es ging ihr sofort besser. Seither hat sie die Knie nie mehr gespürt, außer nach besonders großen Belastungen. Wenn sie jetzt nach etwas Anstrengendem Schmerzen bekommt, dann nur leichte, die keineswegs mit denen vor meiner Behandlung zu vergleichen sind. Treten sie wieder einmal auf, bittet sie mich um eine Qigong-Behandlung.

Eine der erstaunlichsten Begebenheiten erlebte ich am 11. Juni 2001 nach Abschluss der Stufe II. Meine Freundin Shelli kam mit ihrer Mutter, die aus Süd-Carolina angereist war, zu mir und erwähnte, ihre Mutter habe ständig solche Hüftschmerzen, dass sie wahrscheinlich eine Hüftgelenkoperation brauchen werde. Sie könne vor lauter Schmerzen kaum gehen. Irgendwann fragte ich Yvonne, Shellis Mutter, so nebenbei, ob ich versuchen solle, sie mit Qigong zu behandeln. Ich fügte hinzu, ich hätte den Kurs eben erst abgeschlossen und sei nicht sicher, ob es helfe. Damit war sie einverstanden.

Ich wandte nur die Schwertfingerhaltung an, ohne das *kleine Universum* mit ihr zu machen. Ich löste die Blockaden in den Hüften auf und begann, die Energie abzuziehen. Sie stand da, machte Grimassen, und ich dachte: »Sie hält mich wahrscheinlich für eine Spinnerin.«

Am nächsten Morgen klingelte das Telefon um halb neun. Shelli war dran und erkundigte sich, ob ich an dem Tag in ihre Gegend käme. Ja, meinte ich, ich gehe einkaufen. »Weshalb?«, wollte ich wissen. Sie erzählte, als sie am Vorabend bei mir weggegangen seien, sei ihre Mutter problemlos in den Minivan eingestiegen, auch wieder ausgestiegen und die Stufen vor Shellis Haus hochgegangen, ohne mit der Wimper zu zucken. Shelli habe gefragt: »Mutti, bist du in Ordnung? Spürst du irgendetwas?« Yvonne habe beteuert, es gehe ihr prima.

Shelli erkundigte sich, ob ich vor ihrem Rückflug nach Süd-Carolina bei ihnen vorbeikommen und die Mutter noch einmal behandeln könnte. Wir verabredeten uns auf zehn Uhr bei ihnen. Als ich ankam, sagte Shellis Schwester zu mir: »Cres, weißt du, ich habe oft mit Mutter im selben Zimmer geschlafen. Sie hat nie die ganze Nacht durchgeschlafen. Sie hat sonst solche brennenden Schmerzen in den Hüften, dass sie stöhnen muss. Letzte Nacht ist sie überhaupt nicht aufgewacht und hat keinen Ton von sich gegeben.«

Da kam die Mutter gerade schwungvoll die zwölf Stufen vom Untergeschoss hoch und sagte: »Da ist die Frau, die mich geheilt hat!« Ich war ganz verlegen und verblüfft. Diesmal machte ich das *kleine Universum* mit ihr und arbeitete an ihrer Wirbelsäule, ihren Hüften und Füßen. Als ich fertig war, dankte sie mir mit den Worten: »Du hast eine Anhängerin aus mir gemacht.«

Shelli erwähnte noch, ihre Mutter habe am Vorabend solche Grimassen geschnitten, weil sie spürte, dass etwas aus ihren Hüften gezogen wurde und es sich seltsam anfühlte. Seit jener Behandlung im Juni habe ich mich immer wieder bei Shelli nach ihrer Mutter erkundigt. Sie hat keine Schmerzen mehr und kann ohne Probleme gehen. Als Shelli sie im August besuchte, ging es ihr mit Ausnahme geringfügiger Beschwerden gut. Ich sagte Shelli, bald würde ich Fernheilung lernen.

Ich habe meinen Mann für sein saures Aufstoßen und seine Hiatushernie mit Qigong behandelt. Zwar gibt er es nicht zu, aber er muss viel weniger häufig aufstoßen. Eines Abends war er bereits zu Bett gegangen, als ich mit meinen Qigong-Übungen fertig war. Es war etwa Mitternacht, und ich spürte die Energie ganz deutlich. Also beschloss ich, ihm eine Qigong-Behandlung zu geben, während er schlief, da er noch skeptischer ist, als ich es war. Auf leisen Sohlen betrat ich unser Schlafzimmer, stand in der Dunkelheit neben ihm, fuhr mit den Armen um ihn herum, löste Blockaden auf und sagte innerlich: »Blockaden aufgelöst, saures Aufstoßen weg, völlig geheilt«. So arbeitete ich und löste die Blockaden in seinem ganzen Körper auf.

Mir fiel ein, wie seltsam ich wohl aussehen mochte, und ich fragte mich, was er sich wohl denken würde, falls er erwachte. Er schlief aber die ganze Zeit hindurch weiter – und schnarchte dabei laut. Da fuhr ich mit den Händen über ihn und sagte dabei: »Blockaden aufgelöst, Schnarchen weg, völlig geheilt« – und er hörte in derselben Sekunde auf zu schnarchen und gab keinen Ton mehr von sich, sondern atmete nur ganz ruhig weiter. Ich schloss die Behandlung ab, ging aus dem

Zimmer und erzählte unserer 19-jährigen Tochter, ich hätte Paps eben eine Qigong-Behandlung gegeben, und er habe prompt aufgehört zu schnarchen. Als ich eine halbe Stunde danach schlafen ging, war ich fast etwas besorgt, weil er so ruhig atmete. Ich musste mich vergewissern, dass er noch Luft holte, was er tat. Er atmete die übrige Nacht ganz ruhig weiter.

Ich habe Qigong bei meinen Haustieren angewendet. Neulich hatte unser Beagleweibchen Josie Anzeichen von Mandelentzündung, die sie immer bekommt, wenn sie etwas frisst, das ihr nicht gut tut. Bevor ich sie zum Tierarzt brachte, beschloss ich, Qigong bei ihr auszuprobieren. Am nächsten Morgen war sie symptomfrei. Ebenso habe ich bei verschiedenen Gelegenheiten die Aquariumsfische meiner Tochter und meiner Nichte mit Qigong geheilt.

Bis dahin stammte meine Erfahrung mit Qigong nur aus dem Unterricht, den Übungen für meine eigene Gesundheit oder der Behandlung anderer mit Qigong. Ich war gesünder denn je. Früher bekam ich jeden Herbst eine Erkältung und Nebenhöhlenentzündung, die ein paar Monate anhielt. Gewöhnlich nahm ich dann die empfohlene Dosis Antibiotika ein. Im letzten Winter übte ich Qigong, und jede Krankheit, sei es eine Erkältung oder Grippe, verschwand innerhalb eines Tages. Dabei behandelte mich niemand sonst mit Qigong.

Im Juni 2002 war eine Gebärmutteroperation anberaumt, vor der ich große Angst hatte. Seit der Geburt meines jüngsten Kindes vor 17 Jahren sollte ich zum ersten Mal wieder ins Krankenhaus. Zudem war es eine große Operation. Auch wenn ich Gott vertraute, dass mir nichts passieren würde, und wusste, dass viele für mich beten würden, war ich dennoch unruhig und wollte alles tun, was in meinen Kräften stand, um meinen Körper auf die Operation vorzubereiten.

Ich machte meine Qigong-Übungen zum Auflösen von Blockaden, damit ich mich schneller von der Operation erholen würde. Ich war zwar ziemlich sicher, eine Menge Blockaden auflösen zu können, aber ich wollte kein Risiko eingehen und bat Chunyis Partner Jim um eine Qigong-Behandlung. Er werde bestimmt alle Blockaden ausräumen, die ich nicht selbst aufgelöst hatte.

Jim gab mir eine Qigong-Behandlung und erklärte dabei, wo er Blockaden erspürte und woran er arbeitete. Er erinnerte mich auch daran, dass es wehtun könne, wenn die Energie heile, bevor es mir besser ginge. Am nächsten Tag hatte ich das Gefühl, als habe mich ein Lastwagen überfahren, wonach die Schmerzen, die in bestimmten Körperteilen an mir genagt hatten und die Jim aufgespürt hatte, vollständig vergingen.

Der Operationstag – ein Freitag – brach an. In meinem kleinen Handgepäck steckten ein Walkman und Chunyis Kassette mit seinen Übungsanweisungen. Ich nahm an, ich würde zumindest die Kassette ohne Anstrengung anhören können, auch wenn ich müde wäre, alles wehtat und ich keine Lust hatte, irgendetwas sonst zu tun.

Ich hatte meinen Töchtern die strikte Anweisung gegeben, Chunyi oder Jim anzurufen, falls es bei der Operation größere Komplikationen gäbe. Ich erwartete zwar keine, wusste aber, dass seltsame Missgeschicke passieren können. Bei meiner auf halb ein Uhr mittags angesetzten Operation handelte es sich immerhin um eine totale Gebärmutterentfernung.

Als die Operation etwa um vier Uhr zu Ende war, wurde ich in mein Krankenhauszimmer gerollt und an einen Tropf mit morphiumhaltigen Schmerzmitteln gehängt, den ich durch Knopfdruck betätigen konnte. Später am selben Abend hörte ich meine Kassette zwar noch etwas benommen, aber sonst bei klarem Verstand an. Am nächsten Morgen staunten die Krankenschwestern darüber, wie gut es mir ging, und erkundigten sich nach dem Schmerzniveau. Da ich nur noch geringe Schmerzen spürte, ersetzten sie den Morphiumtropf mit leichteren oralen Schmerzmitteln, die ich alle sechs Stunden nehmen sollte.

Als mich der Pfarrer aus unserer Kirchengemeinde nachmittags besuchte, konnte er kaum glauben, dass ich eine schwere Operation hinter mir hatte, weil ich so gut aussah. Mir ging es auch recht gut. Ich hatte mein Haar gelockt, mich geschminkt und war einige Male aufgestanden und ein paar Schritte gegangen. Zwar schmerzte mich der Rücken etwas, aber es fühlte sich nicht wie nach einer Totaloperation an. Ich hatte mich auf starke Schmerzen gefasst gemacht. Als ich mich am Abend zur Ruhe legte, betete ich wieder, dankte und hörte meine Kassette.

Sonntag erwartete ich den Besuch der Ärztin. Sie hatte ihre Sache ausgezeichnet gemacht und sorgte wunderbar für mich. Sie teilte mir mit, ich könne am Nachmittag nach Hause. Die Krankenschwestern konnten es kaum glauben, wie gut es mir ging. Um drei Uhr nachmittags war ich wieder zu Hause. Am Sonntag nahm ich noch zwei Schmerztabletten, Montag noch eine, und das erst drei Tage nach einer Totaloperation.

Im Lauf jener Woche hörte ich ein fetziges Lied im Radio und fing an, in der Küche dazu herumzutanzen. Ich musste mich gleich stoppen: Ich sollte mich vorsichtig bewegen und weder Staub saugen noch sechs Wochen lang Gewichte über

5 Kilo heben. Es ging mir so gut, dass ich mich selbst ermahnen musste, es nicht zu übertreiben. Mit Ausnahme einiger unbequemer Stiche und etwas Müdigkeit hatte ich überhaupt nicht das Gefühl, eine so große Operation überstanden zu haben. Sogar mein Energieniveau war gut.

War das eine normale Genesung? Vielleicht, vielleicht auch nicht. Ich glaube, dass ich die erfolgreiche Operation und meine rasche, schmerzlose Erholung Gottes Sorge für mich und allen Menschen verdanke, die für mich gebetet haben – aber ebenso auch meinen Qigong-Kenntnissen und der Wirkung des Qigong.

Ich biete vielen meine Hilfe an und sage immer dazu, eine höhere Macht benutze mich als Werkzeug, um bei ihrer Genesung mitzuhelfen. Ich versichere ihnen, sie hätten diese Fähigkeit ebenfalls, und ich könne ihnen einige Grundlagen zeigen. Sie brauchten nur liebevoll und gütig zu sein, zu vergeben und Vertrauen zu haben. Nicht viele sind bereit, mich um Hilfe oder darum zu bitten, ihnen zu zeigen, wie sie sich selber helfen können. Manche lachen innerlich, wie ich es früher tat.

Es gibt vieles auf der Welt, das wir nicht erklären können. Ich bin vielem gegenüber skeptisch und werde es wahrscheinlich auch bleiben. Aber seit ich mit Frühlingswald-Qigong angefangen habe, bin ich nicht mehr so skeptisch wie früher. Ich habe auch chronisch Kranke auf Frühlingswald-Qigong aufmerksam gemacht, das ihnen helfen könnte, besser für ihre eigene Gesundheit und Heilung zu sorgen.

Das Wissen darum, wie gesund ich selbst bin, lässt mich Qigong weiter üben. Manchmal habe ich keine Lust, die Übungen zu machen. Aber ich habe ganz offensichtlich das Gefühl, mehr Kontrolle über Gesundheit und Erholung meines Körpers zu haben. Da mir dies ebenso wichtig ist, wie wenn sich jemand körperlich fit halten möchte, übe ich also weiter, um mir und anderen zu einer rascheren Heilung verhelfen zu können.

Sue Sivula: *Hirnstammverletzung*

Mein Gefühlsleben bereitete mir gerade große Schwierigkeiten, als die Dinge auch körperlich aus dem Lot gerieten. Wenn ich den Kopf drehte, folgten die Augen nicht. Ich konnte nicht mehr fokussieren, also konnte ich auch nicht mehr Auto fahren. Ich konnte kaum schlucken, das Essen blieb mir im Hals stecken.

Nachdem ich bei einigen Ärzten gewesen war, erfuhr ich, die Ursache meiner Schwierigkeiten sei eine Venenblutung im Hirnstamm. Sie erwogen eine ganze Anzahl Möglichkeiten einschließlich Operation, um das Problem zu beheben.

Gerade etwa einen Monat vor diesem Vorfall hatte mir meine Cousine Cindy, die im Anoka-Ramsey-College arbeitete, von Chunyi Lin erzählt, der ebenfalls dort tätig war: Er helfe Menschen mit Qigong, gesund zu werden. Ich beschloss, einen Termin bei ihm für eine Energiebehandlung auszumachen.

Ich hatte bereits vorgesehen, eine zusätzliche ärztliche Meinung in der Mayoklinik in Rochester einzuholen, konnte aber vorher noch zu Chunyi gehen. Meister Lin behandelte mich drei Mal, und nach jeder Behandlung ging es mir besser. Dann fuhr ich noch einmal hin (inzwischen konnte ich wieder selber fahren), und er meinte, die Blockade sei verschwunden. Ich sagte aber: »Ach, geben Sie mir doch einfach noch eine Behandlung, damit ich für meinen Besuch in der Mayoklinik ein gutes Gefühl habe.« Das wollte er gerne tun.

Als ich in die Mayoklinik fuhr, konnte ich wieder normal sehen wie früher und fühlte mich viel besser. Die Ärzte testeten meine Reflexe und wer weiß was noch alles. Der dortige Neurochirurg stellte eine Kleinigkeit an meinen Augen fest, was man aber ohne neurochirurgische Schulung nicht sähe. Alle Symptome waren verschwunden. Sie verordneten nicht einmal ein zweites Magnetresonanzbild.

Als ich wieder zu Hause war, ging ich für eine Nachuntersuchung zur dortigen Neurochirurgin. Sie hatte ein zweites Magnetresonanzbild gemacht, und an jenem Tag sollte ich die Resultate erhalten. Als sie hereinkam, sagte sie: »Ich musste zweimal hinschauen, denn als ich mir ihr zweites Magnetresonanzbild ansah, konnte ich mir nicht einmal mehr vorstellen, weshalb Sie hier sind.« Sie sagte, sie habe das erste Bild hervorholen müssen, um überhaupt zu sehen, wo das Problem lag. Dann schlug sie vor, ich solle einmal jährlich zur Kontrolle kommen, worauf ich entgegnete: »Ich brauche nicht jedes Jahr wiederzukommen. Mir geht es ausgezeichnet.« Da bestätigte sie: »Sie haben Recht. Sie brauchen nicht wiederzukommen.«

Man fragt mich immer wieder, wie das alles möglich ist. Ich glaube, es geschieht durch Bewegung der Energie im Körper. Es gibt Dinge im Leben, kleine tägliche Herausforderungen oder größere Probleme, die Stress erzeugen. Wenn man nicht weiß, wie man diese löst, bewirkt der Stress Energieblockaden und ruft Stresssymptome oder Krankheiten hervor. Lernt man, die Energie selbst in Bewegung zu halten oder tut das jemand für einen, dann fließt die Energie wieder frei. Man lässt alles fallen, was körperliches Unbehagen oder Gefühlsschmerz verursacht. Es klärt die Dinge und heilt nicht nur körperlich, sondern auch emotional und seelisch.

Für mich ist es ein Gottesgeschenk. Qigong üben kommt jedem zugute. Haben Sie erst einmal eine Erfahrung mit Qigong gemacht, werden Sie es in Ihr Leben integrieren wollen.

Chunyi Lin und Frühlingswald-Qigong haben einen erstaunlichen Einfluss auf mein Leben gehabt. Qigong hat mir die Möglichkeit gegeben, ein volleres und glücklicheres Leben zu führen.

Wie gesagt, verbessert Frühlingswald-Qigong das körperliche, emotionale und seelische Leben. Es hilft einem, den wahren Menschen in sich kennen zu lernen und vergangenen Ärger und Schmerz loszulassen – dann erstrahlt das innere Wesen. Ich bin fest davon überzeugt, dass jeder von dieser erstaunlichen Energiearbeit profitieren könnte.

Chaconas Sproles: *Den inneren Weg finden*

Ich war mein ganzes Leben auf der Suche nach meinem inneren Weg. Ich habe Reiki gelernt und war auf der zweiten Stufe angelangt, als ich Frühlingswald-Qigong entdeckte. In den letzten Jahren habe ich meinen inneren Weg entdeckt, der mich zum Christentum zurückgeführt und bewogen hat, mich auf Heilung und Hilfe für andere zu konzentrieren. Jetzt bereite ich mich gerade auf die Krankenpflegeschule vor.

Ich hörte zum ersten Mal von Frühlingswald-Qigong, als bei meiner Mutter vor vier Jahren multiple Sklerose diagnostiziert wurde. Einer ihrer Therapeuten erzählte mir von Meister Chunyi Lin und der wunderbaren Heilmethode, die er unterrichtet.

Ich besuchte Meister Lins Unterricht Stufe I, und seine Lehre war für mich völlig stimmig, sowohl in Bezug auf meinen Glauben wie auf alles, was ich bin und sein möchte. Es war für mich unglaublich erhellend. Er unterrichtet zudem auf eine sehr liebevolle und fürsorgliche Art. Es war für mich ganz offensichtlich, dass wir alle Heilfähigkeiten besitzen und dass Gott durch uns wirkt.

Meister Lin lehrt ganz klar, dass er nicht der Einzige ist, der mit dieser Heilfähigkeit begabt ist. Er versucht nur, in jedem etwas zu wecken, was bereits da ist. Manche Lehrer behaupten selbstsüchtig: »Ich bin der Einzige, der diese wunderbaren Dinge vollbringen kann«. Das glaube ich nicht. Ich glaube wie Meister Lin, dass es eine höhere Macht hinter allem gibt und jeder ein Teil davon ist.

Seit ich angefangen habe, Frühlingswald-Qigong zu lernen, werde ich nicht mehr krank. Krankheit gibt es einfach nicht mehr. Ich litt früher immer wieder an chronischer Blasenentzündung und Hefepilz. Das ist vorbei. Ich war auch häufig deprimiert, und auch das scheint vorbei zu sein. Körperlich geht es mir gut, und emotional und geistig bin ich seither richtig stark geworden. Seit ich bei Meister Lin lerne, habe ich mehr innere Fortschritte gemacht als in meinem ganzen vorherigen Leben.

Statt mich jetzt bei Problemen von jemandem beraten zu lassen, gehe ich nach innen. Ich habe zwei kleine Kinder, und wenn sie krank sind, wende ich bei ihnen Frühlingswald-Qigong an.

Letzten Winter zum Beispiel bekam mein einjähriger Sohn die Grippe. Nach zwei Tagen war klar, dass die Grippe nicht rasch vergehen und sein Immunsystem stärken würde, sondern sie wurde schlimmer. Es war wirklich eine scheußliche Grippe mit Fieber, Spucken, Erbrechen und Durchfall. Als es am dritten Tag nicht besser wurde, wandte ich am Morgen Frühlingswald-Qigong zur heilenden Unterstützung seines Körpers an. Am selben Abend war mein Sohn völlig wiederhergestellt.

Meine dreijährige Tochter bekam die Grippe überhaupt nie; ich nehme an, weil sie mir alles nachmachte, als ich Frühlingswald-Qigong Stufe I aktiv übte. Sie machte mit und wurde letzten Winter nie krank.

Heute wende ich Frühlingswald-Qigong-Methoden bei beiden Kindern an, wenn sie irgendetwas haben. Beide sind mit schweren Allergien zur Welt gekommen, besonders mein kleiner Junge, aber die Allergien sind inzwischen so ziemlich vergangen. Jedes Mal, wenn die Symptome wieder auftauchen, wende ich Qigong bei ihm an, und sie verschwinden sofort. Heute sind beide Kinder kerngesund.

Mir gibt Frühlingswald-Qigong sehr viel Kraft. Es ist ganz einfach und dennoch sehr wirksam. Für mich ist es das Licht im Innern. Es ist ganz klar, dass es eine höhere Macht gibt, die sich sowohl in jedem Menschen befindet als auch uns alle umgibt und nur darauf wartet, dass wir den Zugang zu ihr suchen. Frühlingswald-Qigong führt uns direkt dahin. Es enthält alles. Die Meditation gehört ebenso dazu wie der Heilaspekt. Es verleiht ein so friedliches und starkes Gefühl. Es macht ganz.

SHANNON SWEDBERG: *Heilung einer Krebskranken*

Es ist mir wirklich eine Ehre, meine eigene Erfahrung über die Arbeit mit Meister Chunyi Lin und Frühlingswald-Qigong erzählen zu können.

Ich glaube, ich wurde als Antwort auf mein Gebet und meine größte Sehnsucht zu Meister Lin geführt. Im Herbst 1998 kämpfte ich mit mehreren schwierigen Entscheidungen. Ich hatte eben erfahren, dass eine vor kurzem durchgeführte Biopsie positiv und mein Krebs wieder da war. Zwei kleine Knoten waren entfernt und ich war wie üblich behandelt worden. Nach der Operation wurde ich bestrahlt. Bei der ersten Diagnose war ich 34 Jahre alt gewesen, und jetzt, mit 38, erfuhr ich, dass ich wieder Brustkrebs hatte.

Der Krebs war einer meiner größten Lehrer. Ich hatte viele wohlüberlegte Entscheidungen getroffen, wie ich mehr Verantwortung für meine Gesundheit und Heilung übernehmen konnte. Wenn ich jetzt daran zurückdenke, wird mir allerdings klar, wie »geschäftig« ich meine Gesundheit zu erhalten versuchte. Ich bin sicher, dass viele Menschen mit einer Krebsdiagnose in dieses Verhaltensmuster verfallen… Man versucht, möglichst viel über Krebs zu erfahren, alternative

Therapien zu finden, probiert es mit Vitaminen, Nahrungsmittelergänzungen und so weiter… und versucht, es in den Alltag zu integrieren. In meinen Augen war ich »fertig« mit dem Krebs, und ich war daher sehr entmutigt, als er wieder auftauchte.

Beim zweiten Mal wusste ich, dass ich anders an meine Genesung herangehen musste. Ich hatte viel darüber gelernt, wie wichtig es ist, für die Heilung Geist, Körper und Seele zusammenzubringen, aber ich weiß nicht, wie viel davon ich in die Praxis umgesetzt hatte. Ich hatte beträchtliche theoretische Kenntnisse, und genau das war eigentlich ein Teil des Problems. Zudem hatte ich Angst und wollte keine Entscheidung aus Angst treffen.

So kam ich wie durch Führung zu Meister Lin. Ich teilte meine Bedenken einer Therapeutin mit, zu der ich damals ging. Sie erzählte mir, was sie bei ihrer Arbeit mit Meister Lin erlebt hatte, und von seiner Weisheit und Heilgabe. Sie versicherte mir, ich könne seiner Einsicht vertrauen. Als sie das sagte, klang etwas tief in mir an. Ich wollte Meister Lin unbedingt kennen lernen und mit ihm arbeiten.

Ich werde meine erste Sitzung bei Meister Lin nie vergessen. In seiner Gegenwart wurde ich ganz ehrfürchtig… und bin es noch jedes Mal, wenn ich ihn sehe… er strahlt so viel aus. Es war eine große Erfahrung für mich, als er Energie in meinen Körper lenkte. Ich hatte eine warme, schmelzende Empfindung, als Blockaden sich lösten und die Lebensenergie zu fließen begann. Ich wollte mehr über dieses Frühlingswald-Qigong erfahren! Meister Lin bat mich, über meine Ängste zu reden. Er sagte: »In der Welt gibt es Konflikte, genauso, wie es im Körper Krebs gibt. Aber es gibt viel mehr Frieden. Wir können an den Konflikt denken, aber weshalb nicht an Frieden denken?« Seine wunderbaren Worte trösteten mich.

Qigong zu üben hat mir wirklich geholfen, wieder in Kontakt mit meinem ganzen Wesen zu kommen und gut für mich zu sorgen. Könnte es sein, dass wir einfach manchmal vergessen, wie wir atmen, die Energie aus dem Weltall aufnehmen, Zwiesprache mit unserem Schöpfer pflegen und alles schätzen könnten, was uns umgibt? Ich kann durchaus verstehen, wie sich Blockaden im Körper bilden und wie unsere Zivilisation Krankheiten und besonders Krebs fördert. Wir sind in unserer Umwelt so vielem ausgesetzt und führen meistens ein schrecklich hektisches und gestresstes Leben. Es ist nur verständlich, dass Krankheiten entstehen, wenn sich körperliche und emotionale Blockaden bilden.

Das Schöne an Frühlingswald-Qigong ist, wie sanft und leicht man es in den Alltag integrieren kann. Sich Zeit für die Übungen zu nehmen heißt, sich Zeit für die eigene Seele zu nehmen und tatsächlich die für die Heilung erforderliche Integration von Geist, Körper und Seele zu erlangen. »Es ist einfach, geht aber tief« ist eine gute Beschreibung von Frühlingswald-Qigong.

Ich habe Stufe I und Stufe II bei Meister Lin besucht und eine Menge gelernt. Er ist ein wunderbarer Lehrer. Was er in seinem Leben erlebt hat, berührt mich sehr. Ich weiß, dass ich ein anderer Mensch geworden bin, seit ich Frühlingswald-Qigong und Meister Lin kennen gelernt habe. Ich bin ruhiger und zentrierter. Ich bin selbstsicherer und sorge mich weniger um mich! Jedenfalls gehe ich anders durchs Leben … friedlicher … mehr mit statt gegen den Strom. Ich gebe, was ich von Qi und dem Energiefluss verstanden habe, an andere Mitbewohner auf dem Hof und unsere beiden Pferde weiter. Häufig merke ich, wenn sie etwas Energie von mir brauchen, und bekomme aus solchen Begegnungen noch mehr zurück!

Ich habe seit zweieinhalb Jahren keinen Krebs mehr und werde den Rest meines Erdenlebens weiterhin Frühlingswald-Qigong üben. Es ist für mich eine Art Meditation und Gebet geworden, und ich bin sicher: Es macht einen Unterschied in meinem Leben. Ich empfinde es als Segen, diesen Lebensweg gegangen zu sein und das Glück gehabt zu haben, dass er mich zu Meister Lin geführt hat.

ROBIN TROMBLEY:
Innerer Frieden

Als mein ältester Sohn mit 14 Jahren in der ersten Highschool-Klasse war, brachte ein Mitschüler etliche Feuerwerkskörper mit in die Schule. Mein Sohn ließ eine Rauchbombe losgehen und wurde infolgedessen aus dem ganzen Schulbezirk verwiesen.

Danach fing er an, von zu Hause wegzulaufen. Ich war recht verzweifelt. Eines Tages hörte ich beim Verteilen von Essen auf Rädern Radio. Dienstags wird das Programm »Der innere Weg« ausgestrahlt. Chunyi war Gastredner, und ich hörte ihm fasziniert zu. Ich hatte zwar Essen zu verteilen, wollte aber nicht aussteigen, sondern sitzen bleiben und jedes Wort hören, das er sagte.

Chunyi erwähnte, er unterrichte im Anoka-Ramsey-College. Ich schrieb die Telefonnummer auf und dachte mir, das müsse gehen. Das College ist nicht weit von meinem Wohnort entfernt. Als ich nach der Arbeit nach Hause kam, stand ein Artikel über Qigong in der Zeitung, und außerdem war mit der Post ein Schreiben einer Gesundheitsorganisation angekommen, in dem ebenfalls Qigong erwähnt wurde. Bis dahin hatte ich noch nie etwas über Qigong gehört, und nun wurde ich am selben Tag dreimal darauf aufmerksam gemacht. Also sagte ich mir: »Ich weiß, ich bin nicht gerade der Hellste, aber ich hab's begriffen.«

Ich meldete mich für den nächsten Kurs Stufe I an. Als ich mit den aktiven Übungen begann, stellte ich fest: Je mehr ich übte, desto weniger lief mein Sohn weg. Qigong half mir, nicht durchzudrehen, wenn er weglief. Es gab mir meine geistige Gesundheit zurück.

Dank Qigong kann ich jetzt loslassen. Es hat mir geholfen, Angst, Unruhe, Sorgen, meinen Kontrollwunsch, das alles fallen zu lassen.

Es hat mir auch in anderen Beziehungen geholfen, besonders bei meiner Arbeit. Ich arbeite mit 460 Freiwilligen und 200 Kunden, habe also sehr viel mit Menschen zu tun. Viele haben gesundheitliche und andere Probleme. Man begegnet zornigen Menschen, mit denen der Umgang schwierig ist. Qigong hat mir geholfen, auch mit ihnen gut zusammenzuarbeiten.

Manchmal scheint mir, man könne im Kontakt oder Gespräch mit anderen sehen, wie sich deren Verhalten als Spiegelung des eigenen Verhaltens ändert, besonders wenn man Eigeninitiative zeigt, statt nur zu reagieren.

Früher war ich angespannt, und es war mir oft sehr unbehaglich zumute. Der Umgang mit Konflikten fiel mir sehr schwer. Ich schiebe gerne alles auf, aber Qigong hat mir auch dabei geholfen. Wissen Sie, wenn etwas passiert, dann packt man es einfach an. Es braucht keine große Sache und kein Konflikt zu sein.

Ich glaube, das hat alles mit Frühlingswald-Qigong zu tun, weil sich sonst in meinem Leben nichts verändert hat.

Ohne Frühlingswald-Qigong weiß ich nicht, was alles passiert wäre, aber es wäre nicht gut gewesen. Ich bin sicher, ich wäre bei dem vielen Stress irgendwie krank geworden.

Wenn ich an Frühlingswald-Qigong denke, fällt mir als Erstes innerer Friede ein.

Esther Trejo: *Lungenkrankheit*

Ich habe eine schwere Lungenkrankheit namens Alveolarproteinose. Dabei sammelt sich Eiweiß in den Lungenbläschen und wird wie Sand. Sind die Lungenbläschen voll Sand, entstehen lauter Probleme wie Atembeschwerden und Atemnot.

Die Krankheit wurde vor 17 Jahren bei mir diagnostiziert, und seitdem bekam ich rund um die Uhr Sauerstoff. Wohin ich ging, immer hatte ich einen Sauerstofftank auf Rädern im Schlepptau. Es war so schlimm, dass ich manchmal dachte, ich würde die kurze Zeitspanne nicht überleben, die zum Auswechseln des Sauerstoffbehälters nötig war.

Die Ärzte meinten, ich könne nur mit einer Lungentransplantation je vom Sauerstoff wegkommen. Ich war in der Mayoklinik, und sowohl die dortigen Ärzte wie mein

Lungenarzt in St. Paul empfahlen mir dasselbe. Aber ich wollte diesen Weg auf keinen Fall einschlagen. Ich fand es nicht richtig, dass jemand sterben sollte, damit ich dessen Lungen bekommen und weiterleben konnte. Die Vorstellung einer Lungentransplantation bereitete mir Schwierigkeiten.

Von November 1986 bis März 1993 bekam ich 24 Stunden am Tag Sauerstoff. Mir wurde keine neue Lunge eingesetzt, und ich hänge dennoch nicht mehr an der Sauerstoffflasche. Das liegt an meiner Begegnung mit Chunyi Lin.

Er fing eines Abends in der örtlichen Highschool mit einem Kurs über etwas unter der Bezeichnung Qigong an. Mein Sohn Ralph hörte von Herrn Lins Unterricht und riet mir zur Teilnahme. Er meinte, Herr Lin könne mir helfen. Ich glaubte das nicht und wollte nicht hin. Ich dachte einfach, es werde bestimmt nicht helfen. Unmöglich. Mein Sohn bestand aber darauf und schleppte mich strampelnd und keifend in die erste Stunde.

Ich wollte gar nicht teilnehmen, saß einfach da und starrte Herrn Lin die ganze Zeit an. Aber er hatte etwas so Sanftes und Liebevolles an sich, dass ich beschloss, die Woche darauf wieder hinzugehen. Dann besuchte ich den Unterricht jede Woche und lernte seine Übungen. Allmählich fühlte ich mich wohler, und es ging mir stetig besser.

Ich glaube, es war in der fünften oder sechsten Woche, als ich zum Unterricht kam, ohne am Sauerstofftank zu hängen. Ich nahm ihn vorsichtshalber noch eine Weile mit. Ich ging also zum Unterricht und war als Erste dort. Als einer nach dem anderen hereinkam, fragten alle: »Esther, wo ist dein Sauerstoff?!« Niemand konnte es glauben. Dann kam auch Meister Lin herein, sah mich an, und wir alle freuten uns sehr. Sie alle staunten nur noch und konnten es einfach nicht glauben. Alle waren begeistert. Es war ein Wunder!

In der letzten Unterrichtswoche ging ich ganz ohne Sauerstoff hin. Zum ersten Mal seit über sechs Jahren brauchte ich ihn nicht mehr und habe seither nie wieder welchen gebraucht. Jetzt feiere ich jedes Jahr am 22. März den Tag meiner Befreiung von Sauerstoff. Mein Arzt konnte es sich überhaupt nicht erklären.

Ich danke Gott, dass es Sauerstoff gibt, dank dem ich die vielen Jahre überleben konnte, in denen ich ihn brauchte – aber es war ein mühseliges Überleben. Ich war zwar am Leben, lebte aber nicht.

Jeden Tag danke ich Gott für Meister Lin. Er hat mir eine ganz neue Lebensqualität geschenkt, und ich denke, die wünschen wir uns alle. Ich bin weiter zu Meister Lin in den Unterricht gegangen und habe alle Kurse Frühlingswald-Qigong bis einschließlich Stufe III besucht. Außerdem konnte ich einigen Freunden dank dem, was ich bei Meister Lin gelernt hatte, bei ihren gesundheitlichen Problemen helfen. Ich habe drei Enkel – Drillinge. Sie sind inzwischen fast sechs Jahre alt, und ich weiß, dass ich ohne Meister Lin wahrscheinlich nicht mehr am Leben wäre, um sie aufwachsen zu sehen.

Die Begegnung mit ihm hat mein Leben in vielerlei Hinsicht verändert. Dank dem bei ihm Gelernten bin ich auch ein anderer Mensch geworden. Um es klar zu sagen: Früher nörgelte ich ständig und war ein richtiges Ekelpaket, aber das bin ich dank Frühlingswald-Qigong nicht mehr. Inzwischen ist viel Liebe und Verständnis für die Welt und die Menschen in meinem Herzen, für die ich wirklich dankbar bin. Der Grund dafür ist Meister Lin.

Meister Lin war Weihnachten bei mir zu Hause, und als er

ging, fragte ihn mein kleiner Enkel, einer der Drillinge: »Bist du Jesus?«

Das brachte uns alle zum Lachen. Nun, ich glaube natürlich nicht, dass er Jesus ist, aber er ist bestimmt sein Helfer. Er ist sicher auf der Welt, um uns zu helfen.

KATHY WEIHE: *Multiple Sklerose*

Ich habe den Frühlingswald-Qigong-Kurs Stufe I gemacht, als ich 41 Jahre alt war.

Damals war ich gerade mitten in der Scheidung und lebte mit meinen halbwüchsigen Kindern, einem Sohn und einer Tochter, zusammen. Sechs Jahre früher hatte man multiple Sklerose (MS) bei mir diagnostiziert, und seither lebte ich fast täglich mit Angst vor der Zukunft und einer möglichen Verschlechterung der Krankheit. Alle Familienmitglieder kämpften mit den Schmerzen, die eine Scheidung mit sich bringt, und mein Leben war ein einziges Chaos.

Als ich bei Meister Lin anfing, Qigong zu lernen, veränderte sich alles ganz einfach und ganz ruhig. Ich freute mich jeweils auf den frühen Abend, schloss dann meine Schlafzimmertür, wiederholte die Worte, die ich im Unterricht gelernt hatte und übte die Qigong-Grundbewegungen. Nach kaum einer halben Stunde wurde ich ruhiger. Meine nächtlichen Träume wurden lebendig und enthielten viel Energie. Ich freute mich auf die Begegnungen in der Klasse, in denen ich über die Praxis der Stufe I sprechen konnte.

Müdigkeit war mein größtes MS-Symptom. Ich wollte keinen Abendunterricht nehmen, weil ich befürchtete, bei der vierzigminütigen Autofahrt zum College im Januarwetter zu stark zu ermüden. Mein Energieniveau stieg jedoch an, wurde beständiger und ruhiger, und ich sorgte mich viel weniger, ob ich körperlich etwas tun oder nicht tun konnte.

Nach sechs Wochen Unterricht auf Stufe I stellte ich große körperliche Veränderungen fest, aber auch ein verändertes Zeitgefühl (genauer gesagt: Ich spürte, ich brauchte mich nicht zu beeilen, gesund zu werden). Als Meister Lin wieder Kurse anbot, meldete ich mich für Stufe II an.

Mit steigendem Energieniveau nahm auch mein Vertrauen zu. Als ich Meister Lin einmal gestand, Angst wegen irgendetwas zu haben, sagte er, ich solle vertrauen. »Ein wenig Vertrauen!«, als böte er mir einen Keks auf einem Tablett an, den ich einfach nehmen und essen konnte. Genau das tat er. Vertrauen ist eine Form von Energie, und ich lernte im Qigong, die Energie in meiner Umgebung zu nutzen. Ich begann, mich auf meine Fähigkeit zu verlassen, aktiv sein zu können, ohne zu sehr zu ermüden, und darauf zu vertrauen, dass ich Müdigkeit nicht zu fürchten brauchte.

Mein Vertrauen wuchs im Sommer nach dem ersten Kurs in Frühlingswald-Qigong gewaltig. Meine Freunde mussten mich an mein Leben vor dem Unterricht bei Meister Lin erinnern, als ich aus Angst um meine Gesundheit nicht um den See spazieren oder an nicht mehr als einem Vorhaben am Tag teilnehmen wollte.

Ich fing an zu klettern. Dieser Sport hatte mich schon als Mädchen interessiert, und ich reiste für Kletterausflüge in verschiedene Staaten. Ich bewarb mich um einen Studienplatz und fing im Herbst ein M.A.-Studium an. Im Januar darauf konnte ich nach Costa Rica fahren und dort den Regenwald erforschen. Dabei machte ich die ganze Zeit meine täglichen Qigong-Übungen.

Ich habe Frühlingswald-Qigong bis Stufe IV mitgemacht, mehr über die Arbeit mit anderen gelernt und auch, wie man bei ihnen Blockaden auflöst. Zuerst dachte ich, ich könne niemandem helfen, weil ich selbst nicht ganz gesund bin. Von Meister Lin und meinen Mitschülern habe ich erfahren, dass das nicht stimmt. Jetzt sind fast sieben Jahre vergangen, seit ich zum ersten Mal von einer Frau in meiner Kirchengemeinde etwas über Qigong hörte. Ich hatte sie über diese Sache, die sie erwähnte – Qigong –, befragt, weil sie bei strahlender Gesundheit und glücklich zu sein schien. Ich erfuhr, dass sie als Krebskranke mit dem Studium der Bewegungsmeditationen begonnen hatte.

Ich übe noch immer jeden Abend Qigong, meistens meditiere ich dann sitzend. Wenn ich das Gefühl habe, ich brauche sie, führe ich die ersten beruhigenden Bewegungen der Stufe I durch. Ich »denke Qigong«, wenn ich Auto fahre, am Schreibtisch sitze oder die Waschmaschine einfülle, besonders, wenn ich müde bin. Meine Gesundheit ist in Ordnung. Dank Meister Lin betrachte ich mich nicht mehr als Kranke, sondern als jemand, der merkt, wenn sich Blockaden im Körper bilden, und dann an deren Auflösung arbeitet.

Mein Seelenleben ist mir sehr wichtig. Qigong ist ein aktiver Bestandteil davon geworden. Für mich sind die Grundbewegungen des Qigong wie ein Gebet mit Bewegungen. Ich habe nicht mehr so viel Angst vor meiner Zukunft und der Zukunft der Menschen, die ich liebe. Meister Lins Anrufbeantworter endet mit dem Satz: »Viel Glück und einen schönen Tag noch.« Davon habe ich viele gehabt, seit ich Chunyi begegnet bin und angefangen habe, Frühlingswald-Qigong zu lernen.

福

Abschließende Bemerkungen

Wenn Sie vor der Lektüre dieses Buches noch nie etwas über Qigong gehört hatten, dann hoffe ich, dass Sie jetzt besser verstehen, was Qigong Ihnen zu bieten hat.

Qigong hat viele Seiten. Für viele ist es ein Fitness- und Wellnessprogramm. Qigong ist in der Tat ausgezeichnet für Fitness und Wellness.

Die Qigong-Atmung erhöht die Sauerstoffaufnahme und verbessert den Sauerstoffaustausch in den Geweben erheblich, besonders in den Muskeln. Das verleiht Ihnen mehr Körperkraft und Ausdauer. Sie werden zudem geistig reger und kreativer.

Die Qigong-Meditation reduziert Stress, der zu den Hauptursachen von Krankheiten gehört. Sie verlangsamt zudem die Herzfrequenz und den Atemrhythmus. Sie stärkt das Immunsystem. Wenn Sie meditieren, sendet Ihr Gehirn dem Körper chemische Botschaften zur besseren Entspannung. Die Meditation verbessert auch das allgemeine Wohlbefinden.

Qigong zu üben hilft auf vielerlei Arten. Es hilft Ihnen, Ihre persönlichen Bestleistungen im Sport, in der Schule, bei der Arbeit und im Leben zu erbringen. Ihre Muskeln sind entspannter und gestärkt. Sie haben mehr Energie. Schon aus diesen Gründen ist leicht ersichtlich, weshalb Qigong immer beliebter wird.

Es gibt aber auch eine andere Dimension des Qigong, auf die ich in diesem Buch Wert gelegt habe: Heilen. Viele Qigong-Meister befassen sich in ihrem Unterricht nicht damit. Deswegen haben viele Qigong-Schüler keine Ahnung von dieser Dimension des Qigong. Für mich ist Heilen das Wichtigste.

Frühlingswald-Qigong lernen und anwenden ist ausgezeichnet, um fit zu bleiben und sich wohl zu fühlen. Es geht dabei aber hauptsächlich um die Heilkraft des Qigong. Frühlingswald-Qigong hilft Ihnen, für die eigene Gesundheit zu sorgen. Es trägt dazu bei, dass Sie körperlich, geistig, emotional und seelisch zugleich gesund werden. Zudem können Sie lernen, auch anderen zur Gesundheit zu verhelfen.

Zu Beginn dieses Buches sagte ich, Sie seien als Heiler geboren. Ich halte das für wahr, weil ich weiß, dass es zutrifft. Ich hoffe, dass dieses Buch Ihnen ein besseres Verständnis davon vermitteln konnte, wie Qigong funktioniert und wie Sie das Qi – die Energie – der Liebe, Güte und Vergebung nutzen können, um Ihre eigene vollständige und vollkommene Heilung herbeizuführen und anderen zu helfen.

Wenn jemand ständig Liebe, Vergebung und Güte im Herzen trägt, ist er immer zufrieden, und seine Energiebahnen sind ständig offen. Entsteht aus irgendeinem Grund eine Blockade, kann man sie ganz leicht auflösen.

Nach meiner Erfahrung ist Qigong eine der wirksamsten Heilmethoden, die je entwickelt wurden. Qigong ist allerdings kein Jungbrunnen und schenkt auch keine Unsterblichkeit. So etwas gibt es nicht. Wir sind alle für eine begrenzte Zeit hier. Wir stammen aus dem All. Wir gehören zum All, und dorthin kehren wir zurück.

Das Wichtigste ist, wie wir die Zeit im Körper verbringen und wie wir in der Energie der Liebe, Güte und Vergebung wachsen. Genau das macht das Leben zu einer Freude und zu etwas Wunderbarem.

Ich habe nur ein einziges Ziel: diese wunderbare Botschaft an möglichst viele Menschen weiterzugeben. Ich hoffe, Sie versuchen es mit Frühlingswald-Qigong und teilen mein Motto »Ein Heiler in jeder Familie und eine Welt ohne Schmerzen«.

Anhang

爱

Forschungen über Frühlingswald-Qigong

In China interessieren sich viele gute Qigong-Meister nicht für Forschungsprojekte. Schließlich können sie sich bereits auf Tausende von Jahren Qigong-Forschung stützen, und zudem haben sie selbst jahrelange eigene Erfahrung und wissen, was wirkt und was nicht.

Seit ich in Amerika lebe, ist mir klar geworden, dass die Allgemeinheit sehr großen Wert auf wissenschaftliche Untersuchungen legt. Daher bin ich diesen gegenüber sehr aufgeschlossen. Ich habe einige Jahre mit einem sehr angesehenen medizinischen Forscher gearbeitet, um Gelder für eine Studie darüber aufzutreiben, wie Frühlingswald-Qigong Krebspatienten helfen könnte. Solche Studien sind teuer, und wir versuchen noch immer Geld dafür aufzutreiben.

Im Jahr 2002 wurde ein Forschungsprojekt abgeschlossen, in dem der Einsatz von Frühlingswald-Qigong zur Unterstützung von schwer Depressiven und bipolaren Psychotikern untersucht wurde. Nachfolgend eine Zusammenfassung dieser Studie.

Frühlingswald-Qigong erweist sich bei Depression als »außerordentlich wirksam«

Eine im Sommer 2002 durchgeführte Untersuchung hat ergeben, dass Frühlingswald-Qigong »eine höchst wirksame ergänzende Alternativbehandlung bei Depression ist und ihre Anwendung zusätzlich zur Psychotherapie erwogen werden sollte«.

Die Studie wurde von Frances V. Gaik, Doktorandin an der Adler School of Professional Psychology in Chicago (Illinois), über einen Zeitraum von zwei Monaten durchgeführt. Die Ergebnisse hat Frau Gaik in ihre Dissertation aufgenommen, mit der sie im Januar 2003 promovierte.

Nach eingehender Erforschung verschiedener Qigong-Techniken wählte Frau Gaik die Frühlingswald-Qigong-Techniken für ihre Untersuchung aus. Insgesamt 39 Patienten mit der Diagnose schwere Depression, Dysthymie oder bipolare Psychose (nach dem Handbuch für Geisteskrankheiten DSM-IV)* wurden von Meister Chunyi Lin in einem eintägigen Training in Frühlingswald-Qigong-Techniken Stufe I unterwiesen. Ende Juli und Ende August fanden zwei weitere Treffen zwischen Meister Lin und ihnen statt.

Jede Versuchsperson bekam außerdem eine Videokassette über Frühlingswald-Qigong Stufe I, ein Handbuch und Hörkassetten, unter anderem mit dem *kleinen Universum* und Meditationen zur inneren Konzentration. Die Versuchspersonen wurden angewiesen, mindestens 40 Minuten täglich entweder die aktiven Übungen oder die Meditationen der

* Diagnostic and Statistical Manual of Mental Disorders IV – Diagnostisch-Statistisches Handbuch der Geisteskrankheiten IV.

Stufe I durchzuführen und über ihre Übungen Buch zu führen.

Frau Gaik stellte fest, dass im Verlauf der Behandlungszeit bei allen Versuchspersonen eine Besserung einsetzte und zudem bei den meisten Patienten mit schwerer Depression eine sehr signifikante Besserung zu verzeichnen war.

Nachfolgend einige Auszüge aus der Kurzfassung von Dr. Gaiks Studie.

Kurzfassung einer Qigong-Studie

In einer Pilotstudie wurden 39 Versuchspersonen mit der Diagnose schwere Depression, Dysthymie oder bipolare Psychose (nach DSM-IV) mit Qigong behandelt, einer aus dem Osten stammenden traditionellen Methode der chinesischen Medizin. Zur Behandlung gehörte Qi-Emission durch qualifizierte Fachkräfte. Die Versuchspersonen wurden aufgefordert, zwei Monate lang Qigong-Übungen durchzuführen. Besonders im ersten Monat wurde eine signifikante Besserung festgestellt, und zwar nach den Messungen des revidierten Beck-Depressions-Index (BDI-R) (.0000), dem Depressionsindex der Symptom-Checkliste -90R (SCL-90-R) (.00003) und der Interpersonellen Sensitivität (.00003). Die SCL-90-Somatisierungsindices sowie drei Kriterien aus den DSM-IV-Richtlinien ergaben über die Zeit eine ebenfalls tendenziell allgemeine Besserung. Allen Versuchspersonen ging es im Lauf des Behandlungszeitraumes besser. Somit kann man feststellen, dass Qigong-Übungen eine höchst wirksame ergänzende und Alternativbehandlung bei Depression sind und ihre Anwendung zusätzlich zur psychotherapeutischen Behandlung erwogen werden sollte. Bei Versuchspersonen, die nur

Qi-Emission bekamen, war kein signifikanter Unterschied festzustellen.

Einzelberichte

Einige konkrete Erwähnungen von somatischen Erleichterungen und Symptomlinderungen verdienen Erwähnung: (1) Eine Frau berichtete, ihr Ohrenklingen sei nach der ersten Qi-Emission-Behandlung verschwunden. Sie habe dieses Klingen seit neun Jahren ständig gehört. (2) Eine Versuchsperson stellte fest, dass sie weniger Insulin spritzen musste. (3) Eine Frau mit zahlreichen körperlichen Problemen bemerkte, sie brauche kein Hydrocodon mehr, um nachts zu schlafen, und nahm nach langer Arbeitslosigkeit wieder eine Stelle an. (4) Eine Patientin berichtete, sie nehme nur noch die Hälfte ihrer Antidepressiva, und (5) eine Qigong-Übende stellte fest, sie bekomme während des Übens Antworten auf ihre Probleme.

(Aus der erwähnten Studie, S. 81.)

Untersuchungsergebnisse

Die Ergebnisse waren insofern äußerst zufriedenstellend, als die Versuchspersonen nach den DSM-IV-Richtlinien eine signifikante und erhebliche Linderung der Symptome erwähnten und keine negativen Nebenwirkungen bei der Behandlung festzustellen waren.

Die Forscherin und drei Qigong-Fachkräfte stellten bei der Gruppe eine merklich bessere Körperhaltung und ein besseres Aussehen als bei der ersten Begegnung zwei Monate zuvor fest. In Bezug auf Stimmung und Auftreten fiel ein merklicher Unterschied auf. Die Qigong-Fachkräfte erwähnten, das »ernste« und traurige Aussehen der Versuchspersonen anlässlich des ersten Treffens habe ihre Besorgnis erregt. Bei der letzten Behandlung waren die Probanden begeistert;

ihre Stimmung hatte sich deutlich verändert, sie waren interessierter und lebendiger, zeigten echtes Interesse an der Qigong-Methode und erkundigten sich nach fortgeschrittenen Übungsstufen. Trotz des nur zwei Monate umfassenden Forschungszeitraums und der entsprechenden Behandlung könnte sich der Zustand mit Fortführen der Übungen weiterhin bessern, da Anzeichen dafür bestehen, dass über längere Zeit größere Veränderungen eintreten, insbesondere nach 12 Monaten (Kawano, 1997, 1998).

(Ebd., S. 83.)

Klinische Bedeutung

Das Gesundheitswesen befindet sich zurzeit in einer Krise... Die heutige anerkannte Behandlung für Depression, dem am häufigsten diagnostizierten Gemütsleiden, sind kognitive Verhaltenstherapie und Medikamente. Die Vorstellung, dass wir in einem Energiefeld miteinander verbunden sind und sich diese Energie in menschlichen Begegnungen erhöhen und letztlich austauschen lässt, sei es durch Gedanken, Gefühle oder Tun, ist ein größerer Paradigmenwechsel, mit dem sich die heute anerkannten Therapien nicht befassen. Qigong-Übungen scheinen allmählich die Energie des Übenden zu erhöhen, was Gesundheit und Wohlbefinden verbessert. Nach den Grundsätzen des Qigong lernten die Versuchspersonen, ihre »Energie« oder das Qi zu kultivieren, zu speichern und damit umzugehen, was zu einem Rückgang der Symptome führte. Die Probanden könnten tatsächlich gelernt haben, ein angeborenes Heilpotenzial zu mobilisieren und die negativen Wirkungen der Depression rückgängig zu machen. Zudem übernahmen sie mehr Eigenverantwortung für ihre Gesundheit.

Ein energetischer Ansatz bei Depression bietet Gelegenheit, Ansichten über menschliche Beziehungen zu verändern und zu lernen, die eigenen Reaktionen je nach »toxischer Umgebung« sowie deren Wirkung auf das eigene Energiefeld anzupassen. Die Versuchspersonen dieser Studie wurden nicht von ihren alltäglichen Schwierigkeiten abgeschottet und bekamen keine Psychotherapie. Sie wurden in einem besseren Umgang mit ihren Gefühlen geschult und lernten, diese ins Gleichgewicht zu bringen und Selbstbeherrschung zu entwickeln. Das Ziel war eine ausgeglichene Kontrolle über ihre Reaktionen statt Abhängigkeit von Medikamenten oder einer Therapie.

Diese Untersuchung ist die erste, in der Qigong als Heilmittel bei Depression eingesetzt wurde. Dabei wurden im kurzen Zeitraum von zwei Monaten signifikante Ergebnisse beobachtet. Die Versuchspersonen lernten eine Technik und lebenslang gültige Methode kennen, mit Stress und negativen Auswirkungen von Depression umzugehen. Hält die Tendenz zur Besserung wie erwartet an, so haben sie möglicherweise gelernt, ihre eigenen Heilkräfte zu mobilisieren. Die Technik ist preisgünstig (Video- und Audiokassetten), und es wurden keinerlei Nebenwirkungen der Übungen festgestellt.

Das Ergebnis zeigte eine signifikante Besserung bei allen Probanden auf. Beim Einsatz einer neuen Behandlung reichen nur wenige Vorkommnisse genügend hoher Signifikanz aus, um mit Bestimmtheit zu sagen, dass es sich um ein neues Phänomen mit hoher Aussagewahrscheinlichkeit handelt. Diese Untersuchung ergab eine höchst signifikante Besserung bei den meisten Versuchspersonen, bei denen schwere Depression gemessen worden war. Qigong wurde durch Messen der EEG-Aktivität von Meditation und Visualisieren unterschieden (Ueda et al., 1997), was für sich genommen die aus der Studie ersichtlichen signifikanten Besserungsstufen noch nicht erklärt. Qigong ist insofern nicht mit Körperübungen zu vergleichen, da es keine Anstrengung in einem Ausmaß erfordert, in dem Endorphine freigesetzt werden.

Angesichts der theoretisch anerkannten Annahme, der menschliche Körper besitze Energietransformatoren, so genannte Chakras, und wir würden durch das Fließen von Energie durch die Meridiane beeinflusst, kann man die Ergebnisse aus der Perspektive der von Kunz und Peper (1983) postulierten Energietheorien betrachten. Dora Kunz war eine der Begründerinnen der inzwischen vielerorts unterrichteten und von Krankenschwestern eingesetzten Technik des *Therapeutic Touch* (Handauflegen).

Bei Depression wird unter einer Reihe anderer komplexer Faktoren allgemein auch Energieverlust festgestellt. Nach Kunz können normale Stimmungsschwankungen wie Ängste, Enttäuschung und Trauer das an der Energieaufnahme hauptsächlich beteiligte Sonnengeflechtchakra verschließen. Da der ganze Körper sich infolgedessen weniger gut mit Energie auflädt, verbraucht der Leidende mehr davon für den Umgang mit aufwühlenden Gefühlen, und es bleibt weniger Energie übrig. Besorgte, deprimierte Menschen neigen dazu, oberflächlich zu atmen, was die Aufnahme von Sauerstoff und Energie in den Körper ebenfalls reduziert. Qigong fördert tiefes, regelmäßiges Atmen, was die Sauerstoffzufuhr in den Körper verbessert.

(Ebda, S. 87 ff.)

Weitere Informationen in englischer Sprache über Dr. Gaiks Studie *»A Preliminary Study Applying Spring Forest Qigong to Depression as an Alternative and Complementary Treatment«* erhalten Sie beim amerikanischen Adler-Institut in Chicago: Adler School of Professional Psychology, E-Mail: information@adler.edu

Nachwort des Mitautors

Neulich fragte mich jemand, wie ich dazu gekommen sei, tatsächlich an eine Wirkung von Frühlingswald-Qigong zu glauben. Diese Frage wird mir immer wieder gestellt. Die knappe Antwort lautet: langsam und zögernd. Erst nach monatelangen sorgfältigen Nachforschungen akzeptierte ich eine mögliche Wirkung.

Ich bin als Reporter praktisch mein ganzes Erwachsenenleben lang professioneller Skeptiker gewesen. Ich habe 35 Jahre für die Fernsehnachrichten gearbeitet. So bin ich im Spätherbst 1996 erstmals auf Chunyi Lin und Frühlingswald-Qigong aufmerksam geworden, als ich als Anchorman und Reporter für einen Fernsehsender in Minneapolis arbeitete.

Einige Bekannte nahmen an seinem Unterricht teil und waren voll des Lobes. Sie schwärmten von »Heilenergie« und davon, wie Schmerzen bei vielen wunderbarerweise verschwanden und sie »die Energie durch sich hindurchströmen« spürten. Offensichtlich war ihre Begeisterung echt, obwohl sie mir ziemlich fantastisch und möglicherweise wahnhaft erschien.

Ich hatte nie zuvor von so etwas wie einer »unbegrenzten Quelle von Energie« gehört, »die durch das Universum strömt« und zudem durch unsichtbare Bahnen im Körper fließen soll. Die Vorstellung kam mir absurd vor. Ich wusste, was Energie ist. Energie fließt in Stromkabeln und erhellt einen Raum, wenn man den Lichtschalter betätigt.

Es war allerdings nicht das erste Mal, dass mir etwas begegnete, das zu gut klang, um wahr zu sein. Nach meiner persönlichen und beruflichen Erfahrung stellten sich solche Behauptungen gewöhnlich als aufgeblasen und manchmal betrügerisch heraus.

Jeder Mensch sieht das Leben durch die Brille seiner eigenen Erfahrungen. Diese bilden den Rahmen für das, was wir lernen und verstehen, und erzeugen eine entsprechende Sicht. Wir denken subjektiv. Echte Objektivität ist ein lobenswertes Ziel, aber nahezu unmöglich. Ich strebe zwar an, ein aufgeschlossener Skeptiker zu sein, aber meine Skepsis in Bezug auf Qigong war zum Teil durch eigene Erfahrungen bedingt.

Im Verlauf von zwölf Jahren Arbeit in San Francisco hatte ich viele Menschen kennen gelernt, die von lauter unkonventionellen Vorstellungen schwärmten, die dem zu gleichen schienen, was ich über Qigong hörte, angefangen bei EST über TM und Rolfing bis zum Samadhi-Tank. Die Begeisterung der Betreffenden war meist aufrichtig, nahm jedoch gewöhnlich nach verhältnismäßig kurzer Zeit ab oder verging ganz.

Als aufgeschlossener Skeptiker machten mich die angepriesenen Möglichkeiten dieser Methoden immerhin so neugierig, dass ich viele davon ausprobierte. Aber keine sagte mir zu. Und keine brachte mir einen wahrnehmbaren Nutzen. Was mich anging, trafen die Behauptungen darüber somit nicht zu. Vielleicht lag es nur an mir oder an meiner Skepsis, dass sie bei mir nicht fruchteten. Jedenfalls standen meine Erfahrungen mit allem, was ich in dieser Hinsicht versuchte, in völligem Gegensatz zu den angeblichen »Erleuchtungserfahrungen« anderer. Ich machte keine tief greifenden, sondern nur prosaische Erfahrungen. Infolgedessen betrachtete ich alles, was ich über Qigong hörte, durch die Brille dessen, was ich erlebt hatte.

Ich hätte Qigong möglicherweise völlig abgetan, hätte nicht meine Neugier als Reporter meine Skepsis überwogen. Qigong würde ein gutes Thema abgeben, vorausgesetzt, ich konnte dessen angebliche Wirkung nachweisen. Umgekehrt ergäbe es einen noch besseren Artikel, wenn ich diese widerlegen könnte.

Mehrere Monate vergingen, bis ich Zeit fand, mich mit Qigong zu befassen. Zu meinem größten Erstaunen musste ich bald feststellen, dass es eine Menge wissenschaftlicher Untersuchungen darüber gibt. Die meisten stammen aus China und Japan, wo die Lehre von Qi (oder Ki, wie es in Japan heißt) zum Kulturgut gehört.

Rasch wurde mir klar, dass die Vorstellung der »Pflege des Qi«, also das »Qigong«, in China seit mindestens 4000 Jahren existiert. Die Pflege des Qi ist die Grundlage jeder traditionellen chinesischen Therapie einschließlich der Akupunktur, die im Westen bereits von vielen anerkannt wird. Aber das sind Fakten, die Sie zweifellos bereits aus dem vorliegenden Buch erfahren haben.

Qigong wurde während Mao Tse-tungs Herrschaft über China in den Untergrund gedrängt. Qigong macht den Einzelnen stark, was gegen die kollektive Staatsmentalität der Mao-Regierung sprach. Mao sah eine mögliche Bedrohung darin. Erst nach seinem Tod und der Beseitigung seiner engsten Anhänger aus den Machtpositionen tauchte Qigong wieder auf.

Zu Beginn der Achtzigerjahre überzeugte ein hoch angesehener chinesischer Arzt die neue kommunistische Regierung davon, dass die alte Heiltradition sich von großem Nutzen für das Volk erweisen könnte. Da die neuen Anführer in der Regierung sich für ein moderneres China einsetzten, konnte der betreffende Arzt die Heilmethoden des Qigong nach modernen wissenschaftlichen Gesichtspunkten untersuchen. Er wollte handfeste Beweise haben, die er zu meinem größten Erstaunen auch bekam.

Seit den Achtzigerjahren sind in China unzählige Untersuchungen über Qigong durchgeführt worden. Die Ergebnisse füllen Bände. Schon ihre Anzahl ist beeindruckend. Die eingesetzten Untersuchungsmethoden entsprechen jedoch nicht immer westlichen Anforderungen, weswegen manche die Ergebnisse infrage stellten. Immerhin wurden genügend chinesische Studien als wissenschaftlich fundiert eingestuft, was das Interesse westlicher Wissenschaftler an Qigong weckte.

Noch hat die chinesische Regierung Qigong nicht öffentlich gutgeheißen, aber anscheinend fanden einige Leute in der Regierung die Untersuchungsergebnisse überzeugend genug, um die Lehre und Praxis des Qigong nicht mehr zu unterdrücken. Heute dürfen Qigong-Heilmethoden in einigen staatlichen Krankenhäusern öffentlich eingesetzt werden.

Ich würde jedem empfehlen, selbst Nachforschungen darüber anzustellen und eigene Schlüsse daraus zu ziehen. Nachfolgend will ich jedoch meine eigenen Erfahrungen zusammenfassen, um kurz zu erklären, wie sich meine Meinung über dieses Thema geändert hat und offener wurde.

Um die Wirkungsweise von Qigong zu erklären, waren meiner Ansicht nach handfeste Beweise für die Existenz von so etwas wie einem Energiekreislauf oder Meridianen erforderlich, in denen das Qi durch den Körper fließen soll. Ich bezweifelte sehr, dass sich so etwas beweisen ließe. Doch bald musste ich feststellen, dass ich mich getäuscht hatte.

Mitte der Neunzigerjahre war Akupunktur diejenige Disziplin zur Kultivierung des Qi, die außerhalb von China am häufigsten untersucht wurde. Viele dieser Akupunkturstudien hielten westlichen Prüfungen stand und wiesen schlüssig nach, dass es im Körper tatsächlich einen Energiekreislauf bzw. Meridiane gibt. Ich lernte sogar einige Ärzte kennen – ein paar davon in Minneapolis/St. Paul, wo ich wohne und arbeite –, die in medizinischen Instituten an Akupunkturstudien arbeiteten und von dieser Methode sehr beeindruckt waren.

In einer typischen Akupunkturuntersuchung spritzten Forscher nach Anweisung eines ausgebildeten Akupunkteurs einen Isotopenindikator in einen Energiepunkt eines bestimmten Meridians bzw. einer Energiebahn im Körper der Versuchsperson ein, um zu beobachten, ob sich dieser fortbewegen würde und wenn ja, ob in einem Meridian oder in einer Energiebahn, wie sie auf klassischen Meridiandiagrammen abgebildet sind. Immer wieder wurde festgestellt, dass sich der Isotopenindikator sogleich in ebendem Meridian fortbewegte, in den er injiziert worden war.

Zudem stellten die Forscher fest, dass ein Indikator, der auch nur wenig neben einen Energiepunkt eingespritzt wurde, einfach dort verblieb und sich nirgendwohin bewegte. Diese Ergebnisse wiesen deutlich die Existenz eines Kreislaufs ansonsten unsichtbarer Meridiane oder Energiebahnen im menschlichen Körper nach, genau wie es östliche Gelehrte seit vielen Jahrtausenden lehrten. Ein Kreislauf wurde nachgewiesen, der der Schulmedizin vorher völlig unbekannt gewesen war. Das fand ich wirklich erstaunlich.

Außerdem wurden solche Untersuchungen nicht nur in China und Japan, sondern auch in Europa und den Vereinigten Staaten und sogar in der hoch angesehenen Menninger-Stiftung durchgeführt. Die Studien waren so signifikant, dass manche Versicherungen und Krankenkassen begannen, die Kosten für Akupunkturbehandlungen zu übernehmen.

Die Ergebnisse der Akupunkturstudien waren für mich sowohl persönlich wie beruflich äußerst überraschend. Vor Jahren hatte ich es in der Hoffnung auf Linderung meiner chronischen, sich zunehmend verschlimmernden Rückenschmerzen mit Akupunktur versucht und überhaupt keine Erleichterung gefunden. Die Studien, die ich geprüft hatte, widerlegten meine eigenen Erfahrungen und Überzeugungen. Infolgedessen schloss ich mich den Möglichkeiten des Qigong etwas weiter auf, meine Skepsis wurde allmählich geringer, und meine Neugier wuchs immer mehr.

Das Energie-Meridiansystem im Körper existiert nachgewiesenermaßen ganz eindeutig. Infolgedessen war es nur logisch anzunehmen, dass es auch einem Zweck dient – wie Einstein einmal gesagt haben soll, würfelt Gott nicht mit dem Weltall. Wenn man einen Schritt weiterdenkt, erschien es mir nur logisch, dass auch die Energie – das Qi – existieren muss, wenn schon ein Energiekreislauf dafür vorhanden ist. Schließlich muss sich etwas in den Meridianen fortbewegen.

In meinen Augen lieferten diese Untersuchungen den wissenschaftlichen Beweis für einen entscheidenden Bestandteil der alten Vorstellungen von Qigong. Sie bewiesen jedoch nur, dass ein Experte anhand von Akupunkturnadeln auf diesen Energiekreislauf Einfluss nehmen kann und sonst nichts.

Im Verlauf meiner weiteren Gespräche mit Ärzten und Forschern, die sich für Qigong interessieren, wurde ich auf eine Vielzahl von Studien aufmerksam, die sich mit der Beeinflussung des Qi ohne Nadeln oder sonstige Instrumente befassten. Untersuchungen anhand von Kirlianfotografie und Infrarot-Thermovision hatten Bilder von etwas geliefert, das anscheinend Qi-Energie war, und dokumentiert, dass ein Qigong-Meister das Qi im eigenen Körper erhöhen und Qi aus seinem Körper aussenden kann.

Andere Forschungen ergaben, dass ausgesandtes Qi die Anzahl der T-Zellen im Körper erhöhen, Tumore zum Schwinden bringen und das Wachstum von Krebszellen beeinflussen kann. Damals besaß ich genauso wenig wie heute die nötigen wissenschaftlichen Kenntnisse, um richtig einschätzen zu können, was diese Funde bedeuteten, aber sie trieben mich zur weiteren Suche an.

Schließlich entdeckte ich zwei Studien über Qi-Beeinflussung, die mir einen schlagenden Beweis zu liefern schienen. Beide Studien untersuchten eine von Forschern so genannte »Synchronizität«. Es handelte sich um Doppelblinduntersuchungen, in denen die Veränderungen im EEG bzw. den Hirnwellen eines Qigong-Meisters sowie den Hirnwellen der Empfänger des vom Meister ausgesandten Qi gemessen wurden.

Die Qi-Empfänger und die sie betreuenden Forscher konnten unmöglich wissen, wann der Meister Qi aussandte und wann nicht. Die Studien stellten jedoch eine deutliche Synchronizität im EEG des Qi-Senders und der Qi-Empfänger fest. Jedes Mal, wenn der Meister Qi aussandte, veränderten sich die Hirnwellen der Empfänger innerhalb von Sekunden und stimmten sich auf diejenigen des Meisters ein. Sandte er kein Qi mehr aus, war keine Synchronizität mehr festzustellen.

In einer der Untersuchungen befanden sich Sender und Empfänger nicht nur in verschiedenen Räumen, sondern sogar in verschiedenen Etagen eines Gebäudes mit Sensorabschirmung. Der Qigong-Meister hielt sich in einem Zimmer im dritten Stock auf, die Versuchsperson in einem Raum im Erdgeschoss. Auch hier war aus den Ergebnissen zu entnehmen, dass sich die Alphawellen im Frontal- und Okzipitallappen des Empfängers immer dann an diejenigen des Qigong-Meisters anpassten, wenn dieser Qi ausstrahlte.

Die Wahrscheinlichkeit, dass so etwas jedes Mal rein zufällig geschieht, ist verschwindend gering. Was das bedeutet, steht außer Zweifel: Die Forscher hatten eine Energieübertragung dokumentiert, die angeblich nicht möglich ist. Hier übertrug ein Mensch etwas Unsichtbares absichtsvoll, synchron und mit wahrnehmbarer Wirkung auf einen anderen Menschen. Überlegen Sie einmal, was das bedeutet.

Je mehr ich darüber und über alles nachdachte, was ich herausgefunden hatte, desto mehr fand ich mich zum folgenden Schluss gezwungen: Qi existiert. Der Energiekreislauf, in dem sich Qi durch den Körper bewegt, existiert, und der Mensch kann das Qi beeinflussen.

Ich war inzwischen davon überzeugt, dass die Grundsätze des Qigong Tatsachen und keine Märchen sind, und fand, ein Bericht über Qigong würde nicht nur eine gute, sondern auch eine nützliche Sendung ergeben. Hier war etwas, was das Leben der Menschen tatsächlich positiv beeinflussen konnte.

Ich nahm Kontakt mit Chunyi Lin auf und vereinbarte einen Termin, um seinem Unterricht beizuwohnen und ein

Interview zu machen. In meiner Sendung habe ich nicht erwähnt und es bisher selten jemandem erzählt, was mich am meisten beeindruckte, als ich Chunyi kennen lernte: wie beruhigend es war, in seiner Nähe zu sein.

Ich hatte bis dahin nur zwei Menschen in meinem Leben kennen gelernt, die mir dieses Gefühl vermittelt hatten. Beides waren Nonnen auf den Philippinen gewesen, die ihr Leben der Hilfe für Arme widmeten, und das unter großem persönlichem Risiko, weil sie sich mit ihrer Arbeit und ihrem freimütigen Tatendrang, dem unnötigen Leiden ein Ende zu setzen, gegen die brutale Marcos-Diktatur stellten. Dass Chunyi Lin mir dasselbe Gefühl vermittelte, berührte mich tief und verblüffte mich zugleich.

Außer meiner eigenen Reaktion beeinflusste zweierlei meine professionelle Meinung über Chunyi Lin am meisten. Erstens ist er ganz bescheiden. Er wollte keinerlei Anerkennung für das in Anspruch nehmen, was andere bei ihm erlebten. Er sagte klipp und klar, die Heilung komme vom Universum, von Gott, von der Energie, aber nicht von Chunyi Lin.

Zweitens wiederholte er immer wieder nachdrücklich, jeder und alle könnten dasselbe tun wie er, wenn sie nur wüssten, wie. Er wolle nur dieses Wissen an andere weitergeben, damit sie es selbst tun könnten.

Wir strahlten mein Interview über Chunyi Lin und Frühlingswald-Qigong im Juni 1997 aus. Die Reaktion kam postwendend und war überwältigend. Ich hätte so etwas nie für möglich gehalten.

Meiner Erfahrung nach gab es nur bei Sendungen, über die die Zuschauer sich empörten, überhaupt je eine Reaktion. Die Menschen lieben zwar positive Berichte, sind aber selten so begeistert, dass sie zum Telefon greifen. Zu meinem

Erstaunen bekam ich keinen einzigen negativen Anruf über diese Sendung. Die Zuschauer riefen nur an, um zu erfahren, wie sie Chunyi Lin erreichen und wo sie sich für seine Kurse anmelden konnten. Und das taten sie in Scharen.

Ich bekam so viele Anrufe, dass ich die Telefonnummer des College, in dem Chunyi unterrichtete, in den Ansagetext meines Anrufbeantworters aufnahm. Später hörte ich vom College, sie seien mit Anrufen überschwemmt worden. Sie hatten nicht genau Buch geführt, aber sie bekamen in zehn Tagen etwa 1700 Anrufe. Es waren so viele, dass ihre Anlage sie die meiste Zeit gar nicht alle aufnehmen konnte. Daher hatten sie keine Ahnung, wie viele es tatsächlich versucht hatten, sie zu erreichen. Noch nie zuvor oder danach hatten sie je so etwas erlebt. Von dem Tag an stieg die Anzahl der Anmeldungen für seinen Unterricht auf das Zehnfache an.

Aber trotz all meinen Nachforschungen, den vielen Interviews mit Chunyis Schülern und deren Ärzten, die über eine Reihe wirklich erstaunlicher Erfolge berichteten, war es mir noch nicht in den Sinn gekommen, Qigong selbst anzuwenden. Im Rückblick scheint mir, dass ich wohl angenommen hatte, die Betreffenden besäßen eine besondere Eigenschaft, dank der Qigong bei ihnen wirkte, die ich aber bestimmt nicht besaß.

Damals litt ich seit fast zwanzig Jahren an immer schlimmer werdenden Kreuzschmerzen. Etwa alle sechs Monate wurden diese so schlimm, dass der Rücken völlig steif war und ich starke Schmerzmittel brauchte.

Einmal versteifte sich mein Rücken, als ich mich beim Harken im Garten nach vorne beugte. Die Muskeln verkrampften sich wie ein Knoten in einem Drahtseil. Ich konnte mich nicht mehr aufrichten, sah aus wie ein stehendes L und hatte mörderische Schmerzen, die mich bei der geringsten Bewegung wie Elektroschocks durchzuckten.

Ich konnte unmöglich Auto fahren und schaffte nicht einmal die zwei Stufen ins Haus, um anzurufen. Zu meinem Glück lag ein Krankenhaus von meinem Haus aus direkt auf der anderen Seite des Hügels. Mit der Harke als Krücke schleppte ich mich wie ein tausendjähriger alter Mann die vier Häuserblocks meine Anhöhe hinunter, den nächsten Hügel hinauf und auf der anderen Seite wieder hinunter zum Krankenhaus.

Das war nicht der schlimmste Anfall, den ich je gehabt hatte, aber einer der wenigen, über den ich rückblickend lachen kann. Zusammengeklappt, verdreckt und verschwitzt muss ich einen ziemlich seltsamen Anblick geboten haben, wie ich da so mit der Harke dahinschlurfte.

Medikamente oder eine Operation waren das Einzige, was die Ärzte mir anzubieten hatten. Das Problem war nur: Nahm ich genügend Stoff ein, um den Schmerz wirklich zu betäuben, war ich auch zu benommen, um überhaupt noch zu funktionieren. Und über Komplikationen nach Rückenoperationen hatte ich zu viele Horrorberichte gehört, um eine solche als Möglichkeit überhaupt in Erwägung zu ziehen.

Advil-Schmerztabletten halfen mir am besten. Täglich nahm ich ein Dutzend oder mehr davon ein. Ich probierte viele Ärzte, Therapeuten und Chiropraktiker aus. Einige chiropraktische Behandlungen halfen tatsächlich recht gut. Leider hielt die Wirkung nie länger als ein paar Stunden oder höchstens einen Tag an, bis die Schmerzen wieder einsetzten. Damals kam mir schon das wie ein Wunder vor. Wie die meisten Menschen mit chronischen Schmerzen oder Rückenproblemen hatte ich damit leben gelernt. An manchen Tagen ging es besser als an anderen.

Einige Monate nach der Sendung über Chunyi bat er mich, ihm bei einem Video zu helfen, das er aufnehmen wollte, damit Interessenten die Übungen der Stufe I zu Hause lernen konnten. Ich fühlte mich geehrt, dass er mich um Rat bat, und erklärte mich sofort bereit, ihm zu helfen.

Als ich während der Arbeit an der Fernsehsendung zugesehen hatte, wie die Teilnehmer übten, hatte ich die Bewegungsabläufe selbst nicht gelernt. Das war für die Sendung nicht nötig. Jetzt musste ich mich jedoch damit vertraut machen, wenn ich mithelfen wollte, einen vernünftigen Lehrgang auf Video zu produzieren.

In den folgenden Wochen verbrachte ich viel Zeit im Gespräch mit Chunyi darüber, wie Qigong eigentlich wirkt, und damit, im Einzelunterricht die Übungen kennen zu lernen. Dieser Unterricht war insofern sehr wertvoll, als ich Chunyi und seine Lehre besser verstehen lernte. Als ich das erste Mal alleine alle Übungen der Stufe I hintereinander machte, brauchte ich etwa eine halbe Stunde. Es fühlte sich nicht an, als sei es eine große Sache gewesen. Als ich damit durch war, tat mir der Rücken noch immer weh. Das fiel mir auf.

Als ich am nächsten Tag erwachte, schmerzte mich der ganze Körper. Das begriff ich nicht. Die Übungen sind überhaupt nicht anstrengend. In meiner Jugend hatte ich an Kampfkunstturnieren teilgenommen. Ich war Gewichtheber gewesen, hatte viele Verletzungen erlitten und Muskelschmerzen durchgestanden. Dass ich jetzt solche Schmerzen hatte, machte wirklich keinen Sinn. Ich nahm an, es sei wohl eine Grippe im Anzug oder so etwas, und machte am selben Tag keine Übungen.

Ein paar Tage später ging es mir besser. Also versuchte ich es wieder mit den Übungen, und am nächsten Tag passierte dasselbe wie zuvor. Alles schmerzte. Diesmal rief ich Chunyi an. Als ich ihm erzählte, was ich durchmachte, war er ganz begeistert und fand es gut. »Nein«, gab ich zurück, »es ist schlecht. Es geht mir schlechter, nicht besser.«

Chunyi lachte nur und erklärte, ich hätte seit vielen Jahren Blockaden, die sich jetzt sehr schnell auflösten, und das sei sehr positiv. Er sagte, ich solle die Übungen fünf Tage hintereinander machen und abwarten, was geschehen würde.

Hätte ich Chunyi gegenüber nicht ein so gutes Gefühl gehabt, hätte ich es wahrscheinlich nicht getan. Widerwillig erklärte ich mich einverstanden und verbrachte eine halbe Stunde täglich mit der Übung der entsprechenden Bewegungen. Am sechsten Tag hatte ich sehr viel zu tun. Der Tag war bereits zur Hälfte vergangen, als ich merkte, dass ich keine Schmerzen mehr hatte. Nicht einmal der Rücken tat weh. Ich konnte mich bewegen. Ich konnte mich beugen. Die Schmerzen waren weg. Jetzt glaubte auch ich daran.

Es sollte ein weiteres Jahr vergehen, bevor ich die Frühlingswald-Qigong-Methode anzuwenden versuchte, um anderen zu helfen. Es wäre wahrscheinlich nie dazu gekommen, hätte mich mein neunjähriger Sohn nicht darum gebeten, als er einmal spätabends schreckliche Magenschmerzen hatte. »Mach dieses chinesische Zeug, Paps, mach, dass es aufhört!« Ein paar Stunden zuvor hatte er Medikamente geschluckt, aber sie hatten nicht geholfen. Es wurde nur immer schlimmer. Der arme kleine Kerl hatte solche Schmerzen, dass ihm Tränen über die Backen liefen.

Ich glaubte zwar nicht, ihm irgendwie helfen zu können, aber ich konnte auch nicht einfach so aus seinem Zimmer gehen. Also sagte ich schließlich: »Na gut, Kumpelchen, wir lassen die Schmerzen jetzt gleich verschwinden. Mach einfach die Augen zu.« Dann sagte ich still für mich ein Gebet – es war eigentlich ein Hilferuf – und tat genau das, was Chunyi mir beigebracht hatte. Es dauerte bloß ein paar Minuten, und seine Schmerzen waren mir nichts, dir nichts verschwunden, der Knoten in seinem Magen löste sich auf, sein ganzer Körper entspannte sich, und er schlief sofort ein.

Bis zu dem Moment hatte ich nicht ganz verstanden, was Chunyi Lin bei unserer ersten Begegnung gesagt hatte: Jeder kann diese Heilenergie nutzen, um sich und andern zu helfen. Es wundert mich nicht mehr, dass Qigong den Menschen hilft, aber ich bin noch immer darüber erstaunt.

Seit Chunyi und ich vor etwa zwei Jahren miteinander an diesem Buch und anderen Projekten zu arbeiten begannen, habe ich noch viele weitere Nachforschungen über Qigong betrieben. Zudem habe ich buchstäblich Hunderte von Frühlingswald-Qigong-Schülern befragt. Bis heute bin ich keinem einzigen begegnet, der eine negative Erfahrung damit gemacht hätte. Vielleicht ist es der Reporter in mir, der das immer noch erstaunlich fand.

Nicht alle haben die erhofften Resultate erzielt, aber bis jetzt ist mir noch niemand begegnet, der diese Technik geübt und keine wirklich positive Erfahrung damit gemacht hat. Häufig ist es ganz anders ausgefallen, als erwartet. Bei einigen – genauer gesagt, bei den meisten – war es positiver, als sie je für möglich gehalten hätten. Sie äußerten sich begeistert über Frühlingswald-Qigong und Chunyi Lin.

In den letzten Jahren habe ich eine Menge Zeit mit Chunyi Lin verbracht, ihn in vielen verschiedenen Situationen beobachtet und ihn recht gut kennen gelernt. In meinen Augen ist er ein begabter Lehrer und Heiler und zudem ein sehr liebevoller, gebender Mensch. Er ist heute noch genauso bescheiden und nur daran interessiert, anderen zu helfen, wie bei unserer ersten Begegnung. Einfach ausgedrückt: Er ist echt. Er lebt, was er lehrt, und er leitet durch sein Beispiel an. Nach meiner Erfahrung kommen diese Eigenschaften viel zu selten vor.

An dieser Stelle möchte ich nun unzähligen Frühlingswald-Qigong-Schülern von Herzen danken, dass sie mir so großzügig ihre Zeit geschenkt und ihre Erfahrungen und häufig auch persönliche Details aus ihrem Leben so offen mitgeteilt haben, um anderen damit zu helfen. Ohne sie wäre dieses Buch nicht zustande gekommen.

Es ist mir eine Freude und ein Privileg, Chunyi Lin meinen Freund nennen zu dürfen. Es ehrt mich, Gelegenheit zu haben, mit ihm und vielen anderen gütigen, liebevollen und gebenden Menschen zusammen an einem Projekt zu arbeiten, das unzähligen Menschen eine Hilfe anbietet.

Dank

Nach viel harter Arbeit hat dieses Buch, das ich mir lange Zeit erträumt habe, endlich Gestalt angenommen. Mein inniger Dank gilt: meinen Meistern und spirituellen Führern für alles, was sie mir vermittelt haben und noch immer vermitteln, meiner Frau Fang und meinem Sohn Ming für ihre große Liebe und Unterstützung, meinem Lehrer, Mentor, spirituellen Ratgeber und geliebten Freund Liang Yongxi für seine Hilfe und Unterstützung mein Leben lang, meinen Schülern für die Freude, die sie mir gemacht, für die Geschichten, die sie zu diesem Buch beigetragen, und für die Gelegenheit, die sie mir gegeben haben, Qigong-Heilenergie an sie weiterzugeben, meinem Mitautor für seine Treue, seinen Rat und seine Nachforschungen, für die viele Arbeit Tag und Nacht, um Informationen meiner vielen Schüler im ganzen Land zusammenzutragen und das Projekt bis zu seiner Vollendung zu begleiten, allen wunderbaren Menschen in den Gallop-Studios in Minneapolis für die Fotos im Buch und allen Menschen, die geholfen haben, dieses Buch zu ermöglichen.

Wer mehr über Frühlingswald-Qigong und Lernmaterialien in englischer Sprache erfahren möchte, kann folgende Websites besuchen:

www.springforestqigong.com

und

www.bornahealer.com

Über die Autoren

Chunyi Lin ist diplomierter internationaler Qigong-Meister und Begründer des Spring-Forest-Qigong. Da er mehrere chinesische Dialekte fließend spricht, hatte er die seltene Gelegenheit, mit vielen der meistgeachteten Qigong-Meister in seiner chinesischen Heimat zu lernen. Er lehrt seit über zwanzig Jahren Qigong und verwendet Qigong-Methoden, um anderen zu helfen.

Meister Lin ist zurzeit Leiter des Qigong-Programms am Anoka-Ramsey-College in Anoka (Minnesota). Davor war er Hochschulprofessor in der Provinz Guandong in China. Er unterrichtet vier Stufen Frühlingswald-Qigong und hat eine Reihe von Lernmaterialien für Schüler entwickelt. Er nimmt häufig als Hauptredner an amerikanischen Gesundheitskonferenzen teil.

Seit er 1995 in die Vereinigten Staaten gezogen ist, hat er Tausenden und Abertausenden von Menschen geholfen, den heilenden Nutzen des Frühlingswald-Qigong kennen zu lernen. Er führt auch private Heilungen durch. Sein Motto lautet: »Ein Heiler in jeder Familie und eine Welt ohne Schmerzen.«

Er lebt mit seiner Frau Fang und ihren Kindern Ming und Crystal in Minneapolis/St. Paul.

Gary Rebstock ist seit dreißig Jahren Anchorman, Reporter und Produzent für Fernsehnachrichten. Er hat zahlreiche Auszeichnungen für Fernsehjournalismus erhalten, von regionalen Emmys über internationale Filmfestival-Ehrungen bis zur Thomas-Moore-Stork-Ehrung des *World Affairs Council* von San Francisco für seine hervorragende Leistung im internationalen Journalismus. Seit 1997 ist er Frühlingswald-Qigong-Schüler. Er lebt mit seinem halbwüchsigen Sohn in Minneapolis/St. Paul und ist immer an den Erfahrungen von Frühlingswald-Qigong-Schülern interessiert. Er ist über seine E-Mail-Adresse gary@bornahealer.com erreichbar.